国家出版基金项目
NATIONAL PUBLICATION FOUNDATION

传染病症候群监测与检测技术丛书 第一分册

—— 杨维中　总主编 / 侯云德　主　审 ——

发热呼吸道症候群病原学监测与检测技术

Pathogen Surveillance and Detection Techniques: Febrile Respiratory Syndrome

黎孟枫　任丽丽　余宏杰 ◎ 主编

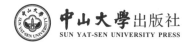

·广州·

版权所有　翻印必究

图书在版编目（CIP）数据

发热呼吸道症候群病原学监测与检测技术/黎孟枫，任丽丽，余宏杰主编．—广州：中山大学出版社，2017.5

（传染病症候群监测与检测技术丛书/杨维中总主编，侯云德主审）

ISBN 978-7-306-05908-6

Ⅰ．①发…　Ⅱ．①黎…②任…③余…　Ⅲ．①发热—传染病—病原细菌—监测②发热—传染病—病原细菌—医学检验③呼吸系统疾病—传染病—病原细菌—监测④呼吸系统疾病—传染病—病原细菌—监测　Ⅳ．①R51

中国版本图书馆 CIP 数据核字（2016）第 280911 号

FARE HUXIDAO ZHENGHOUQUN BINGYUANXUE JIANCE YU JIANCE JISHU

出版人：	徐　劲
策划编辑：	鲁佳慧
责任编辑：	鲁佳慧
封面设计：	曾　斌
责任校对：	王　琦
责任技编：	黄少伟
出版发行：	中山大学出版社
电　　话：	编辑部电话（020）84111996，84113349，84111997，84110779
	发行部电话（020）84111998，84111981，84111160
地　　址：	广州市新港西路 135 号
邮　　编：	510275　传　真：（020）84036565
网　　址：	http://www.zsup.com.cn　E-mail：zdcbs@mail.sysu.edu.cn
印刷者：	佛山市浩文彩色印刷有限公司
规　　格：	787mm×1092mm　1/16　22.25 印张　520 千字
版次印次：	2017 年 5 月第 1 版　2017 年 5 月第 1 次印刷
定　　价：	65.00 元

如发现本书因印装质量影响阅读，请与出版社发行部联系调换

丛书编委会

主　　审　侯云德
总 主 编　杨维中
副总主编　黎孟枫　景怀琦　许文波　刘　玮　吴建国　袁正宏　任丽丽
　　　　　黄留玉　赵世文　赵　卓　王新华　陈　瑜

本书编委会

主　　编　黎孟枫　任丽丽　余宏杰
副 主 编　曹开源　邵祝军　谢正德
审　　校　吴爱武（广州医科大学金域检验学院）
学术秘书　朱　勋

编辑委员会成员（按姓氏笔画排列）
于德山　甘肃省疾病预防控制中心
王　鸣　广州市疾病预防控制中心
王　铸　香港中文大学
毛乃颖　中国疾病预防控制中心病毒病预防控制所
文维韬　浙江大学
方丽珊　中山大学附属第八医院
田　寒　中山大学
冯发深　香港圆玄护养院暨长者日间护理中心（梨木树）
朱　勋　中山大学
任丽丽　中国医学科学院
刘爱斌　中南大学湘雅医院
刘　蕾　中山大学
安　树　中山大学
许沙沙　衡水市人民医院
李红玉　中山大学附属第二医院
李建国　中国医学科学院
李　薇　中山大学

肖　艳	中国医学科学院
吴珏珩	中山大学
何振健	中山大学
何　霞	中山大学肿瘤防治中心
余广超	暨南大学附属第一医院
余宏杰	中国疾病预防控制中心
狄　飚	广州市疾病预防控制中心
汪立杰	中国医学科学院
张天托	中山大学附属第三医院
张扣兴	中山大学附属第三医院
张定梅	中山大学
陆家海	中山大学
陈嘉慧	中山大学
邵祝军	中国疾病预防控制中心传染病预防控制所
罗燕芬	广东省中医院
郑丽舒	中国疾病预防控制中心病毒病预防控制所
郑伯建	香港大学
胡忆文	中山大学
相子春	首都医科大学附属北京儿童医院
袁国勇	香港大学
袁　洁	中山大学
贾宝迁	中国医学科学院
徐　霖	中山大学
高荣宝	中国医学科学院
高　源	中国医学科学院
郭　丽	中国医学科学院
黄　曦	中山大学
曹开源	中山大学
曹　彬	中国医学科学院
常彦敏	河南省肿瘤医院
庹玖玲	中山大学
彭质斌	中国疾病预防控制中心
董信怀	中山大学
韩子泊	中国医学科学院
舒跃龙	中国疾病预防控制中心病毒病预防控制所
谢正德	首都医科大学附属北京儿童医院
蔡俊超	中山大学
管洪宇	中山大学附属第一医院
黎孟枫	中山大学

出版说明

在国家"十一五"和"十二五"期间，我国实施了"艾滋病和病毒性肝炎等重大传染病防治"科技重大专项，技术总师侯云德院士建议在整体研究中设立若干能力建设平台，"传染病监测技术平台"就是其中之一。侯云德院士指导专家组设计了"传染病监测技术平台"研究框架，在中国疾病预防控制中心（中国CDC）杨维中副主任牵头组织下，编制了发热呼吸道、腹泻、发热伴出疹、发热伴出血和脑炎脑膜炎五大症候群病原谱及其变异变迁规律的研究设计书。该研究以国家卫生和计划生育委员会传染病防治重大专项实施管理办公室杨维中副主任为总牵头人，联合卫生、科研、教育、农业、军队等多个行业和机构的12家核心实验室、79家区域监测实验室和290家监测哨点医疗机构，建立覆盖我国不同区域、不同层级的国家传染病症候群监测研究与检测实验室网络，实施发热呼吸道、腹泻、发热伴出疹、发热伴出血和脑炎脑膜炎五大症候群病原谱及其病原体变异变迁规律的研究。

为保障研究质量，研究组在设计书的框架下，制订了统一的五大症候群监测研究方案与病原体检测技术操作规范。在实施的7年中，监测研究方案和检测操作技术规范被不断地修改、完善，先后形成了2009年版和2012年版技术方案。在此基础上，全体专家结合实践经验和学科进展，对2012年版的方案做了全面的补充和更新，编写了"传染病症候群监测与检测技术丛书"。为使读者更好地了解本丛书，现将传染病监测技术研究的基本情况介绍如下。

一、研究概况

该研究联合地方和军队的疾控、医疗、科研院校等单位，建立覆盖全国的传染病症候群监测实验室网络；揭示我国不同地区发热呼吸道、腹泻、发热伴出疹、发热伴出血以及脑炎脑膜炎五大症候群的病原谱并开展其病原体变异变迁规律研究，为提高新发、突发传染病的检测能力积累经验、提供基础。

按照研究设计书，建立覆盖全国的传染病症候群监测网络，制订并实施统一的技术方案和运行机制；规范地开展发热呼吸道、腹泻、发热伴出疹、发热伴出血以及脑炎脑膜炎等五大症候群病例的发现、信息收集、标本采集和病原学检测研究；建立病例和标本信息库、标本生物资源库、菌（毒、虫）株库；建立可以实时收集、传送、共享和分析的信息管理系统；建立相应的盲样考核和监督检查等质量管理体系；通过对长期、系统、大样本监测数据的综合分析，掌握主要症候群病原谱的构成及其变化规律，探索重要病原体的变异变迁规律，不断提高及时发现和识别新发、突发传染病病原体和预测预警的能力。（图1）

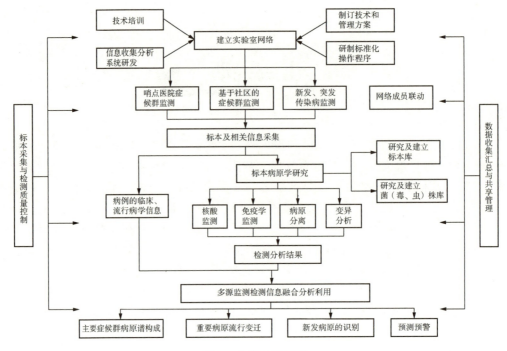

图 1　总体研究路线

该研究由中国疾病预防控制中心牵头，联合卫生、科研、教育、农业、军队等多个行业和机构的实验室，建立不同层级的、覆盖我国不同区域的国家传染病监测实验室网络。"十二五"期间，该项目分为 12 个课题，由国内传染病领域的 12 家核心实验室、79 家区域监测实验室和 290 家哨点医院共同组织实施。研究实验室网络组织架构和哨点医院分布见图 2。

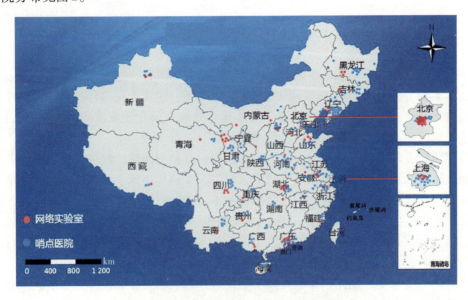

图 2　研究实验室网络组织架构和哨点医院分布

二、组织实施

研究采取分级管理的方式，总负责人负责总体协调和全面管理；各监测研究和检测实验室按任务合同书的要求完成各自承担的研究任务。设立管理执行办公室，负责日常协调与管理。（图3）

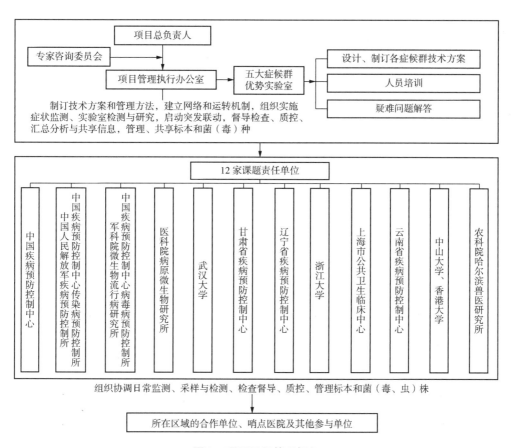

图3 项目组织管理框架

军科院：中国人民解放军军事医学科学院；医科院：中国医学科学院；农科院：中国农业科学院。

为有效指导研究的有序开展，2008年12月24日，原卫生部传染病防治重大专项实施管理办公室在北京组织召开了传染病监测技术研究工作会，安排部署了各项管理和技术方案的编写工作。2009年1—2月，该研究组的各承担单位多次召开了管理和技术方案编写会议。各方案编写小组组织相关领域专家，经过反复研讨与完善，完成了各项管理和技术方案的编写。2009年12月14日，原卫生部传染病防治重大专项实施管理办公室正式印发了2009年版的14个管理和技术方案，包括发热呼吸道、腹泻、发热伴出疹、发热伴出血和脑炎脑膜炎等五类症候群监测研究，新发、突发病原研究，病原体变异研究，人兽共患病病原谱研究，传染病症候群监测及多源监测信息融合分析技术研究，标本库和菌（毒、虫）株库建设，实验室质量控制，信息管理系统设计等技术方案以及项目管理办法。各症候群监测和变异变迁技术方案及牵头单位见表1。

表1 五大症候群和变异变迁技术方案及牵头单位

技术方案	牵头单位
发热呼吸道症候群	中山大学
腹泻症候群	中国疾病预防控制中心传染病预防控制所
发热伴出疹症候群	中国疾病预防控制中心病毒病预防控制所
发热伴出血症候群	中国人民解放军军事医学科学院微生物流行病研究所
脑炎脑膜炎症候群	武汉大学
传染病症候群病原体变异变迁研究	上海市公共卫生临床中心

"十二五"期间，监测研究病原体共90余种（涵盖了近30种法定报告传染病、60多种非法定报告传染病以及不明原因/新发疾病），监测的病原体种类见表2。此外，对其中12种重点病原开展了变异变迁研究，制订了研究方案和明确了分工。各重点病原变异变迁研究牵头单位和协作单位见表3。

表2 各症候群开展监测的病原体种类

症候群	检测病原体		
	病毒	细菌	其他
发热呼吸道	必检病原：流感病毒、呼吸道合胞病毒、腺病毒、副流感病毒、偏肺病毒、冠状病毒、博卡病毒、鼻病毒 扩展检测病原：中东呼吸综合征新型冠状病毒	必检病原：金黄色葡萄球菌、肺炎克雷伯菌、A群乙型溶血性链球菌、铜绿假单胞菌、流感嗜血杆菌、肺炎链球菌、军团菌 扩展检测病原：结核分枝杆菌、卡他莫拉汉菌、鲍曼不动杆菌	必检病原：肺炎支原体、肺炎衣原体
腹泻	必检病原：轮状病毒、肠道腺病毒、诺如病毒、札如病毒、星状病毒	必检病原：致泻大肠杆菌、非伤寒沙门菌、志贺菌、弯曲菌、小肠结肠炎耶尔森菌、假结核耶尔森菌、霍乱弧菌、副溶血弧菌、嗜水气单胞菌、类志贺邻单胞菌、副溶血弧菌、拟态弧菌、河弧菌	必检病原：阿米巴、蓝氏贾第鞭毛虫、隐孢子虫
发热伴出疹	必检病原：肠道病毒、麻疹病毒、风疹病毒、水痘-带状疱疹病毒、登革病毒、人类小DNA病毒B19、EB病毒、单纯疱疹病毒6型	必检病原：伤寒沙门菌、副伤寒沙门菌、链球菌	必检病原：伯氏疏螺旋体、立克次体

续表 2

症候群	检测病原体		
	病　毒	细　菌	其　他
发热伴出血	必检病原：汉坦病毒、登革病毒、新疆出血热病毒、新布尼亚病毒 扩展检测病原：埃博拉出血热病毒	必检病原：鼠疫菌、猪链球菌	必检病原：钩端螺旋体、立克次体、无形体、埃立克体
脑炎脑膜炎	必检病原：流行性乙型脑炎病毒、腮腺炎病毒、肠道病毒、单纯疱疹病毒、脊髓灰质炎病毒 扩展检测病原：麻疹病毒、呼吸道合胞病毒、西尼罗病毒、蜱传脑炎病毒	必检病原：脑膜炎奈瑟菌、b型流感嗜血杆菌、金黄色葡萄球菌、肺炎链球菌、猪链球菌、大肠杆菌、B族链球菌 扩展检测病原：单增李斯特菌	必检病原：恶性疟原虫、弓形虫、带绦虫、新型隐球菌 扩展检测病原：肺吸虫、并殖吸虫、旋毛虫、广州管圆线虫、裂头蚴

表3　12种重点病原变异变迁研究牵头单位和协作单位

病原体名称	牵头单位	参研单位
腺病毒	中国疾病预防控制中心病毒病预防控制所	中国人民解放军军事医学科学院微生物流行病研究所、中国医学科学院病原微生物研究所、甘肃省疾病预防控制中心、辽宁省疾病预防控制中心、上海市公共卫生临床中心、云南省疾病预防控制中心、中山大学
非伤寒沙门菌	中国疾病预防控制中心传染病预防控制所	中国人民解放军疾病预防控制中心、甘肃省疾病预防控制中心、辽宁省疾病预防控制中心、浙江大学、上海市公共卫生临床中心、云南省疾病预防控制中心
新布尼亚病毒	中国人民解放军军事医学科学院微生物流行病研究所	辽宁省疾病预防控制中心
志贺菌	中国人民解放军疾病预防控制中心	中国疾病预防控制中心传染病所、甘肃省疾病预防控制中心、辽宁省疾病预防控制中心、上海市公共卫生临床中心、浙江大学
冠状病毒	中国医学科学院病原微生物研究所	中国疾病预防控制中心病毒病所、甘肃省疾病预防控制中心、辽宁省疾病预防控制中心、上海市公共卫生临床中心、云南省疾病预防控制中心、中山大学
呼吸道合胞病毒	武汉大学	中国疾病预防控制中心病毒病所、中国人民解放军军事医学科学院微生物流行病研究所、甘肃省疾病预防控制中心、辽宁省疾病预防控制中心、上海市公共卫生临床中心、中山大学

续表3

病原体名称	牵头单位	参研单位
布鲁氏杆菌	辽宁省疾病预防控制中心	中国疾病预防控制中心传染病所、甘肃省疾病预防控制中心
致病性弧菌	浙江大学	中国疾病预防控制中心传染病所、中国人民解放军疾病预防控制中心、辽宁省疾病预防控制中心、上海市公共卫生临床中心、云南省疾病预防控制中心
鼻病毒	上海市公共卫生临床中心	中国疾病预防控制中心病毒病所、中国医学科学院病原微生物研究所、辽宁省疾病预防控制中心、中山大学
金黄色葡萄球菌	云南省疾病预防控制中心	中国疾病预防控制中心传染病所、武汉大学、中山大学
博卡病毒	中山大学	中国疾病预防控制中心病毒病所、中国人民解放军军事医学科学院微生物流行病研究所、医科院病原所、辽宁省疾病预防控制中心、上海市公共卫生临床中心、云南省疾病预防控制中心
隐孢子虫	中国疾病预防控制中心寄生虫病预防控制所	中国疾病预防控制中心传染病所、中国人民解放军疾病预防控制中心、辽宁省疾病预防控制中心、浙江大学、上海市公共卫生临床中心、云南省疾病预防控制中心、甘肃省疾病预防控制中心

该研究实施4年后，根据在研究中发现的问题，又进一步完善了各症候群监测研究方案，优化了采样策略，提高了监测的代表性和科学性。2013年，对发热呼吸道、腹泻和发热伴出疹症候群方案中的采样对象、采样频次、采样时间、样本类型等进行了进一步规范调整，于2014年1月1日开始实施调整后的新方案。

自2009年以来持续、稳定地开展五大症候群病原学的监测研究，项目完整收集了标本来源病例的人口学信息、临床症状、样本和检测结果等。对各个症候群的所有个案调查、标本背景资料及实验室检测结果全部通过纸质材料与电子文档进行完整记录，并将相关信息录入项目信息系统。

项目组先后制订和发布了2010年版、2012年版"传染病症候群病原体变异研究方案"，并在广泛征求传染病病原学、流行病学等相关领域专家和各参研单位的意见后，最终形成了"重点传染病病原深入研究实施方案"。

根据"标本库和菌（毒、虫）株库建设和管理方案"，各单位已建立起较具规模的标本库与菌（毒、虫）株库实体，并将相关信息录入信息管理系统。

为实现研究相关资料和数据与信息的整合、共享与利用，满足项目信息电子化、网络化管理的需要，根据研究任务的要求，研究组研发了"传染病监测技术平台信息管理系统"，包括五大症候群监测研究、病原体变异研究、样本与菌（毒、虫）株库管理、

环境标本禽流感病毒监测、症状监测与预警等子系统，并不断改进升级，目前已升级至 2.0 版。（图 4）

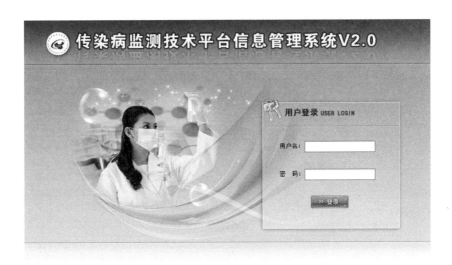

图 4　传染病监测技术平台信息管理系统

针对监测研究质量控制的需要，建立了完整的质控方案，对网络实验室监测研究的整个过程进行有效的质量管理，建立了监测数据质量评价指标，制订了五大症候群双份血清采样和检测计划，以及实验室检测试剂现况调查，并对大部分参研单位开展了现场督导调研工作，保障了研究的管理与实施能有效开展。

通过在国家"十一五"和"十二五"期间的持续监测和深入研究，研究组构建了跨区域、跨系统的以传染病五类症候群为切入点的多病原传染病监测网络，形成了可以共享的症候群监测研究技术、资源、人才、信息平台，建立了研究与应用紧密结合的传染病五大症候群监测国家协同创新体系。初步揭示了我国传染病五大症候群的病原谱和流行变化规律；参与发现或确定了新发、突发传染病病原，如甲型 H1N1 流感病毒、H7N9 禽流感病毒、新疆输入性脊髓灰质炎病毒、甘肃鼠疫病原等；在重点病原体的变异变迁规律研究上取得一系列成果，如腺病毒 55 型、麻疹 D8 基因型、成人腹泻病原体的变异变迁等。网络所覆盖的实验室和哨点医院的监测、检测分析等研究能力都有了显著的提升。

序

　　传染病仍然是危害人类健康的重要疾病。不仅一些古老传染病病原体不断发生变异变迁，新的病原体也层出不穷，这给传染病的发现、诊断和防治工作带来了新的挑战。国家"艾滋病和病毒性肝炎等重大传染病防治"科技重大专项在国家"十一五"之初，在传染病监测技术平台中设立了"传染病五大症候群病原谱流行规律研究项目"，旨在通过对发热呼吸道症候群、腹泻症候群、发热伴出疹症候群、发热伴出血症候群、脑炎脑膜炎症候群等传染病五大症候群病原谱监测及其病原体变异变迁的研究，了解我国传染病五大症候群病原谱流行特征及变异变迁规律，同时，使我国传染病监测网络保持并不断提高对新发突发传染病的发现、诊断能力。

　　传染病五大症候群病原谱流行规律研究在全国构建了跨区域、跨系统的传染病监测、检测网络。网络覆盖了全国12家传染病核心实验室、79家区域网络实验室和290家哨点医院。研究涵盖了传染病五大症候群共90余种重要病原体，覆盖面广，研究内容丰富，参与的实验室和医院多，研究时间跨度长，需要有统一的监测和检测技术方案和操作规程，以控制监测、检测工作质量，确保研究结果的可比性和可靠性。在国家"艾滋病和病毒性肝炎等重大传染病防治"项目技术总师侯云德院士指导下，传染病五大症候群病原谱流行规律研究项目总负责人杨维中教授，组织近百名传染病监测、防治和实验室检测专家和研究人员，编写了发热呼吸道症候群、腹泻症候群、发热伴出疹症候群、发热伴出血症候群、脑炎脑膜炎症候群等传染病五大症候群监测及其病原体检测研究技术方案，以及病原体变异变迁研究技术方案，供各项目单位在项目实施中遵照执行。

　　研究历经国家"十一五"和"十二五"期间，截至2015年11月，共完成各类症候群385 490例病例信息及其464 010份标本的采集和检测的研究，初步建成了可以共享的症候群监测研究的技术、资源、人才和信息平台，建成了研究与应用紧密结合的传染病五大症候群监测国家协同创新体系。研究期间，项目组根据研究实践和学科的最新进展，对监测、检测研究技术方案进行了两次修订与更新，使之日臻完善。

　　为了尽早发挥国家重大传染病科技专项的科技示范效应，项目组在"十二五"即将结束之际，对发热呼吸道症候群、腹泻症候群、发热伴出疹症候群、发热伴出血症候群、脑炎脑膜炎症候群等传染病五大症候群监测及其病原体检测研究技术方案，以及病原体变异变迁研究技术方案做了进一步的修改、完善与更新，编纂成"传染病症候群监测与检测技术丛书"出版发行，以期供更多的临床医生、疾病预防控制工作者、研究人员以及相关院校师生等参考和借鉴。

本丛书按照发热呼吸道症候群、腹泻症候群、发热伴出疹症候群、发热伴出血症候群、脑炎脑膜炎症候群五大症候群监测及其病原体检测和病原体变异变迁研究6方面内容分为6个分册。丛书基本内容包括：传染病症候群罹患特征，监测基本概念和设计，标本采集、运输、储存及其病原体（细菌、病毒、寄生虫）病原学特征、检测策略和技术方法。本丛书有较好的系统性、实用性和操作指导性。

本书在编写、审稿过程中，得到了国家"艾滋病和病毒性肝炎等重大传染病防治"科技专项办公室及其总体专家组的支持和指导，得到了中山大学在出版方面的支持和帮助，在此致以衷心的感谢。

限于我们的水平，本书难免存在疏漏和不妥之处，敬请读者批评指正。

国家"艾滋病和病毒性肝炎等重大传染病防治"科技重大专项技术总师

传染病五大症候群病原谱流行规律研究项目总负责人

2015 年 12 月 北京

前 言

当前,全球面临新发传染病暴发流行和生物恐怖袭击的威胁。如何在早期阶段及时发现和识别这些潜在的危害,是国际公共卫生领域和各国国家安全倍感关注的问题。过去,我国绝大多数传染病缺乏有效的系统性监测,难以满足传染病预防控制的需要,监测和检测的技术水平和能力亟待提高;并且,即便在已有的防控体系中,也多注重由群体公共卫生事件启动的监测方略,而缺乏以感染症状和体征等特征性临床表现为起点的哨点医院早期监测。鉴于此,国家传染病重大科技专项于2009年创造性地开启了以传染病临床症候群为触发起点、以一系列常见病原体为检测目标的国家"传染病监测技术平台"能力建设项目。

该项目以五大症候群监测为核心组建我国传染病症候群监测网络实验室,目的是建立症候群病原体检测技术方法和流程,建立新发、突发病原体快速筛查的新技术,建立有效的质量控制体系,建立系统的、标准化的标本库、菌(毒、虫)种库和信息资源库,为我国传染病防控体系建立一个流行病学、临床和实验室相结合的传染病监测新模式,更为阐明我国不同监测地区中五大症候群的病原谱及重要传染病的流行特征,提升传染病防控综合能力及制订传染病防控策略提供科学依据。

经过"十一五"和"十二五"近两个五年计划的持续监测工作,建立了较为成形的监测技术体系和管理体系,尤其是经过猪源性甲型H1N1流感、禽源性H7N9流感及超级耐药菌感染等的重大疫情监测实战,获得了实用的监测策略和检测手段,对新发、突发传染病的鉴别能力得到显著提高。因此,我们将获得的成果总结成书,与更多从事疾病预防和临床检验的科研和技术人员分享和验证。尽快使我国传染病监测和检测体系达到国际先进水平,是一件具有重要意义的事。

在五大症候群病原监测的研究和实践中,发热呼吸道症候群具有非常特殊的意义。近年来,新发呼吸道病毒不断被发现,更显得发热呼吸道症候群病原学筛查、病原传播溯源、病原变异和进化的监测尤为重要。本书以发热呼吸道症候群监测和检测作为核心，主要介绍症候群的基本特征、主要病原谱及其检测与监测策略，重点概括常见呼吸道病原的病原学特征、临床表现、流行病学特征、临床检测注意事项，及检测、监测标准化操作程序和质量管理体系。同时在现有方案基础上，结合国内外研究进展，对应用的监测技术进行评价和推荐，为传染病检测与监测相关实验室提供思路和策略。本书不仅仅是一本技术手册，更重要的是希望加强我国传染病监测的整体意识，全面、系统地提高传染病监测及新发、突发病原的标准化水平和能力。

本书编撰的宗旨是理论知识和实验技术相结合，体现其整体性、连贯性及实用性的特点，为读者理解和掌握传染病监测中的病原学知识和技术及传染病监测实验室标准化建设提供硬件和软件的支持。本书是国家传染病监测平台的宝贵经验和有力工具，从国家"十一五"到"十二五"的实施过程中不断扩大病原种类和完成技术升级，但仍有一定的局限性和缺陷，随着知识和技术的不断创新和发展，我们将会及时更新和完善，以保持其长期的实用性。希望本书对从事呼吸道传染病检测和监测的疾病预防与控制、临床、科研及高校教学的相关专业人员有参考价值。最后，我们对本书的所有参编人员和提出宝贵建议的指导专家（包括香港大学的袁国勇教授、郑伯建教授等）及重大专项办公室工作人员表达最真诚的感谢。中山大学朱勋副教授在全书的撰写设计、技术内容审定、各章节统稿等方面做了大量的关键性工作，发挥了不可替代的统筹协调作用，在此表示衷心感谢。

黎孟枫　曹开源　任丽丽　余宏杰
2016 年 12 月

目 录

第一部分 发热呼吸道症候群病原学监测

第一章 传染病监测技术平台总体介绍 ········· 002

第二章 发热呼吸道症候群概述 ········· 004
 第一节 发热呼吸道症候群的概念 ········· 004
 第二节 基本特征、病原谱、检测与监测策略 ········· 005

第三章 发热呼吸道症候群的监测设计 ········· 015
 第一节 监测内容 ········· 015
 第二节 监测标本要求 ········· 019
 第三节 质量控制与信息管理 ········· 022

第二部分 发热呼吸道症候群主要细菌病原体检测技术

第一章 细菌学检测总体策略 ········· 044

第二章 肺炎链球菌 ········· 068
 第一节 基本特征 ········· 068
 第二节 检测技术 ········· 073

第三章 A群链球菌 ········· 081
 第一节 基本特征 ········· 081
 第二节 检测技术 ········· 084

第四章 金黄色葡萄球菌 ········· 093
 第一节 基本特征 ········· 093
 第二节 检测技术 ········· 099

第五章 铜绿假单胞菌 ··· 113
第一节 基本特征 ··· 113
第二节 检测技术 ··· 116

第六章 流感嗜血杆菌 ··· 123
第一节 基本特征 ··· 123
第二节 检测技术 ··· 127

第七章 肺炎克雷伯菌 ··· 136
第一节 基本特征 ··· 136
第二节 检测技术 ··· 139

第八章 嗜肺军团菌 ·· 145
第一节 基本特征 ··· 145
第二节 检测技术 ··· 147

第九章 肺炎嗜衣原体 ··· 153
第一节 基本特征 ··· 153
第二节 检测技术 ··· 156

第十章 肺炎支原体 ·· 164
第一节 基本特征 ··· 164
第二节 检测技术 ··· 167

第十一章 卡他莫拉菌 ··· 175
第一节 基本特征 ··· 175
第二节 检测技术 ··· 180

第十二章 鲍曼不动杆菌 ·· 183
第一节 基本特征 ··· 183
第二节 检测技术 ··· 187

第三部分 发热呼吸道症候群主要病毒病原体检测技术

第一章 病毒学检测总体策略 ·· 198

第二章 流行性感冒病毒 207
第一节 基本特征 207
第二节 检测技术 213

第三章 人副流感病毒 231
第一节 基本特征 231
第二节 检测技术 234

第四章 呼吸道合胞病毒 243
第一节 基本特征 243
第二节 检测技术 247

第五章 人偏肺病毒 257
第一节 基本特征 257
第二节 检测技术 261

第六章 人冠状病毒 267
第一节 基本特征 267
第二节 检测技术 271

第七章 人腺病毒 278
第一节 基本特征 278
第二节 检测技术 281

第八章 人博卡病毒 289
第一节 基本特征 289
第二节 检测技术 294

第九章 鼻病毒 300
第一节 基本特征 300
第二节 检测技术 304

第十章 人多瘤病毒 311
第一节 基本特征 311
第二节 检测技术 317

第一部分 发热呼吸道症候群病原学监测

第一章 传染病监测与检测研究概述

在国家"十一五"和"十二五"期间,我国实施了传染病监测与检测技术的研究,主要包括发热呼吸道、腹泻、发热伴出疹、发热伴出血和脑炎脑膜炎五大症候群病原谱及其病原体变异变迁规律的研究。

通过全国12家核心实验室、79家区域监测实验室和290家监测哨点医疗机构,建立了覆盖我国不同区域、不同层级的国家传染病症候群监测研究与检测实验室网络。制订了五大症候群监测研究方案与病原体检测技术操作规范。建立了病例和标本信息库、标本生物资源库、菌(毒、虫)株库,以及可以实时收集、传送、共享和分析的信息管理系统"传染病监测技术平台信息管理系统Ⅴ2.0"。通过对长期、系统、大样本监测数据的综合分析,掌握主要症候群病原谱的构成及其变化规律,探索重要病原体的变异变迁规律,不断提高及时发现和识别新发、突发传染病病原体和预测预警的能力。

监测研究病原共90余种(涵盖了近30种法定报告传染病、60多种非法定报告传染病以及不明原因/新发疾病)。见表1-1-1。

表1-1-1 各症候群开展监测的病原体种类

症候群	检测病原体		
	病毒	细菌	其他
发热呼吸道	必检病原:流感病毒、呼吸道合胞病毒、腺病毒、副流感病毒、偏肺病毒、冠状病毒、博卡病毒、鼻病毒 扩展检测病原:中东呼吸综合征新型冠状病毒	必检病原:金黄色葡萄球菌、肺炎克雷伯菌、A群乙型溶血性链球菌、铜绿假单胞菌、流感嗜血杆菌、肺炎链球菌、军团菌 扩展检测病原:结核分枝杆菌、卡他莫拉汉菌、鲍曼不动杆菌	必检病原:肺炎支原体、肺炎衣原体
腹泻	必检病原:轮状病毒、肠道腺病毒、诺如病毒、札如病毒、星状病毒	必检病原:致泻大肠杆菌、非伤寒沙门菌、志贺菌、弯曲菌、小肠结肠炎耶尔森菌、假结核耶尔森菌、霍乱弧菌、副溶血弧菌、嗜水气单胞菌、类志贺邻单胞菌、副溶血弧菌、拟态弧菌、河弧菌	必检病原:阿米巴、蓝氏贾第鞭毛虫、隐孢子虫

续表 1-1-1

症候群	检测病原体		
	病　毒	细　菌	其　他
发热伴出疹	必检病原：肠道病毒、麻疹病毒、风疹病毒、水痘-带状疱疹病毒、登革病毒、人类小 DNA 病毒 B19、EB 病毒、单纯疱疹病毒 6 型	必检病原：伤寒沙门菌、副伤寒沙门菌、链球菌	必检病原：伯氏疏螺旋体、立克次体
发热伴出血	必检病原：汉坦病毒、登革病毒、新疆出血热病毒、新布尼亚病毒 扩展检测病原：埃博拉出血热病毒	必检病原：鼠疫菌、猪链球菌	必检病原：钩端螺旋体、立克次体、无形体、埃立克体
脑炎脑膜炎	必检病原：流行性乙型脑炎病毒、腮腺炎病毒、肠道病毒、单纯疱疹病毒、脊髓灰质炎病毒 扩展检测病原：麻疹病毒、呼吸道合胞病毒、西尼罗病毒、蜱传脑炎病毒	必检病原：脑膜炎奈瑟菌、b 型流感嗜血杆菌、金黄色葡萄球菌、肺炎链球菌、猪链球菌、大肠杆菌、B 族链球菌 扩展检测病原：单增李斯特菌	必检病原：恶性疟原虫、弓形虫、带绦虫、新型隐球菌 扩展检测病原：肺吸虫、并殖吸虫、旋毛虫、广州管圆线虫、裂头蚴

对传染病五大症候群病原谱监测检测的深入持续研究，可提升对重点病原体变异变迁的监测研究、快速发现以及溯源等总体能力，提升国家疾病预防控制与应急的能力。

（杨维中　李中杰　赖圣杰）

第二章　发热呼吸道症候群概述

第一节　发热呼吸道症候群的概念

一、本监测项目中发热呼吸道症候群的含义

在本监测项目中，发热呼吸道症候群的纳入病例定义如下：具备急性感染表现（至少符合备注 1 所列的 1 项）和呼吸道疾病临床表现（至少符合备注 2 所列的 1 项）；其中肺炎病例应具备急性感染表现、呼吸道疾病临床表现以及肺炎症状（胸部 X 线片提示肺部炎性改变）。

备注 1：急性感染表现：①发热（从发病开始有报告和记录）；②白细胞升高或降低，或白细胞分布异常；③寒战；④体温降低（考虑年龄）。

备注 2：呼吸道疾病临床表现：①咽部不适、咽干或咽痛；②鼻塞、流涕；③鼻/咽/喉明显充血、水肿；④咳嗽（新发或咳嗽加重）；⑤咳痰；⑥气短；⑦听诊呼吸音异常（湿啰音、干啰音、哮鸣音、浊音）；⑧胸痛。

发热呼吸道症候群的监测病原体主要包括：人流感病毒、呼吸道合胞病毒、人腺病毒、人副流感病毒、人偏肺病毒、人冠状病毒、人博卡病毒、鼻病毒、人多瘤病毒；肺炎链球菌、流感嗜血杆菌、肺炎克雷伯菌、金黄色葡萄球菌、铜绿假单胞菌、A 群链球菌、军团菌、肺炎衣原体、肺炎支原体、卡他莫拉菌、类鼻疽伯克霍尔德菌等。

二、呼吸道感染性疾病概述

呼吸道是临床最常见的感染部位之一，根据所累及的呼吸器官，分为上呼吸道感染和下呼吸道感染。

上呼吸道感染为外鼻孔至环状软骨下缘包括鼻腔、咽或喉部急性炎症的总称。临床表现为打喷嚏、流涕、咽痛、乏力、发热等一般呼吸道症状，通常病情较轻、病情短、可自愈，预后良好。多发于冬春季节，多为散发，但亦可在气候突变等情况下发生人群中的暴发流行；70%～80% 的为病毒感染引起，包括人流感病毒、呼吸道合胞病毒、鼻

病毒、人副流感病毒、人腺病毒、人博卡病毒、人冠状病毒等；而另外的 20%～30% 为细菌性感染所致，可为原发或者继发于病毒感染之后，包括流感嗜血杆菌、肺炎链球菌以及金黄色葡萄球菌等。

下呼吸道感染为气管、主支气管及肺内的各级支气管急性炎症的总称，包括急性气管炎、急性支气管炎、慢性支气管炎、肺炎、支气管扩张等，临床表现为呼吸急促、乏力、高热、咳嗽等症状。下呼吸道感染是全球范围内导致严重疾病和死亡的一个重要原因，尤其是对婴幼儿。据统计，2010 年全球范围内由下呼吸道感染而导致的死亡病例约有 280 万，占总死亡人数的 5.3%。下呼吸道感染多由细菌引起，包括肺炎链球菌、流感嗜血杆菌、金黄色葡萄球菌、卡他莫拉菌、铜绿假单胞菌、肺炎克雷伯菌、军团菌等，近年来，肺炎衣原体和肺炎支原体引起下呼吸道感染明显增加。可引起下呼吸道感染的病毒包括流感病毒、副流感病毒、冠状病毒、腺病毒、偏肺病毒、呼吸道合胞病毒、博卡病毒等。

第二节　基本特征、病原谱、检测与监测策略

一、发热呼吸道症候群病毒性病原微生物

（一）基本特征

呼吸道感染是人体最常见的感染类型之一，在急性呼吸道感染中绝大多数为病毒感染所引起，研究表明，每人每年平均有 2.4 次的呼吸道病毒感染，其中有 1/4 的人为此就诊。呼吸道病毒是指以呼吸道为侵入门户，在呼吸道黏膜上皮细胞中增殖，引起呼吸道局部感染或呼吸道以外组织器官病变的病毒。

呼吸道病毒感染引起的临床表现从病情较轻的打喷嚏、流涕、咽痛、乏力、肌肉酸痛、头痛、发热，至病情较重的高烧、呼吸困难、咯血痰，甚至出现急性呼吸窘迫综合征、纵隔气肿、脓毒症、休克、意识障碍及急性肾损伤等严重疾病。

呼吸道病毒的传染源包括患者、隐性感染者和受感染的动物。主要传播途径为经飞沫、气溶胶等通过呼吸道传播，以及粪—口途径传播。

一些呼吸道病毒的传播及流行具有季节性，并随地区发生变化。例如在温带地区，甲型流感病毒冬季流行；而在热带地区，则见于春夏季。又如呼吸道合胞病毒，在温带地区主要是冬季发病流行，而在热带亚热带则夏季流行。鼻病毒在温带地区全年发病（春季和秋季发病率上升）；而腺病毒则与季节不相关。呼吸道病毒季节性发病的机制目前并不很清楚，但气候因素（如高温、潮湿）有助于病毒的生存和传播。

（二）主要病原谱

发热呼吸道症候群中，本项目监测的病毒性病原微生物主要包括正黏病毒科的流感

病毒，副黏病毒科的副流感病毒、呼吸道合胞病毒、人偏肺病毒，小 RNA 病毒科的鼻病毒，冠状病毒科的 SARS 冠状病毒，细小病毒科的博卡病毒以及腺病毒科的腺病毒等。主要的呼吸道病毒及其基本特征、病原学特征、流行病学特征，以及引起疾病的临床表现见表 1-2-1。

（三）监测、检测策略

合格的标本采集是成功进行实验室诊断的首要决定因素。与鼻咽拭子检测相比，鼻咽抽吸物（从后鼻道进入黏液池吸出的分泌物）或鼻咽冲洗方法对多种呼吸道病毒的检出率更高。标本采集后应尽快进行检测，若不能立即检测，应置 4 ℃或更低温保存。

临床标本中病毒的检测方法有病毒分离培养鉴定、抗原和抗体检测方法，以及目前采用最多的核酸检测方法。由于病毒具有严格的细胞内寄生特性，故可根据病毒分离培养要求的不同而选择敏感动物、鸡胚或组织细胞进行病毒分离培养和鉴定。例如，采用鸡胚尿囊腔接种分离培养流感病毒，以及采用人胚肾细胞分离培养腺病毒，观察腺病毒引起的细胞病变现象。但是，目前仍有一些呼吸道病毒如某些型别的冠状病毒和博卡病毒缺乏敏感的细胞，因此难以实现病毒培养分离。抗原和抗体检测可用于诊断一些呼吸道病毒性疾病，例如，采用间接或直接免疫荧光法、酶联免疫法（ELISA）检测流感病毒抗原，可进行快速诊断。但是，由于某些病毒（如鼻病毒）型别过多，缺乏共同的免疫抗原，因此，抗原检测对某些呼吸道病毒引起的疾病实际意义有限。目前，越来越被广泛采用的是核酸检测方法，特别是实时荧光定量 PCR 法，该方法具有特异性和灵敏度高、快速等优点，可以对病毒进行定性和定量检测。此外，实时荧光定量 PCR 法特别适用于目前无法培养或增殖缓慢的病毒检测。但值得注意的是，该方法较容易由于检测的操作环境污染而出现假阳性，因此对检测操作环境和技术规程要求较高。

表 1-2-1 主要呼吸道病毒及其特征

病毒	分类	基因组成	分型	传播途径	流行特征	潜伏期	临床特点
鼻病毒	小RNA病毒科鼻病毒属	无包膜，单股正链RNA	>115个血清型	通过飞沫和气溶胶传播，经鼻、口、眼黏膜进入人体内，在鼻咽腔内增殖	冬春季发病率较高，引起至少50%的上呼吸道感染	1~2天	引起普通感冒，症状有流涕、鼻塞、喷嚏、头痛、咽痛和咳嗽。该病毒引起的疾病为自限性疾病，一般1周左右自愈。婴幼儿有慢性呼吸道疾患者，常导致支气管炎和支气管肺炎
人冠状病毒	冠状病毒科冠状病毒属	有包膜，单股正链RNA	可分为 OC43、229E、NL63、HKU1、SARS、MERS型	病毒经飞沫传播，粪-口途径亦可传播	主要在冬春季流行，主要感染成人或较大儿童	3~7天	引起普通感冒和咽喉炎，某些毒株还引起腹泻。SARS-CoV和MERS-CoV可引起严重急性呼吸道综合征
呼吸道合胞病毒	副黏病毒科肺病毒属	有包膜，单股负链RNA	A和B亚型	经飞沫传播，也可以经污染的手和物体表面传播	冬季和早春季流行，是一岁以下婴幼儿严重呼吸道感染的最主要病原体，在较大儿童和成人主要引起上呼吸道感染	4~5天	主要引起6个月以下婴幼儿细支气管炎和肺炎等下呼吸道感染，以及较大儿童和成人的鼻炎、感冒等上呼吸道感染
人副流感病毒	副黏病毒科呼吸道病毒属	有包膜，单股负链RNA	1、2、3、4型，其中4型又分为4a和4b亚型	通过人与人直接接触或飞沫传播	流行具有季节性，1型、2型秋季流行，3型春季流行	2~6天	可引起各年龄段人群的上呼吸道感染，表现为鼻炎、咽炎等，严重者可引起急性支气管炎、肺炎等
人流感病毒	正黏病毒科流感病毒属	有包膜，分节段单股负链RNA	分为A、B、C型，其中A型又分为若干亚型	病毒经飞沫、气溶胶通过呼吸道在人间传播	多呈季节性广泛流行，北方以冬季为主，南方四季都有发生，在夏季和冬季达到高峰	1~4天	症状表现为畏寒、身酸痛、鼻塞、头痛、流涕、咳嗽等。常突然起病，发热持续1~5天。咽部充血但没有分泌物，颈部淋巴结常常肿大，约10%的患者听到湿啰音和喘息。疾病的急性症状4~5天消失，但咳嗽和乏力可持续数周

续表 1-2-1

病毒	分类	基因组成	分型	传播途径	流行特征	潜伏期	临床特点
人腺病毒	腺病毒科腺病毒属	无包膜，双链DNA	分为A~F共6组，49个血清型	经呼吸道、胃肠道和密切接触在人与人之间传播，污染者的毛巾和眼科器械等将病毒传播到眼睛	在北方多见于冬春两季，南方多见于秋季。腺病毒肺炎占病毒性肺炎的20%~30%，并且80%的病毒肺炎发生于6个月至2岁的婴幼儿	3~8天	多以急骤发热（39℃以上），咳嗽为主，有时出现嗜睡、呼吸困难及发绀等呼吸道症状，结膜炎，甚至心力衰竭，腹泻等。学龄前期和学龄期儿童的腺病毒肺炎的症状较轻，以持续高热为主
人博卡病毒	细小病毒科	无包膜，单链DNA	1、2、3、4型	主要通过空气传播	可为全年发生，但在深秋、冬季和早春季节多发。高发人群为6个月至3岁的婴幼儿	具体未明	临床表现为咳嗽、流涕、发热、气喘和呼吸困难，以阵发性咳嗽较为突出，以及腹泻等
人偏肺病毒	副黏病毒科偏肺病毒属	有包膜，单股负链RNA	A和B型	主要通过呼吸道传播	可为全年散发，但多有明显季节性。常在秋冬季和冬春季节流行	3~5天	临床表现为咳嗽、流涕、发热、亦可有呼吸困难、喘鸣、紫绀、呕吐、腹泻等症状，年长儿尚可有肌痛、头痛、乏力等全身症状
人多瘤病毒	多瘤病毒科多瘤病毒属	无包膜，双链DNA	目前从人体中发现JCV、BKV、WU、KI、LI、MCV等型	多瘤病毒感染人的途径尚未确定，但在人体粪便中可检测到JCV和BKV的DNA，而KI病毒和WU病毒在人的呼吸道和粪便拭子中也能检测到，提示多瘤病毒在人体中可能通过呼吸道和粪-口途径传播	JCV和BKV在人群中普遍存在，在世界范围内均有流行。JCV抗体无季节性。JCV在5岁孩童中的阳性率为10%，而成年中为76%。BKV抗体在5岁孩童中阳性率为37%，青少年为83%，超过50岁则下降至53%	具体未明，可潜伏达数年	急性JCV和BKV感染通常没有典型的症状。但研究提示在白质性脑病与JCV的感染有关。此外，BKV尿路感染可能导致膀胱炎、输尿管梗阻或者间质性肾炎。另外，多瘤病毒与人体多种肿瘤发生有关，其中MCV与默克尔的皮肤癌密切相关

二、发热呼吸道症候群细菌性病原微生物

（一）基本特征

呼吸道感染细菌是指一类能侵犯呼吸道、引起呼吸道局部病变或以其为侵入门户，引起呼吸道及其他组织器官病变的病原菌。呼吸道细菌大多分布于正常人中，是人类正常菌群的一部分，但是在机体抵抗力下降、菌群改变寄居部位和不恰当地使用抗生素等情况时可引起感染。

细菌从患者或带菌者的痰液、唾液的飞沫散布到周围空气中，经呼吸道途径感染他人，又或者通过皮肤伤口等造成感染。呼吸道细菌引起的感染，包括医院外感染和医院内感染。引起医院外感染的最常见细菌为金黄色葡萄球菌、肺炎链球菌和流感嗜血杆菌等；而引起医院内感染的多为有耐药性的金黄色葡萄球菌、肺炎克雷伯菌和铜绿假单胞菌等。

由呼吸道细菌感染所引起的疾病，其临床表现从病情较轻的发热、寒战、肌肉酸痛等流感样症状，至病情较重的肺炎、支气管炎、泌尿道炎、中耳炎、胃肠炎，甚至更严重的出现菌血症、败血症等。

一些呼吸道细菌的传播及流行具有季节性，如军团菌多流行于夏秋季节，流感嗜血杆菌以冬季发病率较高。另一些细菌还具有地方性特点，如类鼻疽伯克霍尔德菌流行于南亚、东南亚和澳大利亚北部等热带地区。

（二）主要病原谱

在发热呼吸道症候群中，本项目监测的细菌性病原微生物主要包括链球菌科的肺炎链球菌和A群链球菌、巴斯德杆菌科的流感嗜血杆菌、肠杆菌科的肺炎克雷伯菌、葡萄球菌科的金黄色葡萄球菌、假单胞菌科的铜绿假单胞菌、军团菌科的军团菌、莫拉菌科的卡他莫拉菌、伯克霍尔德菌科的类鼻疽伯克霍尔德菌、衣原体科的肺炎衣原体，以及支原体科的肺炎支原体。主要的呼吸道细菌及其基本特征、病原学特征、流行病学特征，以及引起疾病的临床症状见表1-2-2。

（三）监测、检测策略

呼吸道病原菌的检测方法主要包括细菌的分离培养、形态学检查、生化反应、血清学试验以及核酸检测等。对于患者来源的标本，原则上均应做分离培养，以获得纯培养后进一步鉴定。分离培养后根据菌落的大小、形态、颜色、表面性状、透明度和溶血性等对细菌做初步识别。同时取单个菌落再次进行革兰氏染色或者抗酸染色镜检观察。

对于一些在形态上难以区别的病原菌，可根据各种细菌分解产生代谢物的不同特性做生化反应鉴定，以鉴别病原菌。目前，已有多种全自动的细菌检测系统和仪器广泛应用于临床，能够准确鉴定出一般医院常见的致病菌。

此外，利用ELISA法，根据已知的特异性抗体检查未知的纯培养细菌的抗原，以确定病原菌的种、型。如采用沙门菌属等特异性多价和单价诊断血清，对待检菌进行属、种和血清型鉴定。

表 1-2-2 主要呼吸道细菌及其特征

细菌	分类	形态结构	传播途径	流行特征	临床特点
肺炎链球菌	链球菌科链球菌属	革兰氏阳性球菌，菌体呈矛头状，多成双排列，尖端相对，无鞭毛，无芽胞，有荚膜	通过打喷嚏、咳嗽产生的飞沫，以及直接接触受感染的人传播	主要分布于发展中国家，据世界卫生组织（WHO）统计，每年大约有160万人死于肺炎链球菌感染，其中5岁以下儿童占43.8%~62.5%。近年来多重耐药菌株增多，引起医院暴发流行	在正常人口腔、鼻咽部存在，一般不致病，可在抵抗力低下或婴幼儿、老年体弱者中引起大叶性肺炎，也可以引起支气管炎、中耳炎、乳突炎、副鼻窦炎、脑膜炎和败血症等
流感嗜血杆菌	巴斯德杆菌科嗜血杆菌属	革兰氏阴性小杆菌或球杆菌，宽0.3~0.4 μm，长1.0~1.5 μm。在新鲜感染病灶标本中呈小球杆状，在恢复期病灶或长期培养物中呈球杆状、长杆状和丝状。多数菌株有菌毛无鞭毛，无芽胞，b型菌株有荚膜	经空气飞沫或直接接触分泌物传播	通常冬季带菌率和发病率较高。以4~18个月龄儿童发病率最高，3个月以下的婴儿和6岁以上的儿童发病减少。在小儿中每年由b型流感嗜血杆菌引起的严重病例至少300万例，死亡40万~70万例。在发达国家引起以脑膜炎多见，而在发展中国家常引起急性呼吸道感染和肺炎	广泛寄居于正常人上呼吸道，所致疾病包括原发感染和继发感染。原发性感染（外源性）多为有荚膜b型菌株引起的急性化脓性感染，如化脓性脑膜炎、鼻咽炎、咽喉会厌炎、化脓性关节炎、心包炎等，严重的引起菌血症，以小儿多见。继发性感染（内源性）多由无荚膜菌株引起，常继发于流感、麻疹、百日咳、结核病等，临床表现有慢性支气管炎、鼻窦炎、中耳炎等，以成人多见
肺炎克雷伯菌	肠杆菌科克雷伯菌属	革兰氏阴性杆菌，成双或短链排列，大小为(0.5~0.8) μm×(1.0~2.0) μm，多数菌株具有菌毛，有荚膜，无鞭毛，无芽胞	可通过呼吸道，患者、带菌者间的直接接触，污染的人工呼吸器等医疗用具而传播	主要集中于医院内感染，易感人群为糖尿病患者、恶性肿瘤患者、全身麻醉者、抗生素应用者、年老体弱者和婴幼儿等。世界范围的统计显示，肺炎克雷伯菌肺炎占全部肺炎的1%~8%	临床上主要表现为肺炎、支气管炎、泌尿道感染和创伤感染，有时还引起严重的败血症、胸膜炎等

续表 1-2-2

细菌	分类	形态结构	传播途径	流行特征	临床特点
金黄色葡萄球菌	葡萄球菌科葡萄球菌属	革兰氏阳性球菌，直径约1μm，呈葡萄串状排列。无芽孢，无鞭毛，体外培养时一般不形成荚膜，但少数菌株的细胞壁外层可见荚膜样黏液样物质	通过直接身体接触，皮肤伤口传播，挤迫环境、个人卫生欠佳及污染的食品亦有可能造成感染	呈季节分布，多见于春夏季。正常人鼻咽部带菌率为20%~50%，医务人员带菌率可高达70%，是医院内交叉感染的重要传染源	可导致人类疾病有侵袭性和毒素性两种类型。侵袭性疾病（化脓性感染）：毛囊炎、疖、痈、伤口化脓及脓肿等皮肤化脓性感染；还有气管炎、肺炎、脓胸、中耳炎、骨髓炎等其他器官化脓性感染；严重至引起败血症、脓毒血症等。毒素性疾病：引起食物中毒，表现出恶心、呕吐、腹泻等急性胃肠炎症状；引起烫伤样皮肤综合征，皮肤出现红斑、大疱，多见于婴幼儿和免疫力低下的成人；引起毒性休克综合征，表现为突然高热、呕吐、腹泻、弥漫性红疹，继而有脱皮、低血压黏膜病变（口咽、阴道等），严重的还出现心、肾衰竭、休克等
铜绿假单胞菌	假单胞菌科假单胞菌属	革兰氏阴性菌，(0.5~1.0) μm × (1.5~3.0) μm大小的直或微弯杆菌。无芽孢，有荚膜，单端有1~3根鞭毛。临床分离的菌株常有菌毛	可通过各种途径传播，主要通过污染医疗器具及带菌医护人员的直接接触，引起医源性感染	广泛分布于自然界及人和动物机体皮肤及肠道中，是一种条件致病菌。在医院内感染中，由该菌引起感染占10%左右，在某些特殊病房中，如烧伤病房和肿瘤病房，各种导管和内镜的治疗与检查室内，该菌感染率可高达30%	主要表现为局部化脓性炎症，还可以引起中耳炎、角膜炎、尿道炎、胃肠炎、心内膜炎、脓胸，以及引起菌血症、败血症在婴儿严重的流行性腹泻等

续表 1-2-2

细菌	分类	形态结构	传播途径	流行特征	临床特点
A群链球菌	链球菌科 链球菌属	革兰氏阳性球菌，菌体呈球形或椭圆形，直径 0.6～1.0 μm。呈链状排列，长短不一。无鞭毛，无芽孢。培养后期形成荚膜，培养早期荚膜消失	经空气飞沫、皮肤伤口感染、污染食品传播	以秋、冬、春季感染率较高，A群链球菌引起的疾病约占人类链球菌感染的90%	在人体中可引起三种类型疾患：①化脓性感染：淋巴管炎、淋巴结炎、蜂窝组织炎、痈、脓包疮等局部皮下组织感染；以及扁桃体炎、咽炎、咽峡炎、鼻窦炎、产褥感染、中耳炎、乳突炎等其他系统感染。②毒素性疾病：猩红热等。③变态反应性疾病：风湿热和急性肾小球肾炎等
卡他莫拉菌	莫拉菌科 莫拉菌属	革兰氏阴性菌，球杆菌或球菌，在痰液中常呈肾形成双排列，无鞭毛	主要通过空气飞沫或直接接触分泌物传播	通常以冬季带菌率和发病率较高，是医院内患者上呼吸道感染的常见病原菌	一般不致病，当机体免疫力低下时，可单独或与其他细菌共同引起黏膜卡他性炎症、急性咽喉炎、支气管炎、肺炎、急性中耳炎、脑膜炎等
军团菌	军团菌科 军团菌属	革兰氏阴性杆菌，菌体形态易变，人工培养基上呈短杆状，有1根至数根端鞭毛或侧鞭毛，能运动。无芽孢，有菌毛和微荚膜	主要经飞沫传播，带菌的尘埃被直接吸入下呼吸道引起以肺部感染为主的全身性感染	具有季节性，多流行于夏秋季节。人群普遍易感，以中老年人多见，男性多于女性；散发病例中院内感染的可占20%以上，死亡率为7%～24%。慢性病患者，肾移植患者，肿瘤患者，应用免疫抑制剂者以及嗜烟酗酒者易感	临床上可引起三种感染型，即流感样型、肺炎型和肺外感染型。流感样型，为轻症感染，表现为发热、寒战、肌肉酸痛等症状。肺炎型亦称军团病，以肺炎症状为主，伴有多器官损害，患者出现高热寒战、头痛、咳嗽剧烈，开始干咳，后出现脓痰或咯血，常伴有中枢神经系统和消化道症状。肺外感染型，为继发性感染，表现为脑、肾、肝等多脏器感染症状

续表 1-2-2

细菌	分类	形态结构	传播途径	流行特征	临床特点
类鼻疽伯克霍尔德菌	伯克霍尔德菌科 伯克霍尔德菌属	革兰氏阴性杆菌，长 1~2 μm，宽 0.5~0.8 μm，一端有鞭毛，能运动，不形成芽孢和荚膜	通过接触含有致病菌的水和土壤，经破损的皮肤而受感染	为地方性流行病，流行于南亚、东南亚和澳大利亚北部等热带地区	临床上可分为急性败血型、亚急性型、慢性型及亚临床型四种。急性败血型，起病较急，寒战高热，并有气急、肌痛等，同时出现肺、脾及淋巴结炎症与脓肿形成的症状和体征。亚急性型，多数是急性感染消退后而形成多处化脓性病灶的症状与体征。慢性型，典型病变以肺上叶空洞性病变（肺化脓症）为主。亚临床型，受类鼻疽伯克霍尔德菌感染后而临床症状不明显
肺炎衣原体	衣原体科 衣原体属	衣原体直径为 0.38 μm，电镜下呈典型的梨形，有清晰的周浆间隙，在感染细胞中可形成包涵体	人与人间经飞沫或呼吸道分泌物传播，亦可在家庭或者医院等集体场所相互传染	其扩散较为缓慢，具有散发和流行交替出现的特点，在感染人群中流行可持续 6 个月左右，约有 50% 的成人受到过感染，大部分为亚临床型	主要引起青少年急性呼吸道感染，容易引起肺炎、支气管炎、咽炎和鼻窦炎等。起病缓慢，临床症状表现为咽痛、咳嗽、发热等症状
肺炎支原体	支原体科 支原体属	肺炎支原体缺乏细胞壁，仅有细胞膜，因此形态上呈现高度多态性，有球形、杆形、丝状和分枝状等，典型形态似酒瓶状	主要经飞沫传播	一年四季均可发病，但大多数发生于夏末秋初，以 5~15 岁青少年发病率最高	主要引起原发性非典型性肺炎，临床症状较轻，以咳嗽、发热、头痛、咽喉痛和肌肉酸痛为主。还可以并发支气管肺炎，个别患者可见呼吸道外的并发症，如皮疹、心血管和神经系统症状

由于不同的病原菌具有不同的基因组构成，可针对病原菌的特异性基因序列设计引物和探针，利用 PCR 或核酸杂交方法对病原菌类型进行检测。

参考文献

[1] 葛均波，徐永健．内科学［M］．8 版．北京：人民卫生出版社，2013．

[2] FENG L, LI Z, ZHAO S, et al. Viral etiologies of hospitalized acute lower respiratory infection patients in China, 2009—2013［J］. PLoS One, 2014, 9（6）：e99419.

[3] DAVID A W, TIMOTHY M C, JOHN D F. 牛津传染病学［M］．李宁主，译．4 版．北京：人民卫生出版社，2011．

[4] 中华人民共和国国家卫生和计划生育委员会．人感染 H7N9 禽流感诊疗方案．2 版．2013．

[5]［美］里奇曼 D D，惠特利 RJ，海登 FG．临床病毒学［M］．陈敬贤，等译．3 版．北京：科学出版社，2012．

[6] VIRUS TAXONOMY. The 9th International Committee on Taxonomy of Viruses（ICTV）Report［EB/OL］. http：//www.ictvonline.org/, 2011.

[7] DENNIS KASPER, et al. Harrison's Principles of Internal Medicine［EB/OL］. 18th ed. The McGraw-Hill Companies, Inc., http：//accessmedicine.mhmedical.com/book.aspx? bookid=1130, 2012.

[8] JEREMY HAWKER, et al. Communicable Disease Control and Health Protection Handbook［M］. 3rd ed. John Wiley & Sons, Ltd., 2012.

[9] JOHN G. HOLT. Bergey's Manual of Determinative Bacteriology［M］. 9th ed. Lippincott Williams & Wilkins, 1993.

[10] 周庭银．临床微生物学的诊断与图解［M］．3 版．上海：上海科技出版社，2012．

（黎孟枫　任丽丽　曹开源　谢正德　何振健）

第三章　发热呼吸道症候群的监测设计

第一节　监测内容

一、监测目的

建立和完善我国呼吸道传染病病原监测平台，提高我国呼吸道传染病病原监测的能力。

了解我国发热呼吸道症候群的病原谱构成，对发热呼吸道症候群病原学监测中所获得的病原体进行病原鉴定、基因变异、分子分型，探讨重要传染病的流行特征、发病规律。

二、监测网络的组成

监测网络至少包括中心实验室、检测实验室和哨点医院（图1-3-1），在监测网络内采用统一的监测方案与检测技术，从而控制了不同实验室之间监测与检测结果的同一性与可比性。

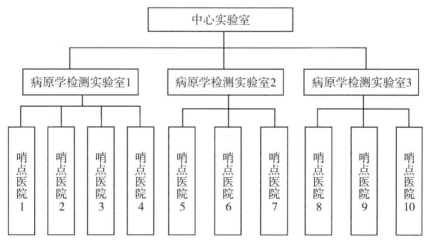

图1-3-1　症候群病原学监测网络示意图

中心实验室是整个监测网络的设置和管理单位。一个监测网络至少设置 5 家医院作为发热呼吸道症候群病原谱监测的哨点医院。所设哨点医院中至少包括基层社区（一级）医院 1 家，二级或以上儿童医院 1 家，二级或以上综合医院 3 家。各地区哨点医院的设置尽量分散，使监测数据更具有代表性。每个哨点医院的监测科室根据病例定义和医院科室设置情况，可选择内科、外科、妇科、儿科、急诊科、发热门诊科、呼吸科、ICU、传染科内科、儿科和感染性疾病科的门诊、急诊及病房等采集病例。病原学检测实验室需要具备足够的设备、人员与技术完成全面的病原学检测工作。病原学检测工作可设置在哨点医院内部的实验室，或多个哨点医院设置一个病原学检测实验室。

三、监测病例定义

急性感染表现［至少符合下列的 1 项：①发热（从发病开始有报告和记录）；②白细胞升高或降低，或白细胞分布异常；③寒战；④体温降低（考虑年龄）］，以及呼吸道疾病临床表现［至少符合下列的 1 项：①咽部不适、咽干或咽痛；②鼻塞、流涕；③鼻/咽/喉明显充血、水肿；④咳嗽（新发或咳嗽加重）；⑤咳痰；⑥气短；⑦听诊呼吸音异常（湿啰音、干啰音、哮鸣音、浊音）；⑧胸痛］；其中肺炎病例应具备急性感染表现、呼吸道疾病临床表现以及肺炎症状（胸部 X 线片提示肺部炎性改变）。

四、监测任务

1. 采集标本种类

全血、鼻/咽拭子、痰液、鼻咽抽吸物、支气管肺泡灌洗液、胸腔穿刺液、急性期和恢复期双份血清、尿液及粪便或肛拭子。

2. 监测病原体种类

（1）细菌。肺炎链球菌、金黄色葡萄球菌、肺炎克雷伯菌、铜绿假单胞菌、A 群链球菌、嗜肺军团菌、流感嗜血杆菌、肺炎支原体、肺炎衣原体、卡他莫拉菌及鲍曼不动杆菌等。

（2）病毒。流感病毒、呼吸道合胞病毒、人腺病毒、人副流感病毒、人偏肺病毒、人冠状病毒、人博卡病毒、鼻病毒及人多瘤病毒。

五、监测流程

哨点医院监测科室的医生或护士在门诊、急诊或病房发现符合监测病例定义的患者时，使用统一标准问卷，收集病例的基本人口统计学信息、临床症状、体征、血常规、临床生化检查、影像学检查、主要治疗和预后等信息（表 1-3-1），并进行相关标本的采集、运送、接收及保存。针对细菌学和病毒学检测，每份病例各填写一张表格。各病原学检测实验室对标本进行病原学检测，并定期进行结果分析。中心实验室定期对病原学检测实验室的检测结果进行复核确认，并定期进行监测网络结果的分析和整合。中心实验室定期对病原学检测实验室进行盲样考核。见图 1-3-2。

表 1-3-1 发热呼吸道症候群病例信息调查表

患者编码*：   □门诊、急诊 □住院 监测科室*：   病历号：
(   ) 医院发热呼吸道症候群病例信息调查表
(带"*"的为必填项)
1. 基本信息
(1) 患者姓名*：_____（联系人姓名：_____）
(2) 性别*：□男 □女
(3) 出生日期*：_____年___月___日 □阳历 □阴历
(4) 患者工作（学习）单位：_____
(5) 联系电话：_____
(6) 家庭现住址（详填）*：_____省_____地区（市）_____县（区）_____乡（镇、街道）_____村（社区）
(7) 患者职业*：（只能选择1项）
□幼托儿童 □散居儿童 □学生（大/中/小学）□教师 □保育员及保姆 □餐饮食品业人员
□商业服务人员 □医务人员 □工人 □农民 □牧民 □渔（船）民 □干部职员
□离退人员 □家务及待业 □军人 □海员 □长途汽车驾驶员 □其他 □不详
(8) 流行病史*：
周围是否有类似患者：□有 □无 □不详
如果有，人数____（人），与患者关系是：□同学 □家人 □同事 □其他
动物接触史：□有 □无 □不详
旅行史：□有（乘：□车 □船 □飞机）□无 □不详
2. 临床信息
(1) 发病日期*：20_____年___月___日
(2) 就诊日期*：20_____年___月___日
(3) 发病后出现过的症状、体征*：
□发热 □咳嗽 □流涕 □咽喉痛 □咳痰 □胸痛 □呼吸急促 □呼吸困难
□头痛 □乏力 □腹痛 □腹泻（每天稀便≥3次）
(4) 体征（门诊、急诊病例：就诊时查体结果；住院病例：入院后第一次查体结果）
体温*_____℃；呼吸频率_____次/分钟；血压_____/_____mmHg；
心率_____次/分钟；肺部啰音：□有（部位：_____）□无 □未检查
(5) 实验室检查（门诊、急诊病例：就诊时检查结果；住院病例：入院后第一次检查结果）
血常规：红细胞 WBC ____×10^9/L；白细胞____×10^{12}/L；淋巴细胞____×10^9/L；N ____%；L ____%；血红类的 ____g/L；血小板 ____×10^9/L；血气：pH ____ PCO$_2$ ____mmHg PO$_2$ ____mmHg SO$_2$ ____%
(6) 影像学检查（第一次胸部X光片检查结果）□未检查 □正常 □异常
如果正常：胸部X线检查日期为：20_____年___月___日
如果异常：_____
胸部X线检查日期为：20_____年___月___日
渗出/实变：□有（位置：□右上肺 □右中叶 □右下侧 □左上叶 □左下叶 □肺间隙）□无

续表 1-3-1

> 胸腔积液：□有（位置：□右侧，□左侧，□双侧）□无
> 过充气（透光性增加）：□有　□无　肺门淋巴结肿大：□有　□无　其他：□有　□无
> 胸部 X 线诊断为：□肺炎　□结核病　□其他疾病
>
> （7）初步诊断*：_____ 是否为死亡病例*：□是　□否　□不详
> （8）抗生素治疗史（收集患者标本前一周内是否使用过抗生素治疗）*：□是　□否　□不详
> 若是，请列出：
>
> | 序号 | 药物名称 | 治疗天数 | 序号 | 药物名称 | 治疗天数 |
> |---|---|---|---|---|---|
> | 1 | | | 3 | | |
> | 2 | | | 4 | | |
>
> 3. 标本采集情况*
> （1）鼻/咽拭子：_____份　　　　　　　采集日期：20___年___月___日
> （2）痰液：_____份（mL）　　　　　　采集日期：20___年___月___日
> （3）恢复期血清：_____份（mL）　　　采集日期：20___年___月___日
> （4）全血：_____份（mL）　　　　　　采集日期：20___年___月___日
> （5）急性期血清：_____份（mL）　　　采集日期：20___年___月___日
> （6）鼻咽抽吸物：_____份（mL）　　　采集日期：20___年___月___日
> （7）支气管肺泡灌洗液：_____份（mL）采集日期：20___年___月___日
> （8）尿液____份 采集日期：_____份（mL）采集日期：20___年___月___日
> （9）其他：_____标本，_____份（mL）采集日期：20___年___月___日
>
> 填表人姓名：_____
>
> 　　　　　　　　　　　　　　　　　　　填表日期：20___年___月___日

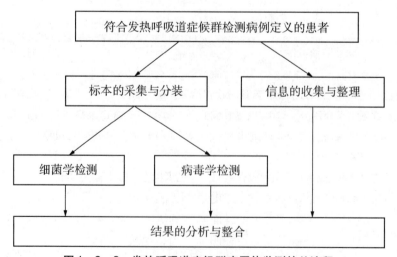

图 1-3-2　发热呼吸道症候群病原体监测的总流程

第二节 监测标本要求

一、标本的采集

（一）注意事项

（1）收治患者并确认符合发热呼吸道症候群监测病例定义后尽早采集标本（尽量在采取治疗措施之前）。

（2）标本采集时应严格无菌操作，减少或避免机体正常菌群及其他杂菌污染。

（3）标本采集后应尽快送检。床旁接种可提高病原菌检出率。

（4）送检标本应贴条形码，并附送检单，送检单上应注明姓名、编号、标本来源、检验目的和标本采集具体时间。

（5）采样的同时应填写"发热呼吸道症候群病例信息调查表"（表1-3-1）。

（6）严格按照生物安全规范操作。

（二）监测采样要求

（1）人群年龄分布：儿童（0~14岁）、成人（≥15岁）病例标本数比例为1:1。

（2）标本来源：二级及以上的哨点医院住院病例占门诊病例的比例为≥30%。

（3）病例类型：肺炎病例占比≥20%。

（4）采样时间：门诊、急诊病例采集呼吸道标本的时间最好在发病3天内，住院病例采集呼吸道标本的时间应在发病7天内。

（5）鼻咽抽吸物和支气管肺泡灌洗液标本合计不少100份/年。

（6）血清标本：应采集急性期、恢复期双份血清。

（三）采集方案

1. 血液标本的采集

通常采血部位为肘静脉。将止血带扎在静脉取血部位的上方，采血部位的局部皮肤用消毒液由采血部位向外周严格消毒，消毒后不可接触采血部位，待消毒液挥发后，进行取血操作。采用商品化的一次性注射器或真空采血管（如BD公司Vacutainer®真空采血管）采血。拿下止血带，用无菌棉压迫止血。用过的采血针不要回盖针帽，直接将其放在锐器垃圾桶内。采血量成人每次至少采血8 mL，其中5 mL注入准备好的血培养瓶（见注1）；剩余3 mL注入真空采血管（制备血清用，见注2）。儿童（3岁以上）每次至少采血5 mL，其中3 mL注入准备好的血培养瓶（见注1），剩余2 mL注入真空采血管（见注2）。分别贴上标签，包括病历号、患者姓名及采集日期。

注1：用75%酒精消毒血培养瓶橡皮塞子，酒精作用60 s，在血液注入血培养瓶之前，用无菌纱布或棉签清除橡皮塞子表面剩余的酒精，然后注入血液。抽取血液后，不要换针头，直接注入血培养瓶中，轻轻颠倒混匀，以防血液凝固。

注2：采集的全血注入真空采血管中，不加抗凝剂。待血液凝固后，3 000 r/min离

心 5 min，然后用无菌吸管小心取上清液分别转入 3 支冻存管。避免吸取血细胞，如果可能的话，不要吸完所有的血清。然后将冻存管（做完检测的血清）放进标本盒，记录剩余血清量和盒中位置，放置（ −20 ±1）℃ ［长期用（ −70 ±1）℃］ 保存。

2. 鼻/咽拭子标本的采集

（1）鼻拭子标本的采集：患者坐下，头后倾。从无菌包装中取出拭子，轻柔地以平行于上腭的方向插入鼻孔，在鼻腔内侧黏膜上转动 3～5 次。将拭子旋转着慢慢退出鼻孔。双侧鼻孔用同一根拭子进行采集。将拭子头插入传送管中送检。

（2）咽拭子标本的采集：患者坐下，头后倾，张大嘴，由检查者用压舌板固定舌头。拭子越过舌根到咽后壁及扁桃体隐窝、侧壁等处，反复擦拭 3～5 次，收集黏膜细胞，避免触及舌、口腔黏膜和唾液。将拭子头插入传送管中送检。

病毒传送管可采用商品化或自制系统。商品化系统如 BD Universal Viral Culturette™ Transport System。自制系统建议如下：pH 7.4～7.6 的 Hank's 液或 Earle's 平衡盐溶液，并加入 5% 牛血清白蛋白，万古霉素 100 μg/mL，阿米卡星 30 μg/mL 和制霉菌素 40 μ/mL。

3. 支气管肺泡灌洗液标本的采集

由临床医生按相应操作规程，采集标本置入无菌采集容器中，标本量应 ≥5 mL，立即送检，但必须注意采集标本时尽可能避免咽喉部正常菌群的污染。

支气管肺泡灌洗液标本采集的操作规程如下：于局部麻醉后将纤维支气管镜插入右肺中叶或左肺舌段的支气管，将其顶端切入支气管分支开口，经气管活检孔缓缓注入 37 ℃灭菌生理盐水，每次 30～50 mL，总量 100～250 mL，不应超过 300 mL。每次注液后以（ −13.3～19.95）kPa 负压吸出，要防止负压过大、过猛。分别收集于用硅油处理过的容器中，容器周围宜用冰块包围，并及时送检。记录回收液量，至少应回收 30%～40% 及以上方能进行分析。分别注入的液体每次回收后混合在一起进行试验。第一份回收的标本往往混有支气管内成分，为防止其干扰，也可将第一份标本与其他标本分开检查。

合适的支气管肺泡灌洗液标本的要求：①达到规定的回收比例；②不混有血液，红细胞数小于 10%；③不应混有多量的上皮细胞（一般 <3%）。

4. 痰标本的采集

（1）自然咳痰法。晨痰最佳，患者清晨起床后，用清水或冷开水反复漱口，用力深咳，直接吐入无菌采集容器中，标本量应 ≥1 mL，立即送检。

（2）诱导咳痰法。对于痰量少、无痰或咳痰困难者可雾化吸入，使痰液易于排出。于超声雾化器雾化杯中加入 4% 的 NaCl 溶液 40 mL，吸入高渗盐溶液 15～25 min，嘱患者漱口，用力咳出深部痰，收集入无菌采集容器中送检。

（3）支气管镜采集法。按常规支气管镜检的方法进行，在有痰和病变部位用导管吸引直接取得标本，置于无菌采集容器中。

（4）小儿取痰法。用弯压舌板向后压舌，将拭子伸入咽部，小儿经压舌刺激咳嗽时，可喷出肺部或气管分泌物，将粘在拭子上的分泌物置于无菌采集容器中。幼儿还可用手指轻叩胸骨柄上方，以诱发咳痰。

以上痰标本应进行合格痰液的判定：采用痰涂片观察法，选取 5 个低倍镜视野，计白细胞（WBC）数和鳞状上皮细胞（SC）平均数，鳞状上皮细胞 <10 个/低倍视野、白细胞 >25 个/低倍视野，或二者比例 <12.5 的痰标本为合格标本。凡不符合上述合格标准的痰标本应重新采集。

5. 鼻咽抽吸物标本的采集

鼻咽抽吸物通过商品化的黏液抽吸器［如 Pennine 6 型黏液抽吸器（Pennine Healthcare, Derby, UK）］从双侧鼻孔中抽吸获得，导管在鼻尖到外耳道中间的位置连接，不停地转动导管，采用负压 100 mmHg 持续 15 s 的间歇性抽吸后慢慢退出。另一鼻孔重复上述操作。粘在导管腔内的分泌物用无菌采集容器收集，另一管通过 1 mL VTM 冲洗转移到黏液收集管中。

6. 胸腔穿刺标本的采集

由临床医师进行常规穿刺术抽取。抽取 5～10 mL 穿刺液置于无菌采集容器中，立即送检或置于 4 ℃冰箱中保存。

7. 尿液标本的采集

可选择下述方法中任一种，取 10～15 mL 尿标本于无菌容器中，立即送检，于 1 h 内接种。

（1）清洁中段尿。不中止排尿，在排去数 mL 尿液后用无菌宽口容器收集第二段尿，即为所需中段尿。

（2）耻骨上膀胱穿刺。使用无菌注射器直接从耻骨上经皮穿入膀胱吸取尿液。

（3）直接导尿。按常规方法对会阴部进行清洗消毒后，用导尿管直接经尿道插入膀胱，获取膀胱尿液。

（4）小儿收集包。对于无控制能力的小儿可应用收集包收集尿液。

（5）留置导尿管收集尿液。

尿标本采集过程中应注意：① 需用无菌容器采集尿液，且不可添加防腐剂；② 留置导尿管尿液标本采集应严格遵循无菌操作，避免污染；③ 不可从集尿袋下端管口留取标本。

8. 粪便标本的采集

用药前自然排便，采集脓血、黏液部分 2～3 g，外观无异常的粪便应从粪便的表面不同部位取材，液体便取絮状物 1～2 mL，置无菌容器内送检。如排便困难或婴幼儿患者，可用直肠拭子法采集标本，直肠拭子置入无菌生理盐水中立即送检，或于 4 ℃保存，24 h 内送检。

二、标本的运送

血液标本、呼吸道标本（包括鼻/咽拭子、痰液、鼻咽抽吸物、支气管肺泡灌洗液）、胸腔穿刺液、尿液标本采集后应该尽快送检。血培养瓶须在 24 h 内送检，送检前置于常温环境（15～30 ℃）保存。其他标本送检前应保存在 4～8 ℃，如 24 h 内无法检测的标本则应置于 -70 ℃或以下保存，但应避免反复冻融。

标本运送过程中，血培养瓶应置于15～30℃环境中；其他标本应置于4～8℃运送。但肺炎链球菌和流感嗜血杆菌等苛养菌室温保存比在4℃或35℃下存活时间更长，因此，对怀疑为这类细菌感染的标本最好床边接种或尽快送检。

三、标本的接收

病原学检测实验室在收到标本后应对标本进行验收，标本合格则接收。如标本不合格，则不予接收。

合格标本：按方案要求采集、运送、保存的标本。

不合格标本：没有按照要求采集、运送、保存的标本。

四、标本的保存

1. 检测标本的存放

采集的标本抵达检测实验室后，原则上应尽早进行病毒和细菌检测。进行病毒检测的标本，24 h内能进行检测的可置于4℃保存，24 h内不能进行检测的则应置于-70℃或以下保存；用于细菌培养的标本，应立即分离，不应存放后分离。标本应避免反复冻融。

2. 标本的长期保存

所采标本抵达实验室后，按需要分装成3份，置-70℃或以下保存。

第三节 质量控制与信息管理

一、质量控制

为使检测方法科学、严谨，结果准确、可靠、具有可比性，质量控制应贯穿于发热呼吸道症候群监测的全过程，参加监测调查研究的工作人员都须树立质量至上观，在患者信息登记，标本采集、运送、保存、检测，数据收集、整理、录入以及统计分析等各环节、各阶段，确定严格的质量控制方法，严把质量控制关。

（一）监测工作启动之前的质量控制要求

1. 培训

监测工作开始前，按照培训计划，对监测工作参与人员进行培训，包括：调查对象的选择以及调查表的使用。通过培训，每个参与人员要明确病例和对照纳入标准，明确调查意义，了解设计原则，熟悉调查表内容，掌握调查询问方法。人员经考核合格后，方可开始调查。

（1）监测工作参加单位培训。

1) 培训内容。在监测工作开始前，由中心实验室组织相关专家统一对监测工作各单位参与人员进行师资培训，内容包括：患者采样表填写格式，统一编号方法，标本采集、保存方法及运送条件、运送时限，发热呼吸道症候群病原体的检测、分离、诊断方法，菌（毒、虫）种保存方法和保存条件，结果录入方法、格式，结果反馈和上报方式，菌（毒、虫）种报送程序及方法等。

2）培训方法。讲解和讨论相结合，对现场流行病学人员进行方案程序、框架讲解，逐条解释调查内容、要求、方法步骤及注意事项；再行分组研讨培训内容，最终达到统一认识、统一方法和步调一致。

理论与实践相结合，对实验室人员先进行技术方法讲解分析，使所有学员切实掌握该方案所有实验室检测项目内容、方法、过程及工作职责，再进行实验室实习操作，务必是每个学员对检测、检验方法和程序熟练掌握，并有信心承担对纵向项目监测点的培训工作。

制订能力评估方案，实施室间质控管理。培训结束后，即刻向各监测实验室人员发放室间质控盲样，实施实验室能力评估措施。限期2个月内上报实验室结果（1个月试剂订购时间，1个月检测诊断时间），结果报告单需加盖单位公章，以邮局盖章日期为准。评定各项目单位实验室能力评估的书面报告，对不达标者再次进行培训，仍不达标者，建议退出监测研究。

（2）项目监测哨点培训。

1）培训内容。在监测工作开始前，由受训过的师资人员对纵向选择的监测哨点参加单位的现场流行病医生、护士及实验室人员进行培训，内容包括：患者采样表填写格式，统一编号方法，标本采集、保存方法及运送条件、运送时限，呼吸道病原体的检测、分离、诊断方法，菌（毒、虫）种保存方法和保存条件，结果录入方法、格式，结果反馈和上报方式，菌（毒、虫）种报送程序及方法等。

2）培训方法。讲解和讨论相结合，对现场流行病学人员进行方案程序、框架讲解，逐条解释调查内容、要求、方法步骤及注意事项；再行分组研讨培训内容，最终达到统一认识、统一方法和步调一致。

理论与实践相结合，对实验室人员先进行技术方法讲解分析，使所有学员切实掌握该方案所有实验室检测项目内容、方法、过程及工作职责，再进行实验室实习操作，务必是每个学员对课题检测、检验方法和程序熟练掌握，并有信心承担对纵向项目监测点的培训工作。

制订能力评估方案，实施室间质控管理。培训结束后，即刻向各监测哨点实验室人员发放室间质控盲样检测试剂及耗材，实施实验室能力评估措施。限期1个月内上报实验室结果，结果报告单需加盖单位公章，以邮局盖章日期为准。评定各监测单位实验室能力评估的书面报告，对不达标者再次进行培训，仍不达标者，建议退出监测研究。

2. 试剂

建议各监测实验室或哨点医院尽量使用统一检测试剂（按照本监测方案推荐的品牌试剂，或本监测方案自行配制试剂）。

3. 监测点实验室

必须有运行良好的室内质量控制体系。监测主持单位应统一发放监测项目所需的质控标准菌（毒、虫）株，定期对各项目监测点实验室进行室间质量控制。所有菌（毒、虫）种送至指定的参比实验室进行复核。

4. 监测工作的质量评价

质量控制用于分析和监督各级单位监测工作的质量，包括工作的及时性、准确性和覆盖范围。可以通过以下指标的分析进行质量控制：①资料收集的完整性、准确性和及时性；②人员培训达标率；③标本采集和运送合格率；④信息报告的及时性；⑤实验室分离病原的时间和检测比例；⑥病原复核合格率；⑦技术资料档案管理、原始记录、总结等的完整性。

中心实验室对各病原检测实验室或哨点医院分离病原进行鉴定复核的准确率应达到90%以上。

5. 原始记录、工作总结等技术资料的管理

（二）病原谱调查质量控制要求

1. 标本的采集、保存

（1）标本采集要求。标本采集时间、采集量均应按照方案要求执行，采集的标本放置在统一发放的采样盒及运送培养基中，按照统一制定的标本编码规则进行编码，所采集标本的合格率应达100%。

痰液、鼻咽抽吸物、支气管肺泡灌洗液、胸腔穿刺液、全血、尿液标本的标准采集方法参照本章第二节"采集方案"相关内容。

每份标本均按统一制订的编码规则进行编码，将带有唯一识别号码的标签贴在采样容器上，标签号码与该患者的"发热呼吸道症候群病例信息调查表"（表1-3-1）一致。

（2）标本保存要求。见本章第二节"标本的保存"相关内容。

2. 相关信息的收集

监测工作启动后，哨点医院所采集的标本信息填入"发热呼吸道症候群病例信息调查表"，保证每一份调查表和记录表均填写完整、准确，完整率及准确率均达100%。

（三）标本和信息的复核

标本和相关信息（发热呼吸道症候群病例信息调查表）由病原学检测实验室或哨点医院上送至中心实验室，中心实验室均应履行标本接收手续，并对所接收标本和相关信息进行复核，复核时要进行标本的清点，查验标本与"发热呼吸道症候群标本送检单"（表1-3-2）的记录是否一致，检查标签是否完好，标本采集量是否符合要求，查看相应的"发热呼吸道症候群病例信息调查表"（表1-3-1）资料填写是否完整，确保标本与相应的发热呼吸道症候群病例信息调查表一一对应，并填好相应的标本交接记录。复核过程尽量避免标本反复冻融。具体复核方法如下：

（1）哨点医院将自查后的标本、"发热呼吸道症候群病例信息调查表"（表1-3-1）、"发热呼吸道症候群标本送检单"（表1-3-2）一并移交给中心实验室。

（2）中心实验室进行标本数量清点并对每一份标本进行查看，检查标本标签（贴有标签）、运送、储存条件等情况是否合乎监测标本要求，若有一项不合要求，则为不合格标本，填写不合格标本记录。

（3）中心实验室收到上送的标本和信息资料后，对所有标本按照上述（2）的方法进行复核，用"发热呼吸道症候群病例信息调查表"（表1-3-1）进行抽样复核。

表1-3-2 发热呼吸道症候群标本送检单

（每份标本附1张送检单）

哨点医院（科别）		编号	
标本类别	□鼻/咽拭子 □痰液 □尿液 □血液 □鼻咽抽吸物 □胸腔穿刺液 □支气管肺泡灌洗液	标本采集时间（年月日时分）	20 年 月 日 时 分
患者姓名		接收人	
送检人		接收时间	20 年 月 日 时

（四）病原谱调查评价指标

（1）标本采集合格率：要求为100%。

$$标本采集合格率 = \frac{合格标本采集数}{总标本采集数} \times 100\%$$

（2）病例信息调查表完整率：要求为100%。

$$病例信息调查表完整率 = \frac{完整的登记表数}{收集的登记表数} \times 100\%$$

（3）病例信息调查表填写正确率：要求为100%。

$$病例信息调查表正确率 = (1 - \frac{全部登记表的错漏项数}{每份登记表的项目数 \times 收集登记表数}) \times 100\%$$

（4）标本运送及时率：要求为≥90%。

$$标本运送及时率 = \frac{按时运送标本数}{全部标本数} \times 100\%$$

二、信息管理方案

（一）原始表格的管理

1. 哨点医院对原始表格的管理

哨点医院负责人员对原始表格实行档案化管理，建立一个档案夹，将调查收集到的原始表格分别存放于档案袋中，档案袋的封面注明"呼吸道症候群病原谱调查项目××医院病例信息调查表"，并妥善保管。

各监测实验室负责标本转运的人员在核查"发热呼吸道症候群病例信息调查表"（表1-3-1）等原始表格后，将表格连同采集的标本统一交监测实验室。

2. 监测实验室对原始表格的管理

监测实验室的标本管理人员在收到标本后，核查标本编号和发热呼吸道症候群病例信息调查表无误后，将表格复印后保留，将所有原始表格交给监测实验室负责数据管理的人员进行录入。

各监测实验室数据管理人员负责对数据及原始资料进行保管和录入。

对上送的原始表格及调查表实行档案化管理，将上送资料按照哨点医院、资料内容及月份的不同，分门别类进行保管。

（二）数据库的建立和管理

监测工作参与实验室对信息在其各实验室单元间以及同外部进行交流的质量承诺，特别是包括获取数据的安全性和数据传输的完整性。监测工作参与实验室需要有统一的信息（计算机）系统，信息管理包括对所需信息的评估、满足要求的计划和设计以及在实验室中自始至终及时准确地传播信息。

1. 计算机准入和安全性

这个过程应该包括一个审计机制，使得能够识别查看或修改患者数据、控制文件或计算机程序的任何人。计算机程序应该有足够的保护性措施，防止偶然的或未授权的使用者更改或破坏，防止从其他系统非授权进入而获取数据和信息。

2. 数据的完整性

实验室应该有一个证实数据完整性的过程，在规定的时间内，通过比较报告中及影像显示器上的信息与原始录入的信息，来发现在数据传输、储存或处理过程中出现的错误。

（三）标本检测结果的录入

监测实验室组织各监测点实验室的实验室人员进行标本检测后，负责将检测结果录入到数据库的"标本检测结果"和"呼吸道病原检测结果登记表（表1-3-3）"中。

要求完整填写表1-3-3至表1-3-19。

表1-3-3 呼吸道病原检测结果登记表

(一)发热呼吸道症候群病毒检测结果登记表

采样时间	检测时间	样本条形码编号	流水号	监测结果（"+"代表阳性，"-"代表阴性，"/"代表未检测）													
				PCR监测结果													细胞分离培养结果
				流感病毒			呼吸道合胞病毒		副流感病毒				偏肺病毒	腺病毒	冠状病毒	博卡病毒	鼻病毒
				A型	B型	C型	A型	B型	1型	2型	3型	4型					

续表 1-3-3

(二) 发热呼吸道症候群细菌检测结果登记检测表

采样时间	检测时间	样本条形码编号	流水号	监测结果（"+"代表阳性，"-"代表阴性，"/"代表未检测）															
				分离培养检测							PCR检测								
				金黄色葡萄球菌	A群乙型链球菌	肺炎链球菌	流感嗜血杆菌	铜绿假单胞菌	肺炎克雷伯菌	军团菌	金黄色葡萄球菌	A群乙型链球菌	肺炎链球菌	流感嗜血杆菌	铜绿假单胞菌	肺炎克雷伯菌	军团菌	肺炎支原体	肺炎衣原体

表 1-3-4　标本交接记录

编号：

送样方信息：		
单位	负责人	联系方式
标本出发时间	送样人	签字
接收方信息		
单位	负责人	联系方式
标本送达时间	接收人	签字
本批标本数量		

标本编号	标本类型	标本量	采集时间	采样单编号	标本是否合格	备注

表1-3-5 菌（毒、虫）毒株交接记录

编号：

送样方信息：

单位		负责人		联系方式	
标本出发时间		送样人		签字	

接收方信息：

单位		负责人		联系方式	
标本送达时间		接收人		签字	
本批标本数量					

菌（毒、虫）株编号	种属	管数	分离时间	分离地点	标本是否合格	备注

表 1-3-6 不合格标本记录

表格编号：

标本编号	送样时间	送样单位	不合格原因	后处理方式

表 1-3-7 标本背景资料

表格编号：

实验室编号	原编号	症候群	标本类型	标本数量	标本处理方式	检测结果	采集时间	采集地点	采样单位	保存实验室	备注

表 1-3-8 菌（毒、虫）株背景资料

表格编号：

菌（毒、虫）株编号	标本编号	种属	来源地点	分离时间	标本类型	症候群	采样时间	备注

表1-3-9 标本保存记录

表格编号：

标本编号	标本类型	入库时间	保存方式	保存期限	传代次数	保存冰箱号	保存盒号	保存盒内位置

表1-3-10 菌（毒、虫）株保存记录

表格编号：

菌（毒、虫）株编号	种属	入库时间	保存方式	保存份数	传代次数	保存期限	保存冰箱号	保存盒号	保存盒内位置

表 1-3-11 标本提取记录

表格编号：

标本编号	标本类型	入库时间	提取时间	提取用途	标本总量	标本剩余量	标本最低剩余量*

注：*标本最低剩余量提前标注。

表1-3-12 菌（毒、虫）株提取记录

表格编号：

菌（毒、虫）株编号	种属	入库时间	提取时间	提取用途	保存管数	复苏次数累计	最高复苏次数	出库管数	剩余管数

表 1-3-13　标本提取申请单

申请单编号：

申请提取_____（类型）标本_____份，用于_____；

_____（类型）标本_____份，用于_____；

_____（类型）标本_____份，用于_____；

_____（类型）标本_____份，用于_____；

_____（类型）标本_____份，用于_____。

附：

标本提取单编号：_____

申请人：_____

申请日期：_____

实验室负责人批准签字：_____

表 1-3-14　菌毒株提取申请单

申请单编号：

申请提取_____（种属）菌毒株_____株，共_____份，用于_____；

_____（种属）菌毒株_____株，共_____份，用于_____；

_____（种属）菌毒株_____株，共_____份，用于_____；

_____（种属）菌毒株_____株，共_____份，用于_____；

_____（种属）菌毒株_____株，共_____份，用于_____。

附：

菌毒株提取单编号：_____

申请人：_____

申请日期：_____

实验室负责人批准签字：_____

表1-3-15 标本上/外送申请单

申请单编号：

申请_____（类型）标本____份，上/外送_____（单位），用于_____；

_____（类型）标本____份，上/外送_____（单位），用于_____；

_____（类型）标本____份，上/外送_____（单位），用于_____；

_____（类型）标本____份，上/外送_____（单位），用于_____；

_____（类型）标本____份，上/外送_____（单位），用于_____。

附：

标本提取单编号：_____

标本交接单编号：_____

申请人：_____

申请日期：_____

实验室负责人批准签字：_____

表1-3-16 菌毒株上/外送申请单

申请单编号：

申请_____（种属）菌毒株_____株，共____份，上/外送_____（单位），用于_____；

_____（种属）菌毒株_____株，共____份，上/外送_____（单位），用于_____；

_____（种属）菌毒株_____株，共____份，上/外送_____（单位），用于_____；

_____（种属）菌毒株_____株，共____份，上/外送_____（单位），用于_____。

附：

菌毒株提取单编号：_____

菌毒株交接单编号：_____

申请人：_____

申请日期：_____

实验室负责人批准签字：_____

表 1-3-17　冰箱温度记录*

表格编号：

日期	时间	冰箱号	实际温度	备注

注：*要求每周登记 1 次。

表 1-3-18 标本销毁记录

表格编号：

标本编号	原编号	标本类型	采集时间	采集地点	销毁实验室	销毁时间	销毁原因	销毁方式	销毁人

表1-3-19 菌(毒、虫)株销毁记录

表格编号:

菌(毒、虫)株编号	种属	来源地点	销毁数量	销毁实验室	销毁时间	销毁原因	销毁方式	销毁人

(黎孟枫 任丽丽 曹开源 舒跃龙 余宏杰 陈嘉慧 朱勋 何振健 邵祝军)

第二部分

发热呼吸道症候群主要细菌病原体检测技术

第一章 细菌学检测总体策略

一、检测流程

发热呼吸道症候群的细菌学检测所采集的标本包括痰液、鼻咽抽吸物、支气管肺泡灌洗液、胸腔穿刺液、全血、鼻/咽拭子和尿液，检测的目标细菌包括肺炎链球菌、金黄色葡萄球菌、肺炎克雷伯菌、铜绿假单胞菌、A群乙型溶血性链球菌、流感嗜血杆菌、嗜肺军团菌、肺炎支原体和肺炎衣原体。

（一）不同标本的细菌学检测策略

1. 痰液、鼻咽抽吸物、支气管肺泡灌洗液、胸腔穿刺液、全血标本

上述标本首先做细菌培养，培养的重点是肺炎链球菌、金黄色葡萄球菌、肺炎克雷伯菌、铜绿假单胞菌、A群乙型溶血性链球菌、流感嗜血杆菌。细菌培养阴性的胸腔穿刺液和支气管肺泡灌洗液提取核酸采用PCR技术，检测上述6种细菌及军团菌、肺炎支原体和肺炎衣原体。

（1）全血标本在采样时已置入血培养瓶。对接种后的血培养物进行培养，阳性血培养物进行染色及分离培养，对于分离到的细菌应根据其菌落形态、革兰氏染色初步鉴定，并进行生化鉴定，可使用全自动细菌鉴定仪，以鉴定出肺炎链球菌、金黄色葡萄球菌、肺炎克雷伯菌、铜绿假单胞菌、A群乙型溶血性链球菌、流感嗜血杆菌。如果无法从阳性血培养瓶中分离到微生物，应该用Binax NOW试纸条检测肺炎链球菌抗原。

（2）痰液、鼻咽抽吸物、支气管肺泡灌洗液、胸腔穿刺液标本经预处理后，均接种到血琼脂培养基、麦康凯琼脂培养基、巧克力琼脂培养基（疑似军团菌感染时还需接种MWY或GVPC培养基），置5%～10% CO_2中，35℃潮湿环境培养18～24 h。对于分离到的细菌应根据其菌落形态、革兰氏染色初步鉴定，并进行生化鉴定，包括使用全自动细菌鉴定仪，以鉴定出肺炎链球菌、金黄色葡萄球菌、肺炎克雷伯菌、铜绿假单胞菌、A群乙型溶血性链球菌、流感嗜血杆菌。

2. 鼻/咽拭子标本

鼻/咽拭子标本用于提取DNA检测肺炎支原体和肺炎衣原体。

3. 尿液标本

尿液标本不做培养，直接用于肺炎链球菌、嗜肺军团菌抗原的检测。

4. 血清标本

针对以上各种病原菌的血清学检测，各监测实验室视情况和条件选择实施。

发热呼吸道症候群所有标本的细菌学检测的总体流程和步骤见图2-1-1。各种不同标本细菌检测的具体流程见图 2-1-2 至 2-1-7。

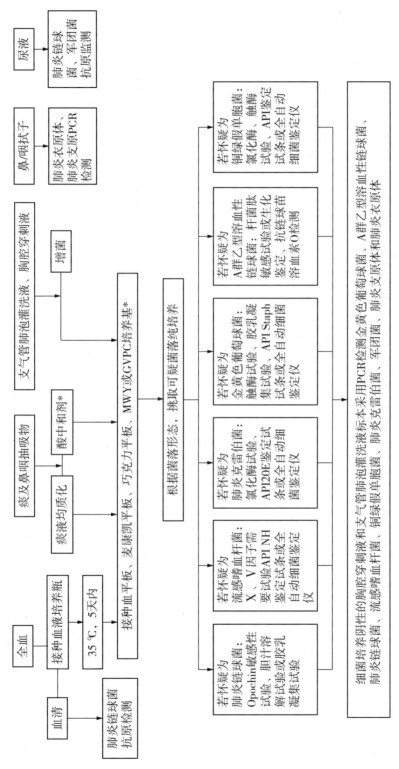

图2-1-1 发热呼吸道症候群监测项目细菌鉴定总流程

注：*酸中和剂及MWY或GVPC培养基仅用于疑似军团菌感染病例的分离培养。

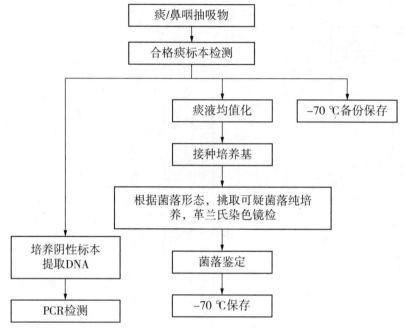

图 2-1-2　发热呼吸道症候群痰及鼻咽抽吸物标本细菌检测流程

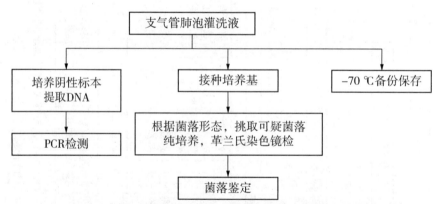

图 2-1-3　发热呼吸道症候群支气管肺泡灌洗液标本细菌检测流程

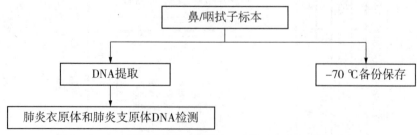

图 2-1-4　发热呼吸道症候群鼻/咽拭子标本细菌检测流程

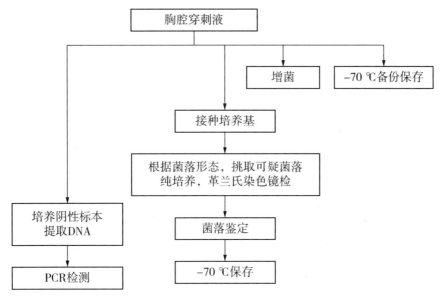

图2-1-5 发热呼吸道症候群胸腔穿刺液标本细菌检测流程

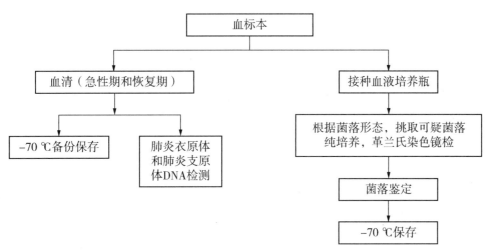

图2-1-6 发热呼吸道症候群血标本细菌检测流程

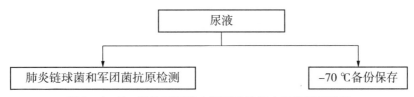

图2-1-7 发热呼吸道症候群尿液标本细菌检测流程

(二) 阴性标本的检测策略

1. 发热呼吸道症候群目标细菌的检测

所有培养阴性标本均应采用 PCR 检测肺炎链球菌、金黄色葡萄球菌、肺炎克雷伯菌、铜绿假单胞菌、A 群乙型溶血性链球菌、流感嗜血杆菌、军团菌、肺炎支原体和肺炎衣原体。对其中的痰和鼻咽抽吸物、支气管肺泡灌洗液、胸腔穿刺液标本,应提取核酸进行 PCR 检测,培养阴性的全血标本则应取从同一病例同时采集获得的血清提取核酸,进行 PCR 检测。

2. 发热呼吸道症候群目标病毒的检测

细菌检测阴性的标本应采用 PCR 或者其他方法检测呼吸道症候群的各目标病毒,包括流感病毒、呼吸道合胞病毒、腺病毒、副流感病毒、偏肺病毒、冠状病毒、博卡病毒和鼻病毒。

3. 阴性标本的扩大病原检测

负责阴性标本扩大检测的监测实验室,可根据各自的任务要求,选取上述检测阴性的部分标本开展扩大检测,自由选择并进行如结核分枝杆菌、卡他莫拉汉菌、鲍曼不动杆菌等的核酸检测等。

二、标本的采集与处理

(一) 采样原则

发热呼吸道症候群细菌检测涉及的标本包括:呼吸道标本(痰和鼻咽抽吸物、鼻/咽拭子)、支气管肺泡灌洗液、胸腔穿刺液、全血和尿液。符合发热呼吸道症候群病例定义的患者必须采集血液、痰液和/或鼻咽抽吸物标本,疑为军团菌和肺炎链球菌感染患者还应采集尿液,疑为肺炎支原体和衣原体感染的患者还应采集鼻咽拭子。胸腔穿刺液和支气管肺泡灌洗液不列为必须采集项,而属于尽量采集的标本。

采样时应遵循以下原则:

(1) 收治患者并确认符合本课题病例定义后尽早采集(尽量在采取治疗措施之前)。

(2) 标本采集时应严格无菌操作,避免机体正常菌群或其他杂菌污染。

(3) 标本采集后应尽快送检。床旁立即接种可提高病原菌检出率。

(4) 送检标本应贴条形码,并附送检单,送检单上应注明姓名、编号、标本来源、检验目的和标本采集具体时间。

(5) 采样的同时应填写"呼吸道症候群病例信息调查表"(表 1-3-1)。

(6) 严格按照生物安全规范操作。

(二) 采集方案

1. 痰标本的采集

(1) 自然咳痰法。晨痰最佳,患者清晨起床后,用清水或冷开水反复漱口,用力深咳,直接吐入无菌采集容器中,标本量应≥1 mL,立即送检。

(2) 诱导咳痰法。对于痰量少、无痰或咳痰困难者可雾化吸入，使痰液易于排出。于超声雾化器雾化杯中加入 4% 的 NaCl 溶液 40 mL，吸入高渗盐溶液 15～25 min，嘱患者漱口，用力咳出深部痰，收集入无菌采集容器中送检。

(3) 支气管镜采集法。按常规支气管镜检的方法（见参考文献或参考内科学、诊断学教材）进行，在有痰和病变部位用导管吸引直接取得标本，置于无菌采集容器中。

(4) 小儿取痰法。用弯压舌板向后压舌，将拭子伸入咽部，小儿经压舌刺激咳嗽时，可喷出肺部或气管分泌物，将粘在拭子上的分泌物置于无菌采集容器中。幼儿还可用手指轻叩胸骨柄上方，以诱发咳痰。

以上痰标本应进行合格痰液的判定：采用痰涂片观察法，选取 5 个低倍镜视野，计白细胞（WBC）数和鳞状上皮细胞（SC）平均数，鳞状上皮细胞 <10 个/低倍视野、白细胞 >25 个/低倍视野，或二者比例 <12.5 的痰标本为合格标本。凡不符合上述合格标准的痰标本应重新采集。

2. 鼻咽抽吸物标本的采集

鼻咽抽吸物通过商品化的黏液抽吸器 [如 Pennine 6 型黏液抽吸器（Pennine Healthcare，Derby，UK）] 从双侧鼻孔中抽吸获得，导管在鼻尖到外耳道中间的位置连接，不停地转动导管，采用负压 100 mmHg 持续 15 s 的间歇性抽吸后慢慢退出。另一鼻孔重复上述操作。粘在导管腔内的分泌物用无菌采集容器收集，另一管通过 1 mL VTM（virus transport medium）冲洗转移到黏液收集管中。

3. 支气管肺泡灌洗液标本的采集

由临床医生按相应操作规程采集标本，置入无菌采集容器中，标本量应 ≥5 mL，立即送检，但必须注意，采集标本时尽可能避免咽喉部正常菌群的污染。

支气管肺泡灌洗液标本采集的操作规程如下：于局部麻醉后将纤维支气管镜插入右肺中叶或左肺舌段的支气管，将其顶端切入支气管分支开口，经气管活检孔缓缓注入 37 ℃ 灭菌生理盐水，每次 30～50 mL，总量 100～250 mL，不应超过 300 mL。每次注液后以 -13.3～19.95 kPa 负压吸出，要防止负压过大、过猛。分别收集于用硅油处理过的容器中，容器周围宜用冰块包围，并及时送检。记录回收液量，至少应回收 30%～40% 以上方能进行分析。分别注入的液体每次回收后混合在一起进行试验。第一份回收的标本往往混有支气管内成分，为防止其干扰，也可将第一份标本与其他标本分开检查。

合适的支气管肺泡灌洗液标本的要求：①达到规定的回收比例；②不混有血液，红细胞数小于 10%；③不混有多量的上皮细胞（一般应小于 3%）。

4. 胸腔穿刺标本的采集

由临床医师进行常规穿刺术抽取。抽取 5～10 mL 穿刺液置于无菌采集容器中，立即送检或置于 4 ℃ 保存。

5. 鼻/咽拭子标本的采集

(1) 鼻拭子标本的采集。患者坐下，头后倾。从无菌包装中取出拭子，轻柔地以平行于上腭的方向插入鼻孔，在鼻腔内侧黏膜上转动 3～5 次。将拭子旋转着慢慢退出鼻孔。双侧鼻孔用同一根拭子进行采集。将拭子头插入病毒传送管中送检。

（2）咽拭子标本的采集。患者坐下，头后倾，张大嘴，由检查者用压舌板固定舌头。拭子越过舌根到咽后壁及扁桃体隐窝、侧壁等处，反复擦拭 3～5 次，收集黏膜细胞，避免触及舌、口腔黏膜和唾液。将拭子头插入病毒传送管中送检。

病毒传送管可采用商品化或自制系统。商品化系统如 BD Universal Viral Culturette™ Transport System。自制系统建议如下：pH 7.4～7.6 的 Hank's 液或 Earle's 平衡盐溶液，并加入 5% 牛血清白蛋白，万古霉素 100 μg/mL，阿米卡星 30 μg/mL 和制霉菌素 40 μ/mL。

6. 血液标本的采集

通常采血部位为肘静脉。将止血带扎在静脉取血部位的上方，采血部位的局部皮肤用消毒液由采血部位向外周严格消毒，消毒后不可接触采血部位，待消毒液挥发后，进行取血操作。采用商品化的一次性注射器或真空采血管（如 BD 公司 Vacutainer® 真空采血管）采血。取下止血带，用无菌棉压迫止血。用过的采血针不要回盖针帽，直接将其弃入锐器废物盒内。成人采血量每次至少采血 8 mL，其中 5 mL 注入准备好的血培养瓶（见注 1）；剩余 3 mL 注入真空采血管（制备血清用，见注 2）。儿童（3 岁以上）至少每次采血 5 mL，其中 3 mL 注入准备好的血培养瓶（见注 1），剩余 2 mL 注入真空采血管（见注 2）。分别贴上所规定的标签，包括患者编号。

注 1：用 75% 酒精消毒血培养瓶橡皮塞子，酒精作用 60 s，在血液注入血培养瓶之前，用无菌纱布或棉签清除橡皮塞子表面剩余的酒精，然后注入血液。抽取血液后，不要换针头，直接注入血培养瓶中，轻轻颠倒混匀，以防血液凝固。

注 2：采集的全血注入真空采血管中，不加抗凝剂。待血液凝固后，离心后吸取血清，放置到 -20 ℃ 冰箱中冷冻保存。

7. 尿液标本的采集

尿液标本的采集需要佩戴一次性无菌手套。标本分装及检测需在生物安全二级实验室中进行。取 10～15 mL 尿标本于无菌容器中立即送检。不能立即送检者，可暂存于 4 ℃ 冰箱，但最好于 6 h 内检测，最长不得超过 24 h。未能 24 h 内送至实验室的，应置 -20 ℃ 或以下保存。送检期间要予以安全防护，放标本的容器必须防漏，禁止将渗漏的标本送往实验室。运送箱要求具有保温性能，内置冰排，保证运送过程中标本处于冻存或 4 ℃ 状态。采集 10～15 mL 尿液标本，可选择下列方法中任意一种。

（1）清洁中段尿。不中止排尿，在排去数毫升尿液后用无菌宽口容器收集第二段尿，即为所需中段尿。

（2）耻骨上膀胱穿刺。用无菌注射器直接从耻骨上经皮穿入膀胱吸取尿液。

（3）直接导尿。按常规方法对会阴部进行清洗消毒后，用导尿管直接经尿道插入膀胱，获取膀胱尿液。

（4）小儿收集包。对于无控制能力的小儿可用收集包收集尿液。

（5）留置导尿管收集尿液。采样时应松管弃去前端尿液，左手戴无菌手套固定导尿管后，按中、左、右、中的顺序，严格消毒尿道口处的导尿管壁。用无菌注射器针头斜穿管壁抽吸尿液；不可打开导尿管和引流管连接处收集标本。

尿标本采集过程中的注意事项：①需用无菌容器采集尿液，且不可添加防腐剂；②

留置导尿管尿液标本采集应严格遵循无菌操作，避免污染；③不可从集尿袋下端管口留取标本。

（三）标本的处理与保存

标本的处理和分装需在生物安全二级（BSL-2）实验室的生物安全柜中进行。

1. 痰与鼻咽抽吸物

稀痰直接进行标本的染色镜检，浓痰用痰消化液消化后进行标本的染色镜检，确认痰标本或鼻咽抽吸物标本的合格与否。

合格痰液的判定：采用痰涂片观察法，随机选取1个低倍镜视野，计白细胞（WBC）数和鳞状上皮细胞（SC）数，鳞状上皮细胞<10个/低倍视野、白细胞>25个/低倍视野，或二者比例<12.5的痰标本为合格标本。凡不符合上述合格标准的痰标本应重新采集。

判定合格后将痰标本或鼻咽抽吸物标本分为3份，1份放-20℃保存用于PCR检测，1份保存于-20℃备用，1份用于细菌培养。

2. 胸腔穿刺液

采集得到的胸腔穿刺液应首先分成4份进行处理。其中，第1份提取核酸进行PCR检测，所需胸腔穿刺液应不少于500 μL；第2份应与第1份等量，并在分装后作为留样即刻置于-70℃储存；第3份应直接以三区划线法接种培养；第4份按1:3接种到肉汤培养基37℃增菌培养，每天观察培养基是否有浑浊。若无浑浊，继续培养，培养时间应不少于1周；若培养基发生浑浊，取少量标本，以三区划线法接种培养。

3. 支气管肺泡灌洗液

取得的支气管肺泡灌洗液标本应分为3份。其中，第1份提取核酸进行PCR检测，所需支气管肺泡灌洗液应不少于500 μL；第2份应与第1份等量，并在分装后作为留样即刻置于-70℃储存；第3份支气管肺泡灌洗液应首先3 000 r/min离心15 min，弃上清液，振荡后悬浮沉淀，取10 μL用于接种培养。

4. 血标本

（1）全血。全血在采样时即已接种入血培养瓶，用70%乙醇擦拭血液培养瓶，分别包装后立即送往实验室。如果不能及时送检，置于室温环境（15～30℃），勿放冰箱。接种后的血培养瓶在运送中应放置在运输箱中，箱内温度维持在15～30℃范围内，建议使用恒温保温箱。如无恒温保温箱，外界温度超过30℃，应在箱内放置冰袋，温度过低应放置热水袋，但冰袋或热水袋不能直接接触培养瓶。

标本接收单位在接到标本后，首先应检查血培养物状态及运输温度记录，确认温度记录无误，血培养物状态良好后及时进行培养。如果记录显示有箱内温度高于30℃或低于15℃超过30 min，或有超过35℃的情况出现，该标本应当予拒收，同时通知临床工作人员重新进行血培养。

（2）血清。置于真空采血管的血液标本采集后4℃暂存，并尽快（24 h内）送达实验室。待血块完全凝固后（放置时间过长会造成溶血，避免留置过夜），3 000 r/min离心5 min，用无菌吸管小心取上清液，注意避免吸取血细胞，如果可能的话，不要吸完所有的血清。吸出的血清分为2份，1份用于肺炎支原体和肺炎衣原体抗体检测，1

份作为留样置于 -70 ℃储存。分装的血清标本于短期内进行检测的置 -20 ℃保存，长期保存的应置于 -70 ℃。

5. 尿液

10 mL 尿液标本分为 2 份，每份 5 mL，一份用于军团菌、肺炎链球菌抗原的检测，另一份置 -20 ℃ 保存。

三、检测方法

本节阐述发热呼吸道症候群细菌学鉴定的主要方法和操作规程，适用于从全血、痰和鼻咽抽吸物、支气管肺泡灌洗液、胸腔穿刺液、鼻/咽拭子及尿液标本中检测肺炎链球菌、金黄色葡萄球菌、肺炎克雷伯菌、铜绿假单胞菌、A 组乙型溶血性链球菌、流感嗜血杆菌、嗜肺军团菌、肺炎支原体和肺炎衣原体的相关操作。检测过程中涉及临床标本和活菌株的相关操作应在生物安全二级（BSL-2）实验室的生物安全柜中进行。

（一）细菌分离培养与鉴定

除尿液标本和鼻/咽拭子标本外，其余相关标本经预处理后，接种至血琼脂培养基、巧克力琼脂培养基、麦康凯琼脂培养基，对于分离到的细菌应根据其菌落形态、革兰氏染色进行初步鉴定，并进行生化鉴定（包括使用全自动细菌鉴定仪）。培养鉴定的重点是金黄色葡萄球菌、肺炎链球菌、流感嗜血杆菌、肺炎克雷伯菌、铜绿假单胞菌、A 组乙型溶血性链球菌。

1. 细菌培养标准操作规程

（1）痰和鼻咽抽吸物标本培养标准操作规程。

1）试剂、材料。

麦康凯琼脂：用于肺炎克雷伯菌的培养。

血琼脂（5% 羊血）：用于细菌分离培养、肺炎链球菌 Optochin 敏感试验及肺炎链球菌纯培养。

巧克力琼脂：用于高营养需求菌的培养，如肺炎链球菌、流感嗜血杆菌、脑膜炎奈瑟氏菌。巧克力琼脂斜面用于以上 3 种菌的转运和短期保存。

脑心浸液琼脂、胰蛋白大豆琼脂、胰蛋白大豆肉汤：用于流感嗜血杆菌 X 和 V 因子需求试验。

兔血脑心浸液琼脂：用于确定嗜血杆菌溶血类型。

所用试剂、材料和仪器设备参见"（一）细菌分离培养与鉴定"中所列举的试剂、材料与仪器。

2）操作步骤。

（A）用于培养的 1 份痰标本加 5 mL 生理盐水稀释，再加入 5 mL 浓度为 1%、pH 7.6 的胰蛋白酶溶液，消化 90 min 后接种；或使用商品化试剂盒处理，如将痰液或鼻咽抽吸物标本加等量 SPUTASAL 试剂（OXOID 公司），处理后再接种。

（B）用接种环将标本在平板上按规定划线，要求作三区划线接种标本，进行培养。三区划线方法：首先用棉签蘸取经 Sputosol 试剂溶解的标本，随后将其涂布在平板第一区，并作数次（4～6次）划线，再在二、三区依次用接种环划线。每划一个区域，应将接种环烧灼一次，待冷却后再划下一区域；每一区的划线要与上一区划线交叉接触3～4次，以便使后一区的细菌量少于前一区。半定量培养的临床意义见表2-1-1。

表2-1-1 标本细菌培养半定量结果判定标准及临床意义

级别	划线区菌落数目			相当菌落数/CFU·mL^{-1}	临床意义
	第一区	第二区	第三区		
1+（极少量）	<10			≤10^4	多为污染菌
2+（少量）	>10	<5		10^5	污染可能大，建议重复培养（重复培养结果为+：污染；++：难定；+++：感染菌）
3+（中量）	>10	>5	<5	10^6	感染可能大，建议重复培养（重复培养结果为++或+++：感染菌）
4+（多量）	>10	>5	>5	≥10^7	多为感染病原菌

（C）三区划线法接种到血琼脂培养基、麦康凯琼脂培养基、巧克力琼脂培养基后，血琼脂培养基、巧克力琼脂培养基置5%CO_2、35℃潮湿环境培养，麦康凯置普通环境35℃，培养24～48 h。

（2）胸腔穿刺液及支气管肺泡灌洗液的培养标准操作规程。

1）试剂、材料与仪器。所需培养基和仪器设备与痰和鼻咽抽吸物标本培养相同，参见"（一）细菌分离培养与鉴定"中所列举的试剂、材料与仪器。

2）操作步骤。

（A）胸腔穿刺液。胸腔穿刺液应分成4份。其中，第3份与第4份用于细菌培养。第3份应直接以三区划线法接种到血琼脂培养基、麦康凯琼脂培养基、巧克力琼脂培养基，置于5%～10%CO_2中，35℃培养18～24 h。第4份按1:3接种到肉汤培养基37℃增菌培养，每天观察培养基是否出现浑浊。若无浑浊，则继续培养，培养时间应不少于1周；若培养基发生浑浊，取少量浑浊培养基以三区划线法接种到血琼脂培养基、麦康凯琼脂培养基、巧克力琼脂培养基，置于5%～10%CO_2中，35℃培养18～24 h。

（B）支气管肺泡灌洗液。支气管肺泡灌洗液应分为3份。其中，第3份用于细菌培养。第3份支气管肺泡灌洗液应首先3 000 r/min离心15 min，弃上清液，振荡后悬浮沉淀，取10 μL密涂于血琼脂培养基、麦康凯琼脂培养基、巧克力琼脂培养基，置于5%～10%CO_2中，35℃培养18～24 h。

（3）全血培养标准操作规程。

1）试剂、材料与仪器。所需培养基与痰和鼻咽抽吸物标本培养相同，参见"（一）细菌分离培养与鉴定"中所列举的试剂、材料与仪器。

2）操作步骤。

（A）培养前的检查与处理。在培养之前，应检查血培养瓶是否在运输过程中受损，液体的量是否过多或过少,以及是否已变黄。受损的血培养瓶不能进入培养。已经变黄的培养瓶说明有细菌快速增殖,应该立即进行染色涂片和分离培养。应该与标准接种的血培养瓶比较,看接种液体的量是否过多或过少。液体的量过多或过少的瓶子仍要进行培养,但要将该问题和结果一同反馈至临床医生。

(B) 接种后的血培养物进行培养。全血在采样时即已接种入血培养瓶。将接种过的血培养瓶放入血培养仪或培养箱中 35 ℃ 进行培养,全自动培养仪 5 天内报警即进行细菌接种和鉴定,5 天后仍未报警则视培养结果为阴性;手工培养则再接种,5 天内每天观察培养情况,如培养液出现混浊,则接种培养液并进行鉴定。

(C) 阳性血培养物进行染色及分离培养。

(a) 为每一个阳性血培养瓶准备 3 种培养基及 1 块干净玻片,并标记好患者的姓名、医院编号、日期。玻片用于革兰氏染色,3 种培养基分别为:1 个血琼脂培养基、1 个巧克力琼脂培养基、1 个麦康凯琼脂培养基。

(b) 将阳性血培养瓶放入生物安全柜中操作,以避免气溶胶中存在潜在传染性物质。

(c) 用 70% 乙醇擦拭手套,然后用 70% 乙醇仔细消毒每一个培养瓶瓶口。

(d) 用一个无菌的注射器和针头从阳性培养瓶中取出 0.5 mL 培养物。

(e) 在 3 种固体培养基上分别接种 100 μL 培养物,用灭过菌的接种环划线分离。

(f) 将 1 滴培养物滴在干净的玻片上,在生物安全柜内自然干燥。

(g) 将接种好的平板倒置,35 ℃ 培养 24 h(或直到长出菌落为止),血琼脂培养基、巧克力琼脂培养基和麦康凯琼脂培养基置于 5% CO_2 环境下培养。

(h) 原始的血培养瓶保存于室温,直到分离培养得到细菌并通过革兰氏染色证实。血培养瓶至少应保留 1 周。如果无法从阳性血培养瓶中分离到微生物,还应用 Binax NOW 试纸条检测肺炎链球菌抗原。

2. 菌落形态观察

发热呼吸道症候群各细菌在不同培养基上生长特性、革兰氏染色和确认试验见表 2-1-2。

表 2-1-2 发热呼吸道症候群细菌的生长特性、革兰氏染色和确认试验

培养基名称			革兰氏染色	鉴定	确认试验
血琼脂	巧克力琼脂	麦康凯琼脂			
生长,α-溶血	生长	不生长	G^+ 双球菌或球菌	肺炎链球菌	Optochin 敏感性或胆汁溶菌试验
不生长	生长,灰色/无色,半透明	不生长	G^- 杆菌或球杆菌	流感嗜血杆菌	X 和 V 因子需求和血清凝集试验及生化鉴定

续表 2-1-2

培养基名称			革兰氏染色	鉴定	确认试验
血琼脂	巧克力琼脂	麦康凯琼脂			
生长，金黄色，β-溶血	生长，金黄色	不生长	G⁺球菌，葡萄状	金黄色葡萄球菌	触酶试验，凝固酶试验及生化鉴定
生长，大而黏液样菌落，鼻涕样菌苔	生长	生长，粉红色黏液样菌落，鼻涕样菌苔	G⁻杆菌	肺炎克雷伯菌	氧化酶试验，肠杆菌科及生化鉴定
生长，呈黄绿灰色，有金属光泽	生长，呈黄绿灰色，有金属光泽	生长，不发酵乳糖	G⁻杆菌	铜绿假单胞菌	产色素，42℃生长，API20NE 及生化鉴定
生长，β-溶血，灰白色、表面光滑	生长，灰白色，表面光滑	不生长	G⁺球菌，链状	A 群乙型溶血性链球菌	杆菌肽敏感试验及生化鉴定

3. 革兰氏染色标准操作规程

对于分离到的细菌，应根据菌落形态，挑选可疑菌落做革兰氏染色，做出初步判断。革兰氏染色法主要利用革兰氏染色阳性细菌与革兰氏染色阴性细菌的细胞壁对结晶紫-碘复合物的渗透性不同，而形成染色阳性或染色阴性反应。

（1）主要溶液。

1）结晶紫液（赫克尔 Hucker 氏配方）：甲液：结晶紫 2.0 g 溶于乙醇（95%）20 mL，乙液：草酸铵 0.8 g 溶于蒸馏水 80 mL，甲、乙液混合，静置过夜。使用前用粗滤纸过滤。

2）碘液（避光保存）：将 1 g 碘（晶体）和 2 g 碘化钾溶于 300 mL 中。将干燥化学药品加少量蒸馏水在研钵中研磨，有助于制备该液体。

3）脱色液：95% 的乙醇。

4）复染液：原液配制方法为将 2.5 g 番红溶于 100 mL 95% 乙醇中。工作液配制方法为将 10 mL 原液用 90 mL 蒸馏水进行稀释。

（2）操作步骤。

1）涂片。① 在无油迹的干净载玻片上用蜡笔划好格，片端注明日期、片号。② 在载片上的每个格内滴一小滴无菌水或蒸馏水，用接种环挑取少许菌苔，于水滴边缘轻轻涂几下，也可直接取阳性血培养物涂片。③ 自然风干或微热促其快干，干后快速在火焰上通过 3 次，以固定涂片。另外，也可用甲醇（95%～100%）固定。

2）染色步骤。① 滴加结晶紫液，覆盖约 1 min。② 轻轻用水冲净结晶紫液，滴加碘液并覆盖约 1 min。③ 轻轻用水冲去碘液，滴加 95% 乙醇脱色约 30 s。④ 轻轻用水冲去酒精，用复染液复染约 30 s，或用稀释石炭酸复红液复染 30 s。用水洗净并用滤纸吸干。

（3）观察结果：用显微镜油镜直接在载玻片上检查，观察微生物形态及颜色，并填写表2-1-3。

表2-1-3 革兰氏染色特性记录

颜色	形态	排列
紫色（革兰氏阳性）	球菌	链状
	杆菌	成对
粉色（革兰氏阴性）	球杆菌	成串
		无

如果镜检微生物发现其特征不符合上面表格，请描述其特征。

4. 细菌的鉴定

（1）生化鉴定。对于分离到的细菌，应根据其菌落形态、革兰氏染色初步鉴定，并进行生化鉴定（可使用全自动细菌鉴定仪）。各细菌的确认试验见表2-1-1及表2-1-3，具体操作参见本书第二部分第二章至第十二章各病原菌的检测技术。各实验中可能涉及的参考菌株及相应生化反应如表2-1-4所示。

表2-1-4 发热呼吸道症候群细菌学检测参考菌株及相应生化反应

质控菌株	试验	结果
肺炎链球菌 （ATCC 49619）	血琼脂生长 Optochin 敏感试验 胆汁溶菌试验	生长（α-溶血） Optochin 敏感 胆汁溶菌
化脓性链球菌 （ATCC 700294）	血琼脂生长 触酶试验	生长（β-溶血） 触酶阴性
草绿色 链球菌	Optochin 敏感试验 胆汁溶菌试验	Optochin 抵抗 胆汁不溶
金黄色葡萄球菌 （ATCC 25923）	血琼脂生长 凝固酶试验 触酶试验	生长（β-溶血） 凝固酶阳性 触酶阳性
表皮葡萄球菌	凝固酶试验	凝固酶阴性
流感嗜血杆菌 （ATCC 49247）	巧克力琼脂生长 X 和 V 因子需求	生长 需要 X 和 V 因子

续表 2-1-4

质控菌株	试验	结果
大肠埃希菌 （ATCC 25922）	MacConkey 琼脂生长 血琼脂生长 三糖铁 氧化酶试验 尿素酶试验 吲哚试验 柠檬酸盐利用试验	生长（粉色菌落） 生长（无溶血） 底层变酸/斜面变酸/产气/H_2S- 氧化酶试验阴性 尿素酶试验阴性 吲哚试验阳性 柠檬酸盐利用阴性 底层变酸/斜面产碱/H_2S-
铜绿假单胞菌 （ATCC 27853）	氧化酶试验 吲哚试验	氧化酶试验阳性 吲哚试验阴性
鼠伤寒沙门氏菌 （ATCC 14028）	MacConkey 琼脂生长 柠檬酸盐利用试验 三糖铁	生长（无色菌落） 柠檬酸盐利用试验阳性 底层变酸/斜面产碱/产气/H_2S-
肺炎克雷伯菌 （ATCC 35657）	尿素酶试验	尿素酶试验阳性

采用 VITEK 全自动细菌生化鉴定仪鉴定的操作步骤如下。

1）配制菌悬液。选取经纯培养 18～24 h 后的待测菌落 2～3 个，置于装有 3.0 mL 0.45% 生理盐水的试管中进行稀释，用标准比浊计测菌液浓度并调整其浓度（如浊度高加生理盐水，浊度低加菌落），最后的菌液浓度必须达到 0.5 麦氏浊度。将试管放到载卡架上。

2）选择鉴定卡片。根据各细菌的初步鉴定结果，选择相应的细菌鉴定卡，从冰箱中取出细菌鉴定卡，室温放置约 30 min，待其温度与室温平衡后备用。

3）卡片充样。将鉴定卡片放在载卡架上，使其输样管浸入装有待测菌液的标准管中，将载卡架缓慢推入填充仓中，点击"FILL"，仪器自动填充鉴定卡片。

4）读卡并孵育。鉴定卡片填充完毕后将载卡架从填充仓中取出，缓慢推入测试仓中，仪器对鉴定卡片自动读卡并将输样管与鉴定卡切断，使鉴定卡留在仪器孵育箱培养观察。

5）经过一定时间（平均 6～8 h）孵育检测后，仪器自动报告鉴定结果。

（2）菌株病原学特征鉴定。

1）血清分型。菌株的血清学分型为可选项，由各监测实验室根据各自的需要选择实施，具体操作参见本书第二部分第二章至第十二章各病原菌的检测技术。

2）菌株毒力基因鉴定。菌株毒力基因的鉴定为可选项，由各监测实验室根据各自的需要选择实施，具体操作参见本书第二部分第二章至第十二章各病原菌的检测技术。

5. 菌种的保存

对于所有分离到的菌株，无论是否得到明确的鉴定结果，都应有完整的菌株背景资料，并保存在菌种保存管中，至少一式三份，分别为自留保存、上送本课题总菌种库、留作质控抽查备用。根据保存时间长短的需要，可选用半固体保存，或30%甘油-肉汤保存。保存方法如下。

（1）半固体保存。对分离到的所有菌株和可疑菌株，均应随即用接种针穿刺接种到半固体菌种保存管（保存2支），认真填写菌种管编码标签，置36℃培养过夜后，取出放入4℃冰箱保存（可保存3～6个月）。

（2）30%甘油-肉汤保存。将培养物悬浮于含20%～30%的中性甘油的肉汤中，然后-70℃冻存（保存3支）。若无-70℃冰箱，也可用-20℃冰箱保存，但菌种存活时间要短些。

（二）细菌核酸的检测

细菌核酸的检测适用于培养阴性的痰/鼻咽抽吸物、血标本、胸腔穿刺液标本和支气管肺泡灌洗液标本。鼻/咽拭子标本不经培养，直接用于核酸提取和普通PCR检测肺炎支原体和肺炎衣原体。培养阴性的痰/鼻咽抽吸物、胸腔穿刺液标本和支气管肺泡灌洗液提取核酸；培养阴性的血标本从同一病例同时采集获得的血清提取核酸，进行PCR检测金黄色葡萄球菌、肺炎链球菌、流感嗜血杆菌、肺炎克雷伯菌、铜绿假单胞菌、A组乙型溶血性链球菌、嗜肺军团菌、肺炎支原体和肺炎衣原体。核酸的检测应在生物安全二级实验室进行操作。

1. 核酸的提取

本方法适用于监测项目中痰/鼻咽抽吸物、鼻/咽拭子、血清、支气管肺泡灌洗液标本和胸腔穿刺液标本的核酸提取、分装和保存。

（1）前期准备工作。

安全防护要求：在核酸提取室进行提取，最好穿着一次性工作服，否则应穿本室专用工作服，换鞋或穿鞋套，佩戴一次性口罩和无粉乳胶手套。

可选择以下方法之一提取细菌核酸。

1）自动化核酸提取：包括Roche、Qiagen、bioMerieux、Applied BioSystem等公司的大型自动化核酸提取设备及配套试剂和方法。操作方法按仪器所附说明书进行。

2）商品化的核酸提取试剂盒。

3）公认的传统方法如Trizol核酸提取方法等，操作程序可参照《分子克隆实验室操作指南》。

（2）核酸提取程序。以下以Qiagen公司QIAamp DNA Mini Kit（Cat No. 51306）的DNA提取试剂盒为例，说明核酸提取程序。

1）实验试剂、耗材与仪器。

见"（二）细菌核酸的检测"中所列举的材料与设备。

2）操作步骤。

(A) 标本处理。

(a) 支气管肺泡灌洗液标本处理。将用于核酸提取的支气管肺泡灌洗液标本移入 1.5 mL EP 管中，15 000 r/min 离心 5 min。用移液器移弃大部分上清液，留取约 200 μL 包括管底沉淀物的洗涤液备用。

(b) 胸腔穿刺液标本的处理。对用于核酸提取的胸腔穿刺液标本应 15 000 r/min 离心 5 min，取沉淀物提取核酸。

(c) 痰/鼻咽抽吸物标本的处理。向鼻咽抽吸物内加入约标本量 2 倍体积的蛋白酶 K 消化液，尽可能混匀，52 ℃ 放置 60 min。转移至 1.5 mL EP 管中，15 000 r/min 离心 5 min，取上清液备用。

(d) 鼻/咽拭子标本的处理。在安全柜内打开装有鼻、咽拭子管子的管盖，用灭菌镊子或止血钳夹住拭子柄，搅拌数次并挤出棉拭子上的液体，在挤压过程中动作要轻柔勿剧烈，以防止产生气溶胶和液体溅出。将标本置离心机内 4 ℃，2 000 r/min 离心 20 min，以去除大部分杂质，取上清液备用。

(B) DNA 的提取、分装与保存。用 QIAamp DNA Mini Kit（Cat No. 51306）抽提质粒，按照试剂盒说明书要求，具体实验步骤如下（下文所涉及的 ATL、蛋白酶 K、AL、AW1、AW2、AE 缓冲液试剂，以及离心柱管、离心柱耗材均为试剂盒提供）。

(a) 在生物安全柜内取标本 100～200 μL 加入 1.5 mL EP 管中，充分混匀。若标本不足 200 μL，则用 TE 缓冲液补足至终体积为 200 μL。

(b) 每管分别加入 180 μL ATL 及 20 μL 蛋白酶 K（试剂盒中已配备）充分混匀振荡 15 s。56 ℃ 孵育 30 min。

(c) 如果离心管管壁或管盖有水蒸气凝结成水滴，开盖前应瞬时离心，使水滴沉到管底。

(d) 每管分别加入 200 μL AL，充分混匀振荡 15 s。72 ℃ 孵育 10 min。

(e) 取出离心管，做瞬时离心，加入 200 μL 无水乙醇，漩涡振荡 15 s，混匀液体；

(f) 将离心管瞬时离心（低速 1 000～2 000 r/min）约 5 s，取试剂盒中 2.0 mL 的离心柱管，同时在离心管盖及管侧壁标记标本标号。

(g) 将加入无水乙醇的液体移入 2.0 mL 离心柱中，仔细操作，盖离心管盖时避免液体溅出造成交叉污染。

(h) 2 mL 离心管置 EP 5415D 离心机，6 000 g（约 8 000 r/min，其他离心机视具体情况调节）离心 1 min，若液体量过多应分 2 次移入离心柱并重复此步操作。

(i) 取出离心柱，放置至另一个洁净收集管中，加入 500 μL AW1；EP 5415D 离心机，6 000 g 离心 1 min。

(j) 取出离心柱，放置至另一个洁净收集管中，加入 500 μL AW2；EP 5415D 离心机，6 000 g，离心 1 min。

(k) 取出离心柱，放置至另一个洁净收集管中（注：试剂盒没有配备，需自行准备），不加任何缓冲液和试剂，仅离心柱空柱离心，13 200 r/min 离心 1 min。

(l) 取出离心柱，放置至另一个标记好的 1.5 mL 洁净离心管中，离心柱中加入 100 μL AE 缓冲液，室温放置 5 min，8 000 r/min，离心 1 min，收集 AE 洗脱液。

（m）取出并丢弃离心柱，将 1.5 mL 离心管中的 AE 洗脱液分装成 5 份（20 μL/份），可于 -20 ℃长期保存。

2. 核酸扩增

发热呼吸道症候群的细菌、支原体和衣原体的核酸检测基因和分型见表 2-1-5。

表 2-1-5　发热呼吸道症候群细菌核酸检测基因与分型

病原名称	RT-PCR/PCR 筛查检测扩增基因	检测病原型及亚型
金黄色葡萄球菌	*nuc*	不分型
肺炎支原体	*ATPase operon*	不分型
肺炎衣原体	16 s	不分型
肺炎克雷伯菌	*bla*	不分型
A 群乙型溶血性链球菌	*spe*B	不分型
铜绿假单胞菌	*tox*A	不分型
流感嗜血杆菌	P6、*bex*A	不分型
肺炎链球菌	*lyt*A	不分型
军团菌	16 s	不分型

（1）普通 PCR 方法检测标准操作规程。普通 PCR 用于检测痰/鼻咽抽吸物、鼻/咽拭子、支气管肺泡灌洗液、胸腔穿刺液标本中金黄色葡萄球菌、肺炎支原体、肺炎衣原体、铜绿假单胞菌、A 群乙型溶血性链球菌、流感嗜血杆菌和肺炎克雷伯菌的特异性基因。

1）实验试剂、耗材与仪器。见"（二）细菌核酸的检测"中所列举的材料与设备。

2）操作步骤。

（A）发热呼吸道症候群细菌普通 PCR 检测的特异性引物序列见表 2-1-6。

表 2-1-6　发热呼吸道症候群细菌普通 PCR 检测的引物、片段长度及退火温度

细菌种属	目的基因	引物方向	核苷酸序列（5'→3'）	片段大小/bp	退火温度/℃
金黄色葡萄球菌	*nuc*	上游	GCGATTGATGGTGATACGGTT	278	55
		下游	AGCCAAGCCTTGACGAACTAAAGC		
肺炎支原体	*ATPase operon*	上游	GAAGCTTATGGTACAGGTTGG	144	56
		下游	ATTACCATCCTTGTTGTAAGG		
肺炎衣原体	16 s	上游	TGACAACTGTAGAAATACAGC	465	50
		下游	CGCCTCTCTCCTATAAAT		
肺炎克雷伯菌	*bla*	上游	AAGATCCACTATCGCCAGCAGG		60
		下游	ATTCAGTTCCGTTTCCCAGCGG		

续表 2-1-6

细菌种属	目的基因	引物方向	核苷酸序列 (5'→3')	片段大小 /bp	退火温度/℃
A 群乙型溶血性链球菌	*spe*B	上游	GTCAACATGCAGCTACAGGA	257	55
		下游	AATACCAACATCAGCCATCA		
铜绿假单胞菌	toxA	上游	GACAACGCCCTCAGCATCACCAGC	396	60
		下游	CGCTGGCCCATTCGCTCCAGCGCT		
军团菌	16 s	上游	AAGATTAGCCTGCGTCCGA	654	52
		下游	GTCAACTTATCGCGTTTGCT		

（B）反应体系（20 μL）。

（a）金黄色葡萄球菌、肺炎克雷伯菌、A 群乙型溶血性链球菌、铜绿假单胞菌、肺炎支原体和军团菌的反应体系配制如表 2-1-7 所示。

表 2-1-7 发热呼吸道症候群 6 种细菌普通 PCR 检测的体系配制

成分	体积/μL	终浓度
超纯水	11.2	
10×PCR 缓冲液	2	1×
dNTPs（2.5 mmol/L）	1.6	0.2 mmol/L
上游引物（10×）	2	0.25 μmol/L
下游引物（10×）	2	0.25 μmol/L
Taq DNA 聚合酶（5 U/μL）	0.2	5 U/100 μL
DNA	1	

（b）肺炎衣原体反应体系配制如表 2-1-8 所示。

表 2-1-8 发热呼吸道症候群 6 种细菌普通 PCR 检测的体系配制

成分	体积/μL	终浓度
超纯水	7.2	
10×PCR 缓冲液	2	1×
dNTPs（2.5 mmol/L）	1.6	0.2 mmol/L
上游引物（10×）	2	0.5 μmol/L
下游引物（10×）	2	0.5 μmol/L
Taq DNA 聚合酶（5 U/μL）	0.2	5 U/100 μL
DNA	5	

注：PCR 反应液配制区应与 DNA 加样区有物理隔离。

(C) 扩增条件。

(a) 金黄色葡萄球菌：

94 ℃预变性 2 min；94 ℃ 40 s，55 ℃ 40 s，72 ℃ 50 s，30 个循环；72 ℃ 3 min。

(b) 肺炎支原体：

94 ℃预变性 5 min；94 ℃ 30 s，56 ℃ 30 s，72 ℃ 30 s，30 个循环；72 ℃ 2 min。

(c) 肺炎衣原体：

94 ℃预变性 10 min；94 ℃ 60 s，50 ℃ 60 s，72 ℃ 90 s，40 个循环；72 ℃ 10 min。

(d) 肺炎克雷伯菌：

94 ℃预变性 5 min；94 ℃ 30 s，60 ℃ 30 s，72 ℃ 30 s，30 个循环；72 ℃ 5 min。

(e) A 组乙型溶血性链球菌：

94 ℃预变性 5 min；94 ℃ 30 s，55 ℃ 30 s，72 ℃ 30 s，30 个循环；72 ℃ 5 min。

(f) 铜绿假单胞菌：

94 ℃预变性 5 min；94 ℃ 30 s，60 ℃ 30 s，72 ℃ 30 s，30 个循环；72 ℃ 5 min。

(g) 军团菌：

94 ℃预变性 5 min；94 ℃ 30 s，52 ℃ 30 s，72 ℃ 1 min，30 个循环；72 ℃ 5 min。

(D) 扩增产物的检测。用 1.5％的琼脂糖凝胶电泳 PCR 产物，电压 5 V/cm。在凝胶成像仪中读取片断长度。

(E) 结果分析。

(a) 阴性质控应包含无模板对照、无酶对照以及无引物对照，如果阴性质控出现问题，应对标本中的阳性结果样本进行重复检测。

(b) 如果阳性质控出现问题，对全部样本均应进行重复检测。

(c) 推荐判断标准：如果出现明显的扩增条带且片断长度符合，将样本判断为阳性；如果未出现扩增条带或虽然出现扩增条带但片断长度不符，将样本判断为阴性；如果出现扩增条带但不清晰，应考虑将模板量加倍重新检测一次。如果出现清晰且片断长度符合的条带，将样本判断为阳性，否则为阴性。

3）质量控制。

(A) 灵敏性检测。包括检测 PCR 反应体系的最低检测限度。参加项目的每个实验室在初次应用该方法之前，对 PCR 反应体系的灵敏性均进行检测。每次更换试剂时均进行灵敏性检测。

(B) 阴性对照。包括自临床标本中提取 DNA 时设置的阴性对照和配制 PCR 反应体系时设置的阴性对照。每一次试验都需要设置这两种阴性对照。对于阴性对照出现阳性结果的情况，仔细分析后重新检测。

(C) 阳性对照。由一个实验室统一制备。

（2）实时荧光定量 PCR 方法检测标准操作规程。本方法适用于流感嗜血杆菌和肺炎链球菌的特异性基因 *bex*A（Hi）、*lyt*A（S. p）的 TaqMan 实时荧光定量 PCR 检测。

1）实验试剂、耗材与仪器。见"（二）细菌核酸的检测"中所列举的材料与设备。

2）操作步骤。

(A) 实验准备。

(a) 清洁工作区域。注：PCR 反应液配制区应与 DNA 加样区有物理隔离，实验操作中所使用的水、移液器、枪头、隔离衣及 PCR 反应相关耗材等均应分区域固定放置，不可以交叉使用。

(b) 加入 DNA 前，启动定时荧光定量 PCR 仪，使仪器预热。

(B) PCR 预混液配制和反应。

(a) 引物和探针序列（表 2-1-9）。

表 2-1-9 流感嗜血杆菌和肺炎链球菌定时荧光定量 PCR 检测的引物与探针

目的基因	引物方向和探针	核苷酸序列（5′→3′）	终浓度 nM
bexA	上游	TGCGGTAGTGTTAGAAAATGGTATTATG	900
	下游	GGACAAACATCACAAGCGGTTA	900
	探针	HEX - ACAAAGCGTATCAA "T" ACTACAACGAGACGCAAAAA - SpC6	100
lytA	上游	ACGCAATCTAGCAGATGAAGCA	600
	下游	TCGTGCGTTTTAATTCCAGCT	600
	探针	FAM - TGCCGAAAACGCTTGATACAGGGAG - BHQ1	100

注："T" 为标记 BHQ1。

(b) 配制 20 μL PCR 体系（以 Sratagene 的 2×PCR 反应混合物为例）。每次检测应包括 1 份阳性对照、纯水对照和 4 份 NTC 对照。每个反应管中应含有 18 μL 反应液，再加入 2 μL 的 DNA 样本。

注：因加样过程中，液体可能沾在 EP 管壁上而损失部分，所以在实际需要的基础上多配制 1~2 个 PCR 体系，以保证每个反应管中液体的体积。

每个管中只加入 1 种引物和探针（ctrA 或 bexA）。体系配制见表 2-1-10。

表 2-1-10 流感嗜血杆菌和肺炎链球菌定时荧光定量 PCR 检测的体系配制

成分	体积/μL
2×PCR 反应混合物	10
超纯水	4.7
上游引物（20×）	1
下游引物（20×）	1
探针（20×）	1
参比染料 ROX（1∶500 稀释）	0.3
DNA	2

注：有些商业化生产的 2×PCR 反应混合物中已经含有参比染料 ROX，配制体系时不需要再加 ROX；有些实时荧光定量 PCR 仪不需要用参比染料进行荧光信号校正，此时就不需要加入 ROX。

(c) 固定反应板，在记录纸上标记不同样本位置（非常重要）。

(d) 按照记录纸上的顺序分装预混液，分装过程中应尽量避免产生气泡，注意防止交叉污染，在分装预混液后分别向 2 份 NTC 对照中加入 2 μL 水，盖上盖，全部反应板用贴膜封闭或放入带盖的容器后移入另一个工作区域，加 DNA 模板。

(e) 加入样本 DNA、阴性对照 DNA 和 NTC 后，盖上盖条，最后加入相应阳性对照 DNA。

(f) 将反应板置入仪器相应反应板槽，注意位置及方向应正确，盖上反应盖。

(g) 在电脑软件中设置反应板及反应程序，注意不同的反应探针标记物选择相应的荧光标记及参比荧光。探针标记物分别为：流感嗜血杆菌（HEX），肺炎链球菌（FAM）。

(h) 设置反应条件：50 ℃ 2 min，1 个循环；95 ℃ 10 min 1 个循环；95 ℃ 15 s，60 ℃ 1 min，50 个循环；

注：使用其他品牌的 2×PCR 反应混合物，反应条件可能需要调整。

(1) 确认程序及设定均正确后，运行程序。

(C) 结果分析。

(a) 如果阴性质控出现问题，应对标本中的阳性结果样本进行重复检测。

(b) 如果阳性质控出现问题，对全部样本均应进行重复检测。

(c) 推荐判断标准：不同的病原菌采用不同的判断标准。对于流感嗜血杆菌，$Ct \leq 39$（即流感嗜血杆菌的临界值）为阳性，$Ct = 0$ 者为阴性，$Ct > 39$ 的需要进一步验证；对于肺炎链球菌，$Ct \leq 38$（即肺炎链球菌的临界值）为阳性，$Ct = 0$ 者为阴性，$Ct > 38$ 的需要进一步验证。

(d) 对于 Ct 值超过临界值的情况，将模板稀释 4 倍和用 4 μL 模板代替 2 μL 两种方法重复检测。如果 Ct 值降至临界值以下，该标本判断为阳性，否则为阴性。

3）质量控制。

(A) 试剂的统一。某厂家合成定时荧光定量 PCR 反应所需的引物和探针，选择同一厂家的 2×PCR 反应混合物。

(B) 灵敏性检测。包括检测定时荧光定量 PCR 反应体系的最低检测限度和检测已知样本的 Ct 值。参加项目的每个实验室在初次应用该方法之前，对所有 3 个定时荧光定量 PCR 反应体系的灵敏性均进行检测，相应的 Ct 值在各实验室之间相差不能超过 1。每次更换试剂时均进行灵敏性检测。

(C) 阴性对照。包括自临床标本中提取 DNA 时设置的阴性对照和配制 PCR 反应体系时设置的阴性对照。每一次试验都需要设置这两种阴性对照。对于阴性对照出现阳性结果的情况，仔细分析后重新检测。

(D) 阳性对照。由一个实验室统一制备，通过多次试验检测其扩增 Ct 值后分发至各实验室，后者使用时要求 Ct 值不得偏离该值 1 以上。

(E) 结果判定。采用相同的判定标准对检测结果进行分析，对于难以判断的结果，采用稀释和加倍模板的方法重复检测。

(三) 细菌抗原的检测

发热呼吸道症候群细胞抗原的检测适用于嗜肺军团菌和肺炎链球菌的尿抗原检测。

此外，如果无法从阳性血培养瓶中分离到微生物，应该用 BinaxNOW 试纸条检测肺炎链球菌抗原。尿液标本的采集中需要佩戴一次性无菌手套；标本分装及检测须在生物安全二级实验室进行。涉及主要试剂及耗材见本书书后附表。

1. 操作步骤

本操作步骤适用于 BinaxNOW 公司生产的肺炎链球菌尿抗原检测试剂、嗜肺军团菌尿抗原检测试剂，其他试剂须严格按照使用说明书操作。

（1）检测环境条件。实验应在 15～30 ℃室温中进行。

（2）尿液标本的处理。对于低温保存的尿液标本，检测前应放置室温平衡 30 min。

（3）尿液标本的检测。

1）打开折叠式试剂板。

2）将一专用拭子（试剂盒中提供）完全浸入待测尿标本中，拭子从尿标本中取出时接触管口边缘以除去多余的尿液。

3）将拭子从试剂板右侧版面下孔插入至上孔完全可见。

4）垂直向上孔中滴加 2～3 滴试剂 A（注意不要接触试剂板或拭子）；撕掉试剂板右侧边缘的胶条，合上试剂板，15 min 后通过透明窗口观察结果。

5）同时按上述步骤3）、步骤4）检测阳性对照拭子和阴性对照拭子，不同的是向上孔中滴加 6 滴试剂 A。

（4）结果判定。

1）标记"Control"处应出现粉红色显色带，否则实验结果无效，需重新检测。

2）标记"Sample"处如果出现粉红显色带（深浅均可），结果判定为阳性。

3）标记"Sample"处未出现粉红显色带，结果判定为阴性。

4）按照以上的结果判读标准，阳性对照拭子和阴性对照拭子分别被判定为阳性和阴性，否则需要重新检测。

注：对肺炎链球菌尿抗原检测的判断只适用于 ≧ 15 岁及以上的患者。

2. 支持性文件

支持性文件包括 BinaxNOW 公司生产的肺炎链球菌尿液或脑脊液抗原检测试剂盒说明书、嗜肺军团菌尿抗原检测试剂盒说明书。

3. 免疫学检测

发热呼吸道症候群细菌的免疫学检测包括免疫层析、凝集试验、ELISA 血清学检测及血清学分型等，其中免疫层析试验用于 BinaxNOW 公司生产的免疫层析法检测肺炎链球菌尿液抗原和嗜肺军团菌尿抗原，操作方法同细菌抗原检测。各细菌的血清学检测、凝集试验及血清学分型具体操作方法，见本书第二部分第二章至第十二章各病原菌的检测方法，由各监测实验室根据各自的条件和需要选择实施。

四、注意事项

（一）一般操作注意事项

检测的样本及采样检测过程中使用的用具和其他所有潜在的污染物应视为具有感染

性，一切操作均应在 BSL-2 或以上安全级别实验室内进行。

不同实验步骤需要按照实验室要求在不同的工作区进行操作。

（二）人员要求

人员要经过生物安全考核和实验室考核并取得上岗资质证明。感染性材料的使用需要双人操作。根据操作实验的内容选择恰当的人员防护。

（三）细菌培养的注意事项

（1）血琼脂应该用羊血，不用人血。因为人血中可能存在特异性抗体，可能抑制细菌生长。

（2）用温度计监测记录冰箱、孵箱的温度，保证其温度波动不超过 1 ℃。监视 CO_2 培养箱的 CO_2 流量情况，确保钢瓶内气体充足。

（3）每一批培养基都应用标准菌株进行质控，同时培养基使用前应进行无菌测试。

（4）每一次鉴定都应有标准菌株同时进行试验，用以质控环境、仪器、培养基及试剂质量。如果标准菌株未显示预期结果，本次试验视为失败，应查找原因重新进行试验。具体鉴定方法请参照本附件中提供的各细菌相关鉴定操作规程。

（四）革兰氏染色注意事项

（1）对革兰氏染色方法的操作应有足够培训时间（一般不短于 1 周）。当新的试剂开启时，应先用标准菌株进行质控，结果登记在供给品表格中并放入实验室档案。革兰氏阳性质控菌株：金黄色葡萄球菌（ATCC 25923）；革兰氏阴性质控菌株：大肠埃希菌（ATCC 25922）。如果质控菌株的染色效果不清晰，应由有经验的检验人员将试剂及染色方法重新检查一遍，有必要的话更换新的试剂。如果在质控片染色时发现有深色的颗粒，应该将试剂过滤并重新进行质控。

（2）每次染色都应使用干净的新玻片。

（3）用火焰固定时不可过热，以载玻片不烫手为宜。过热会使染色反应不正确。

（4）镜检时，以分散开的细菌的革兰氏染色反应为准。过于密集的细菌，常常呈假阳性。

（5）对一般容易生长的异养细菌，以检查培养 18~24 h 的菌为宜。革兰氏染色阴性细菌的染色反应稳定，不易受菌龄的影响。革兰氏染色阳性细菌的染色反应，有的受菌龄的影响：较幼的细胞，培养 18~24 h 或更短，呈阳性反应；较老的细胞，培养 24 h 或 48 h 以上的细胞，则部分或全部细胞转变为阴性反应。区分革兰氏染色反应时应注意。

（6）为了吸附抗生素，梅里埃血液培养基内有活性炭微粒，这些微粒可能被误认为是染色很深的革兰氏阳性菌。所以应该用未接种的梅里埃血液培养基作为阴性对照，与阳性血培养物染色片相对比，以更好地进行区分。

（7）保存好染色片（至少 1 周），直到转种的固体培养基上可以看到有菌落生长，以便进一步认证和描述。

（8）所有染液应防止水分蒸发而影响浓度，尤其是卢革氏碘液久存或受光作用后已失去媒染作用。脱色酒精以 95% 浓度为宜，若容器密封不良或涂片上积水太多，可使酒精浓度下降而影响其脱色能力。

（五）核酸扩增的注意事项

（1）各项工作结束后，均应注意对相应操作区域进行清洁处理，可采用含氯消毒剂和75%乙醇擦拭方法。

（2）操作过程中如果有液体溅出或污染手套，应及时用75%乙醇擦拭污染区域或及时更换手套。

（六）细菌抗原检测的注意事项

（1）试剂盒应在有效期内使用，不同批号的试剂组分不要混在一起使用。

（2）检测完毕的样本、试剂条等用具，和其他所有潜在的污染物应当作具有传染性的物质进行消毒处理。

（3）每一批试剂均用阳性对照拭子和阴性对照拭子检测其有效性。

参考文献

［1］KASPER D, et al. Harrison's Principles of Internal Medicine［M］. 18th ed. New Yorks：The McGraw-Hill Companies Inc. , 2012.

［2］HWKER J, NORMAN B, IAIN B, et al. Communicable Disease Control and Health Protection Handbook［M］. 3rd Ed. Hoboken, New Jersey：John Wiley & Sons Ltd. , 2012.

［3］HEYMANN D L. Control of Communicable Diseases Manual［M］. 19th ed. Washington, DC：American Public Health Association, 2008.

［4］中华人民共和国卫生部医政司. 全国临床检验操作规程［M］. 3版. 南京：东南大学出版社，2006.

［5］萨姆布鲁克J、拉塞尔D W，分子克隆实验指南［M］. 黄培堂，译. 3版. 北京：科学出版社，2008.

［6］PERILLA M, AJELLO G, BOPP C, et al. Manual for the laboratory identification and antimicrobial susceptibility testing of bacterial pathogens of public health importance in the developing world. Haemophilus influenzae, Neisseria meningitidis, Streptococcus pneumoniae, Neisseria gonorrhoeae, Salmonella serotype Typhi, Shigella, and Vibrio cholerae［M］. Atlanta, Georgia：United States Centers for Disease Control and Prevention［CDC］. National Center for Infectious Diseases, 2003.

［7］王秀茹. 预防医学微生物学及检验技术［M］. 北京：人民卫生出版社，2002.

［8］张杰. 介入性呼吸内镜技术［M］. 北京：人民卫生出版社，2012.

（黎孟枫　徐霖　曹开源　朱勋　邵祝军　黄曦　陆家海　王鸣）

第二章 肺炎链球菌

第一节 基本特征

肺炎链球菌（*Streptococcus pneumoniae*，*S. pneumoniae*），俗称肺炎球菌（pneumococcus），属于链球菌科链球菌属，1881 年首次由巴斯德（Louis Pasteur）及 G. M. Sternberg 分别在法国及美国从患者痰液中分离得到，可引起人类大叶性肺炎、支气管炎和脑膜炎等。根据肺炎球菌荚膜中的荚膜多糖抗原的不同，目前肺炎链球菌可分为 46 个血清群、90 多个血清型，其中已发现 20 多个型可引起疾病。肺炎链球菌是社区获得性肺炎的主因之一，并且可能是不明原因社区获得性肺炎的重要致病原。

一、病原学特征

（一）基本生物学特性

肺炎链球菌为革兰氏染色阳性、成双或成短链状排列的双球菌，菌体呈矛头状，尖端向外，有毒株菌体外有较厚的荚膜。常寄居于人鼻咽部，可在鼻咽部无症状携带，正常人呼吸道带菌率可达 40%～70%，儿童肺炎链球菌携带率高于成人。

肺炎链球菌的主要抗原包括：①荚膜多糖抗原：存在于肺炎球菌荚膜中，根据该抗原不同可将肺炎链球菌分为不同血清型。②菌体抗原：一是 C 多糖抗原，存在于肺炎球菌的细胞壁中，是具有种特异性的多糖，为各型菌株所共有，可与宿主血清中 C 反应蛋白结合发生沉淀；二是 M 蛋白，具有型特异性，与毒力无关，其抗体无保护作用。

（二）理化特性

对理化因素的抵抗力较弱，56 ℃ 15～30 min 即被杀死。对一般消毒剂和肥皂均敏感。有荚膜的毒株抗干燥力较强，在干痰中可存活 1～2 月。

（三）培养特性

肺炎链球菌兼性厌氧，营养要求高，在含有血液或血清的培养基中才能生长。最适生长温度 37 ℃，最适 pH 为 7.4～7.8，因 5%～10% 肺炎链球菌菌株需要较高浓度的 CO_2，初次培养需要 CO_2 培养箱。在血平板上可形成细小、灰白色、有光泽的扁平菌落，菌落周围有草绿色 α 溶血环。

营养要求及在血平板上菌落特征与甲型链球菌基本相同。兼性厌氧，在含有血液或血清的培养基中方能生长，5%～10% CO_2 可促进其生长，血平板上菌落细小，周围有草绿色 α 溶血环。肺炎链球菌可产自溶酶而使细菌自溶，故培养时间稍久则可使平板培养菌落中央下陷呈肚脐状，肉汤培养液渐变澄清。自溶酶可被胆汁或胆盐等活性物质激活而促进培养物中菌体溶解，故胆汁溶菌试验可用于区分该菌与甲型溶血性链球菌。此外，肺炎链球菌能分解菊糖、对 Optochin 敏感，故菊糖发酵试验和 Optochin 敏感试验也可作为该菌与甲型链球菌的鉴别依据之一。

二、致病性

主要致病物质为荚膜，无荚膜的变异株无毒力。其他致病物质包括肺炎链球菌溶素 O、脂磷壁酸、神经氨酸酶等。肺炎链球菌溶素 O 可溶解人、羊、兔和马的红细胞，还能活化补体经典途径，引起发热、炎症和组织损伤等；脂磷壁酸与该细菌的黏附有关；神经氨酸酶与该细菌的定居和扩散有关。

肺炎链球菌可引起肺炎、脑膜炎、中耳炎、鼻窦炎及菌血症等多种严重疾病。肺炎链球菌是导致社区获得性肺炎的最主要细菌性病原，约占社区获得性肺炎的半数。肺炎链球菌在营养不良、免疫力下降或有其他感染等因素导致呼吸道异常或受损伤时致病，主要引起人类大叶性肺炎，其次为支气管炎。肺炎球菌常见于健康人群的上呼吸道，可无症状携带，通过飞沫传播、直接口接触，或通过被呼吸道排出物污染的物品间接传播。对相应血清型无免疫力的人普遍易感。当呼吸道防御功能被削弱时，肺炎链球菌从呼吸道侵入肺泡，引起一个肺段或整个肺叶感染。典型大叶性肺炎病程一般 1～2 周，临床表现为突发高热（伴有寒战，和/或其他全身症状，如肌痛、关节痛、头痛、不适等）、胸痛、呼吸困难和咳铁锈色痰。实验室检测包括白细胞计数增高、C 反应蛋白升高、血沉加快等。典型的 X 线表现为肺段、叶实变。老年人可能发病缓慢，肺炎症状首先表现为发热、呼吸急促或精神状态改变。婴幼儿一般最先表现为发热、呕吐、惊厥，儿童和老年人一般 X 线表现为支气管肺炎性实变的影像。肺炎链球菌也可侵入机体其他部位，引起继发性胸膜炎、中耳炎、乳突炎、心内膜炎、化脓性脑膜炎及败血症等。近年来由于大量抗生素的使用，典型的大叶性肺炎已较少见到。

肺炎链球菌脑膜炎为成人常见的化脓性脑膜炎，常继发于肺炎、中耳炎、乳突炎、鼻窦炎或颅脑损伤后，一部分病例无原发病灶可寻。曾有报告，肺炎链球菌脑膜炎患者脑脊液含菌量为脑膜炎双球菌脑膜炎患者的 8 倍，且病原体繁殖快，渗出物中含大量纤维蛋白，易造成粘连，治疗时其菌体及代谢产物清除慢，故预后较流脑差，病死率高（抗生素治疗后仍达 35%，显著高于流脑）。此外，肺炎链球菌脑膜炎有复发倾向，且易残留神经系统后遗症。

三、流行病学特征

肺炎链球菌引起的感染在世界范围内分布。常见于发展中国家、社会经济水平低的区域及营养不良人群等。据估计全球范围内，每年由肺炎链球菌引起的脑膜炎 32 500

例，菌血症637 000例，中耳炎1 400万例，肺炎2 000万例。许多研究显示，在肺炎链球菌疾病患者中，通常男性多于女性。肺炎链球菌疾病易在寒冷干燥的季节高发，我国主要见于冬春季。肺炎链球菌可以侵犯所有年龄组的人群而引起疾病，最常见的是引起儿童细菌性感染疾病，主要影响2岁以下的幼儿及65岁以上的老年人。在5岁以上的儿童以及成年人中发病率较低，有慢性病或免疫缺陷的人更为危险。约75%的成人大叶性肺炎及超过半数的死亡病例由1~8型肺炎链球菌引起，其中3型能产生大量荚膜物质，毒力强，病死率高。儿童大叶性肺炎可由6、14、19和23型引起，以第14型最常见。若3岁以下的婴幼儿肺部受到感染，则易扩散而引起支气管肺炎；3岁以上儿童受到感染时，由于机体抵抗力逐渐增强，能使病变局限于一个肺叶或节段，而表现为大叶性肺炎。使用抗菌药物治疗后，住院患者的病死率已从以前的20%~40%下降至现在的5%~10%，但易感人群和伴有其他呼吸道感染（如流感病毒、呼吸道合胞病毒感染）者常继发大叶性肺炎，而导致严重后果，死亡率仍可高达20%~40%。

四、临床实验室检测策略

一般可采集痰、下呼吸道分泌物或灌洗液、脓液、血液、胸水、脑脊液、尿液等标本，可直接涂片染色镜检，或将标本接种至血平板。无菌标本先增菌培养后再在血平板上分离培养，取纯培养菌落进行进一步鉴定。主要检测鉴定方法如下。

1. 涂片染色镜检

涂片染色镜检是临床实验室肺炎链球菌常规和第一步检测方法。将标本直接涂片，革兰氏染色后镜检，若发现较多典型革兰氏染色阳性具有荚膜的双球菌，可做初步诊断，若痰标本中还可见大量多形核白细胞和/或细胞内有吞噬的革兰氏阳性双球菌存在有重要的提示诊断价值。荚膜在革兰氏染色时显示为菌体周围的透明环，也可做荚膜的特殊染色，但荚膜染色在临床实验室很少开展。

2. 分离培养和鉴定

分离培养和鉴定是目前诊断肺炎链球菌感染的金标准，也是临床常规和最广泛采用的微生物学检查方法。从血液、下呼吸道分泌物或灌洗液等无菌标本中分离到肺炎链球菌可确诊。无菌标本须先经血清肉汤增菌后，再在血平板上分离培养，取纯培养物做革兰氏染色和进一步鉴定。在血平板上，肺炎链球菌菌落形态与甲型溶血性链球菌相似，周围有草绿色α溶血环，可通过胆汁溶菌试验、Optochin敏感试验、菊糖发酵试验、荚膜肿胀试验、动物毒力试验等与甲型溶血性链球菌鉴别。荚膜肿胀试验和玻片凝集试验等血清学鉴定法还可用于肺炎链球菌的型别鉴定。其中，荚膜肿胀试验为WHO推荐的肺炎链球菌血清分型方法（分型血清购自丹麦国立血清学研究所），可以涵盖肺炎链球菌所有的血清型，是肺炎链球菌血清学分型的金标准。

3. 核酸检测

针对肺炎链球菌的核酸检测目前在临床常规实验室较少开展。需施行时，可采用普通PCR、实时荧光定量PCR、多重PCR、核酸杂交等核酸检测方法检测标本中肺炎链球菌的特异性核酸进行辅助诊断。该类技术可达到早期快速检测提示的目的，但由于实验室污染极易造成假阳性。此外，也可以采用 PCR 法对肺炎链球菌的自溶酶 lytA 和溶血素 ply 等毒力基因进行检测，毒力基因检测目前主要用于科研。

4. 血清学检测

目前在临床实验室针对肺炎链球菌的血清学检测开展较少。需施行时，可通过玻片凝集、胶乳凝集、免疫层析等免疫学方法检测标本中的肺炎链球菌抗原进行辅助诊断，抗原检测阳性的诊断价值较高。也可采用放射免疫分析、ELISA 等方法检测患者血清中肺炎链球菌抗体作为辅助诊断，但临床上往往较难获得双份血清用以确诊。

5. 全自动细菌生化鉴定仪及生化试条检测

对于疑似肺炎链球菌的菌落，也可利用半自动或全自动微生物生化鉴定仪或者各种商品化鉴定试条进行种属鉴定。

6. 蛋白质指纹检测

每个种群的细菌均具有其特征性的蛋白质组，通过精密检测其蛋白质组指纹谱，并与数据库中的标准蛋白质组指纹谱进行比较，可以实现对未知细菌的快速检测、鉴定、分型和溯源等。可采用质谱仪进行肺炎链球菌的蛋白质组学检测，根据所获得的标签性蛋白指纹用于辅助诊断，已逐步在一些临床实验室开展。

7. 同源性分析和分子分型

目前，可用于细菌同源性分析和分子分型的实验方法主要包括随机扩增多态性 DNA 分析（random amplified polymorphic DNA，RAPD）、限制性片段长度多态性分析（restriction fragment length polymorphism，RFLP）、脉冲场凝胶电泳（Pulsed Field Gel Electrophoresis，PFGE）和多位点序列分型（multilocus sequence typing，MLST）等，其中 PFGE 和 MLST 两种方法被公认为同源性分析的金标准。二者不同之处在于，PFGE 是基于不同菌株之间的基因组 DNA 片段存在酶切位点差异，经酶切后能够通过脉冲场凝胶电泳得以区分；MLST 则是通过 PCR 扩增测序检测不同菌株之间管家基因的碱基序列变异，对每一个菌株赋予不同的基因型，利用系统进化树判断不同菌株之间的亲缘关系。分子分型和同源性分析目前主要用于分子流行病学以及进化和变异研究。

五、预防和治疗

现已有可用于人体的多价肺炎链球菌荚膜多糖疫苗，但仅在必要时在儿童、老年人和慢性疾病患者中使用。对一般人群，主要采取增强免疫力、预防上呼吸道感染等一般措施进行预防。

治疗肺炎链球菌感染主要应用抗菌药物，可用青霉素 G 治疗。肺炎链球菌近年来对主要的抗生素的耐药问题日益严重，治疗前应做常规药敏试验，耐药者可选用万古霉素等敏感药物。

参考文献

[1] RUIZ-GONZÁLEZ A, FALGUERA M, NOGUÉS A, et al. Is Streptococcus pneumoniae the leading cause of pneumonia of unknown etiology? A microbiologic study of lung aspirates in consecutive patients with community-acquired pneumonia [J]. Am J Med, 1999, 106 (4): 385-390.

[2] SAHA S K, DARMSTADT G L, YAMANAKA N, et al. Rapid diagnosis of pneumococcal meningitis: implications for treatment and measuring disease burden [J]. Pediatr Infect Dis J, 2005, 24 (12): 1093-1098.

[3] BROOKS G F, KAREN C C, JANET S B, et al. Jawetz, Melnick & Adelberg's Medical Microbiology [M]. 26th ed. New Yorks: The McGraw-Hill Companies, Inc., 2013.

[4] KASPER D, et al. Harrison's principles of internal medicine [M]. 18th ed. New Yorks: The McGraw-Hill Companies, Inc., 2012.

[5] RYAN K J, et al. Sherris medical microbiology [M]. 6th ed. New Yorks: The McGraw-Hill Companies, Inc., 2014.

[6] 徐建国, 阚飙, 张建中, 等. 现场细菌学 [M]. 北京: 科学出版社, 2011.

[7] HEYMANN D L. Control of communicable diseases manual [M]. 19th ed. Washington DC: American Public Health Association, 2008.

[8] LEVINSON W. Review of medical microbiology and immunology [M]. 13th ed. New Yorks: The McGraw-Hill Companies, Inc., 2014.

[9] HAWKER J, NORMAN B, IAIN B, et al. Communicable Disease Control and Health Protection Handbook [M]. 3rd Ed. Hoboken, New Jersey: John Wiley & Sons, Ltd., 2012.

[10] HENRICHSEN J. Six newly recognized types of Streptococcus pneumoniae [J]. J Clin Microbiol, 1995, 33 (10): 2759-2762.

[11] LALITHA M K, Thomas K, Kumar R S, et al. Serotyping of Streptococcus pneumoniae by coagglutination with 12 pooled antisera [J]. J Clin Microbiol, 1999, 37 (1): 263-265.

[12] National Center for Health Statistics: Health, United States, 2000 with adolescent health chart-book [M]. Hyattsville, Maryland: Centers for Disease Control and Prevention, 2000.

[13] GARCIA LEONI M E, CERCENADO E, RODENO P, et al. Susceptibility of Streptococcus pneumoniae to penicillin: a prospective microbiological and clinical study [J]. Clin Infect Dis, 1992, 14 (2): 427-435.

[14] GRAY B M, CONVERSE GM III, DILLON HC, Jr. Serotypes of Streptococcus pneumoniae causing disease [J]. J Infect Dis, 1979, 140 (6): 979-983.

(徐霖 黎孟枫 曹开源 张扣兴 朱勋)

第二节 检 测 技 术

本节阐述发热呼吸道症候群肺炎链球菌鉴定的方法和操作规程，适用于从全血标本、痰标本、支气管肺泡灌洗液标本、胸腔穿刺液标本及尿液标本中肺炎链球菌的分离、鉴定的相关操作。涉及肺炎链球菌标本和菌株的相关操作应在生物安全二级（BSL-2）实验室中进行。

发热呼吸道症候群肺炎链球菌的检测和鉴定流程如图2-2-1所示。

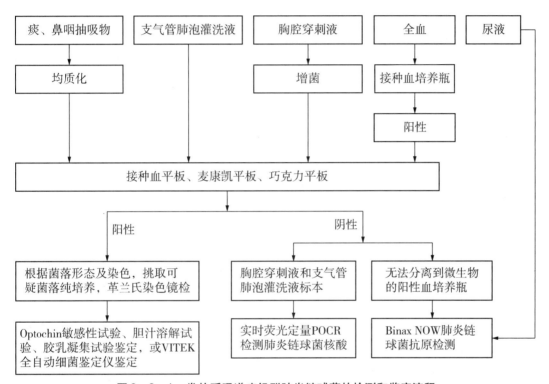

图2-2-1 发热呼吸道症候群肺炎链球菌的检测和鉴定流程

一、检测步骤

检测流程如图2-2-1所示。按照细菌检测总体策略的规定，相关标本接种至血琼脂培养基、巧克力琼脂培养基、麦康凯琼脂培养基，观察菌落形态及染色，挑取疑为肺炎链球菌的菌落，进行手工鉴定或用全自动细菌生化鉴定仪鉴定，培养阴性的胸水和支气管肺泡灌洗液采用实时荧光定量PCR法检测肺炎链球菌核酸，血培养阳性但无法分离到细菌的采用Binax NOW肺炎链球菌抗原检测试剂盒检测抗原。同时，根据需要可采用Binax NOW肺炎链球菌抗原检测试剂盒检测尿标本中的抗原。

(一) 标本的处理与保存

1. 痰与鼻咽抽吸物

稀痰直接进行标本的染色镜检，浓痰用痰消化液消化后进行标本的染色镜检，确认痰标本或鼻咽抽吸物标本的合格与否（详见本书第二部分第一章相关内容）。合格后将痰标本或鼻咽抽吸物标本分为 3 份，1 份放 -20 ℃ 保存用于 PCR 检测，1 份保存于 -20 ℃ 备用，1 份用于培养。用于培养的 1 份加 5 mL 生理盐水稀释，再加入 5 mL 1% 的 pH 7.6 的胰蛋白酶溶液，消化 90 min 后接种，以三区划线法接种到血琼脂培养基、麦康凯琼脂培养基、巧克力琼脂培养基，置于 5%～10% CO_2 中，35 ℃ 培养 18～24 h。

2. 胸腔穿刺液

采集得到的胸腔穿刺液应首先分成 4 份进行处理，第 1 份提取核酸进行 PCR 检测，所需胸腔穿刺液应不少于 500 μL，第 2 份应与第 1 份等量，并在分装后作为留样即刻置于 -70 ℃ 储存。第 3 份应直接以三区划线法接种到血琼脂培养基、麦康凯琼脂培养基、巧克力琼脂培养基，置于 5%～10% CO_2 中，35 ℃ 培养 18～24 h。第 4 份按 1:3 接种到肉汤培养基 37 ℃ 增菌培养，每天观察培养基是否有浑浊。若无浑浊，继续培养，培养时间应不少于 1 周；若培养基发生浑浊，取少量标本三区划线法接种到血琼脂培养基、麦康凯琼脂培养基、巧克力琼脂培养基，置于 5%～10% CO_2 中，35 ℃ 培养 18～24 h。

3. 支气管肺泡灌洗液

取得的支气管肺泡灌洗液标本应分为 3 份。其中第 1 份提取核酸进行 PCR 检测，所需支气管肺泡灌洗液应不少于 500 μL。第 2 份应与第 1 份等量，并在分装后作为留样即刻置于 -70 ℃ 储存。第 3 份支气管肺泡灌洗液应首先 3 000 r/min 离心 15 min，弃上清液，振荡后悬浮沉淀，取 10 μL 密涂于血琼脂培养基、麦康凯琼脂培养基、巧克力琼脂培养基，置于 5%～10% CO_2 中，35 ℃ 培养 18～24 h。

4. 全血

全血在采样时即已接种入血培养瓶，将接种过的血培养瓶放入血培养仪或培养箱中 35 ℃ 进行培养，全自动培养仪 5 天内报警即进行细菌接种和鉴定，5 天后仍未报警则视培养结果为阴性；手工培养则再接种，5 天内每天观察培养情况，如培养液出现混浊，则接种培养液并进行鉴定。从阳性血培养瓶取出 0.5 mL 培养物，在血琼脂培养基、巧克力琼脂培养基、麦康凯琼脂培养基 3 种固体培养基上分别接种 100 μL 培养物，35 ℃、5% CO_2 环境下培养 24 h（或直到长出菌落为止）。原始的血培养瓶保存于室温，至少应保留 1 周，直到分离培养得到细菌并通过革兰氏染色证实。如果无法从阳性血培养瓶中分离到微生物，应该用 Binax NOW 试纸条检测肺炎链球菌抗原。

5. 尿标本

10 mL 尿液标本分为 2 份，每份 5 mL，一份用于军团菌、肺炎链球菌抗原的检测，另一份 -20 ℃ 保存。

(二) 鉴定步骤

1. 菌落形态观察

标本接种到血琼脂培养基、巧克力琼脂培养基、麦康凯琼脂培养基后，若观察到细菌在巧克力平板上生长、呈α-溶血，麦康凯平板上不生长，血平板上生长、呈α-溶血现象时，应怀疑为肺炎链球菌或甲型溶血性链球菌。在血琼脂培养基上生长18～24 h的肺炎链球菌菌落细小，针尖状，呈α-溶血，培养较长时间时，菌落中心逐渐塌陷，呈脐窝状。

2. 菌落的纯培养

挑取2～3个疑似菌落分别接种血琼脂培养基，37 ℃ 5%～10% CO_2环境中培养18～24 h。

3. 疑似菌落的鉴定

各实验室根据各自的条件，可选择手工鉴定，或用VITEK全自动细菌生化鉴定仪进行鉴定。

（1）手工鉴定步骤。

1）革兰氏染色。挑取疑似菌落的纯培养物涂片，若为肺炎链球菌，革兰氏染色后镜检显示为G^+球菌，菌体呈矛头状，成双或呈短链状排列，菌体周围可见透明不着色荚膜。

2）Optochin敏感性试验。取纯培养菌苔，用TBS（tris buffered saline）配制0.5麦氏单位菌液，用无菌棉签蘸取菌液，均匀涂布5%羊血MH琼脂平板，同一平板可检测3份标本，但须注意污染。待5～10 min后贴Optochin纸片1片，置平板于35 ℃ 5%～10% CO_2孵箱培养过夜。用游标卡尺测量抑菌环直径，≥14 mm为敏感，提示该菌对Optochin敏感，反之为不敏感。

3）胆汁溶解试验。可选择试管法或平板法之一进行鉴定。

试管法：分别取6麦氏单位菌液1 mL于2个试管中，于1管菌液中加0.1 mL 10%胆盐溶液，另一管中加0.1 mL无菌生理盐水，混匀后，置37 ℃孵箱15 min后取出，摇匀后观察结果。加盐水管菌液浊度不变（或基本不变），加胆盐溶液管菌液变澄清，判为胆汁溶解试验阳性，如不出现菌液变清现象为阴性。

平板法：滴1滴10%胆盐溶液于可疑菌落上面，置室温15 min后观察结果，菌落溶解消失者为阳性，反之为阴性。以肺炎链球菌ATCC 49619为阳性对照。

4）胶乳凝集试验。取纯培养菌苔，用TBS配制成6个麦氏单位菌悬液，取1滴菌液与1滴肺炎链球菌鉴定用乳胶试剂（用前注意摇匀）充分混匀，出现片状凝集为阳性，同时用无菌生理盐水做对照，阴性显示为菌液均匀混浊，无凝集出现。

（2）VITEK全自动细菌生化鉴定仪鉴定步骤。

1）配制菌悬液。选取经纯培养18～24 h后的待测菌落2～3个，置于装有3.0 mL 0.45%生理盐水的试管中进行稀释，用标准比浊计测菌液浓度（如浊度高加生理盐水，浊度低加菌落）。最后的菌液浓度必须达到0.5麦氏浊度。将试管放到载卡架上。

2）选择鉴定卡片。从冰箱中取出革兰氏阳性细菌鉴定卡（GPI卡），放置2～3 min，待其温度与室温平衡后备用。

3）卡片充样。将鉴定卡片放在载卡架上，使其输样管浸入装有待测菌液的标准管中，将载卡架缓慢推入填充仓中，点击"FILL"，仪器自动填充鉴定卡片。

4）读卡并孵育。鉴定卡片填充完毕后将载卡架从填充仓中取出，缓慢推入测试仓中，仪器对鉴定卡片自动读卡并将输样管与鉴定卡切断，使鉴定卡留在仪器孵育箱培养观察。

5）经过 6～8 h 孵育检测后，仪器自动报告鉴定结果。

4. 实时荧光定量 PCR 检测

本方法适用于分离培养阴性的胸腔穿刺液和支气管肺泡灌洗液，以 TaqMan 实时荧光定量 PCR 检测方法检测肺炎链球菌的 $lytA$ 基因。操作步骤如下。

（1）实验准备。提取待测菌的 DNA（提取步骤参见本书第二部分第一章相关内容）。

清洁工作区域（注意：PCR 反应液配制区应与 DNA 加样区有物理隔离，实验操作中所使用的水、移液器、枪头、隔离衣及 PCR 反应相关耗材等均应分区域固定放置，不可以交叉使用）。加入 DNA 前，启动实时荧光定量 PCR 仪，使仪器预热。

（2）实时荧光定量 PCR 反应。

1）引物和探针序列如表 2-2-1。

表 2-2-1 肺炎链球菌实时荧光定量 PCR 扩增引物和探针序列

目的基因	引物方向和探针	核苷酸序列（5′→3′）	终浓度/nM
$lytA$	上游	ACGCAATCTAGCAGATGAAGCA	600
	下游	TCGTGCGTTTTAATTCCAGCT	600
	探针	FAM - TGCCGAAAACGCTTGATACAGGGAG - BHQ1	100

2）配制 20 μL PCR 体系（以 Stratagene 公司的 2×PCR 反应混合物为例）。每次检测应包括 1 份阳性对照、纯水对照和 4 份 NTC 对照。每个反应管中应含有 18 μL 反应液，再加入 2 μL 的 DNA 样本。

注：因加样过程中，液体可能沾在 EP 管壁上而损失部分，所以应在实际需要的基础上多配制 1～2 个 PCR 体系，以保证每个反应管中液体的体积。

每个管中加入引物和探针（$lytA$）。体系配制可参考表 2-2-2。

表 2-2-2 肺炎链球菌实时荧光定量 PCR 扩增体系配制

成分	体积/μL
2×PCR 反应混合物	10
超纯水	4.7
上游引物（20×）	1
下游引物（20×）	1
探针（20×）	1
参比染料 ROX（1∶500 稀释）	0.3
DNA	2

注：有些厂家的 2×PCR 反应混合物中已经含有参比染料 ROX，配制体系时不需要再加 ROX；有些实时荧光定量 PCR 仪不需要用参比染料进行荧光信号校正，此时就不需要加入 ROX。

3）固定反应板，在记录纸上标记不同样本位置（非常重要）。

4）按照记录纸上的顺序分装预混液，分装过程中应尽量避免产生气泡，注意防止交叉污染，在分装预混液后分别向 2 份 NTC 对照中加入 2 μL 水，盖上盖，全部反应板用贴膜封闭或放入带盖的容器后移入另一个工作区域，加 DNA 模板。

5）加入样本 DNA、阴性对照 DNA 和 NTC 后，盖上盖条，最后加入相应阳性对照 DNA。

6）将反应板置入仪器相应反应板槽，注意位置及方向应正确，盖上反应盖。

7）在电脑软件中设置反应板及反应程序，注意不同的反应探针标记物选择相应的荧光标记及参比荧光。本实验探针标记物为肺炎链球菌（FAM）。

8）设置反应条件：50 ℃ 2 min，1 个循环；95 ℃ 10 min 1 个循环；95 ℃ 15 s，60 ℃ 1 min，50 个循环。

注：使用其他厂家的 2×PCR 反应混合物，反应条件可能需要调整。

9）确认程序及设定均正确后，运行程序。

（3）结果分析。

1）如果阴性质控出现问题，应对标本中的阳性结果样本进行重复检测。

2）如果阳性质控出现问题，对全部样本均应进行重复检测。

3）推荐判断标准：不同的病原菌采用不同的判断标准，对于肺炎链球菌，$Ct ≤ 38$（即肺炎链球菌的临界值）为阳性，$Ct = 0$ 者为阴性，$Ct > 38$ 的需要进一步验证。

4）对于 Ct 值超过临界值的情况，将模板稀释 4 倍和用 4 μL 模板代替 2 μL 两种方法重复检测。如果 Ct 值降至临界值以下，该标本判断为阳性，否则为阴性。

（4）质量控制。

1）试剂的统一。用某厂家合成实时荧光定量 PCR 反应所需的引物和探针，选择同一厂家的 2×PCR 反应混合物。

2）灵敏性检测。包括检测实时荧光定量 PCR 反应体系的最低检测限度和检测已知样本的 Ct 值。参加项目的每个实验室在初次应用该方法之前，对所有 3 个实时荧光定量 PCR 反应体系的灵敏性均进行检测，相应的 Ct 值在各实验室之间相差不能超过 1。每次更换试剂时均进行灵敏性检测。

3）阴性对照。包括自临床标本中提取 DNA 时设置的阴性对照和配制 PCR 反应体系时设置的阴性对照。每一次试验都需要设置这两种阴性对照。对于阴性对照出现阳性结果的情况，仔细分析后重新检测。

4）阳性对照。由一个实验室统一制备，通过多次试验检测其扩增 Ct 值后分发至各实验室，后者使用时要求 Ct 值不得偏离该值 1 以上。

（5）结果判定。采用相同的判定标准对检测结果进行分析，对于难以判断的结果，采用稀释和加倍模板的方法重复检测。

5. 肺炎链球菌抗原检测

本方法适用于尿标本和血培养阳性但细菌分离培养阴性者，采用 Binax NOW 肺炎链球菌抗原检测试剂盒检测肺炎链球菌抗原。操作步骤如下。

（1）检测环境条件。实验应在 15～30 ℃室温中进行。

（2）标本的处理。低温保存的尿液标本，检测前应于室温平衡 30 min。

（3）标本的检测。

1）打开折叠式试剂板。

2）将一专用拭子（试剂盒中提供）完全浸入待测标本中，拭子从标本中取出时接触管口边缘，以除去多余的液体。

3）将拭子从试剂板右侧板面下孔插入至上孔完全可见。

4）垂直向上孔中滴加 2～3 滴试剂 A（注意不要接触试剂板或拭子）。

5）撕掉试剂板右侧边缘的胶条，合上试剂板，15 min 后通过透明窗口观察结果。

6）同时按上述步骤3)、步骤4) 检测阳性对照拭子和阴性对照拭子，不同的是，此处向上孔中滴加 6 滴试剂 A。

（4）结果判定。

1）标记"Control"处应出现粉红色显色带，否则实验结果无效，需重新检测。

2）标记"Sample"处如果出现粉红显色带（深浅均可），结果判定为阳性。

3）标记"Sample"处未出现粉红显色带，结果判定为阴性。

4）按照以上的结果判读标准，阳性对照拭子和阴性对照拭子分别被判定为阳性和阴性，否则需要重新检测。

注：对肺炎链球菌尿抗原检测的判断只适用于 15 岁及以上的患者。

6. 报告结果

各监测实验室的检测结果，应及时录入到"呼吸道病原检测结果登记表"（表 1-3-3）中。在各项目牵头单位的组织和协调下，各监测相关单位按照本方案的要求，负责将"呼吸道症候群病例信息调查表"（表 1-3-1）的临床和流行病学信息录入至信息系统。

7. 菌株保存和上送

对于所有分离到的菌株，无论是否得到明确的鉴定结果，都应有完整的菌株背景资料，并保存在菌种保存管中，至少一式三份。

二、其他检测方法

（一）血清学分型

常用荚膜肿胀试验和玻片凝集试验等血清学鉴定法进行肺炎链球菌的分型。

荚膜肿胀试验（capsule swelling test）亦称为 Quellung 试验，其操作方法如下：用接种环从培养 18～24 h 后的平板上刮取菌落，PBS（phosphate buffered saline）配成 4 个麦氏单位的菌悬液，在载玻片上将 10 μL 肺炎链球菌液与等量肺炎球菌分型诊断血清混合后，滴加 10 μL 甲基蓝溶液，覆以盖玻片，油镜下观察。标本中肺炎链球菌若与诊断血清中的同型抗荚膜抗体发生反应，荚膜将明显肿胀，可判定为阳性。如果用单价特异性抗体检查，荚膜肿胀试验可用于肺炎链球菌的分型；如果用多价抗血清与新鲜痰标本混合，荚膜肿胀试验还可快速检测标本中的肺炎链球菌，用于疾病快速诊断。

玻片凝集试验是将肺炎链球菌与已知标准分型血清进行凝集试验，操作方法如下：于玻片上滴加已知标准分型血清 1 滴，以生理盐水 1 滴作阴性对照；挑取肺炎链球菌与血清及生理盐水分别混合，若细菌凝集成堆，出现白色小凝集块者则判为阳性，为同型肺炎链球菌，生理盐水对照菌液均匀混浊，不出现凝集。

（二）菊糖发酵试验

菊糖发酵试验是可用于区分肺炎链球菌与甲型溶血性链球菌的生化鉴定试验。操作步骤如下：挑取纯培养菌苔接种于菊糖发酵管中，35 ℃培养 10～24 h，以肺炎链球菌（ATCC 49619）为阳性对照，甲型溶血性链球菌作为阴性对照。观察待测菌和对照菌在菊糖管中生长后的情况，以溴甲酚紫变色与否作为是否发酵菊糖的判断依据。结果判定：肺炎链球菌菊糖发酵试验阳性，发酵管变色；甲型溶血性链球菌为阴性，发酵管不变色。

（三）动物毒力试验

小鼠对肺炎链球菌高度易感。将少量具有毒力的肺炎链球菌液注射入小鼠腹腔内，小鼠一般于 24 h 内死亡，取心血或腹腔液培养可得肺炎链球菌纯培养。甲型溶血性链球菌感染的小鼠一般不死亡，故小鼠毒力试验亦可用于鉴别肺炎链球菌与甲型溶血性链球菌。

三、注意事项

1. 免疫层析法检测肺炎链球菌尿抗原（BinaxNOW）注意事项

（1）试剂盒应在有效期内使用，不同批号的试剂组分不要混在一起使用。

（2）检测完毕的样本、试剂条等用具，和其他所有潜在的污染物一并当作具有传染性的物质进行消毒处理。

（3）每一批试剂均用阳性对照拭子和阴性对照拭子检测其有效性。

2. 实时荧光定量 PCR 核酸扩增检测肺炎链球菌的注意事项

（1）各项工作结束后，均应注意对相应操作区域进行清洁处理，可采用含氯消毒剂和 75% 乙醇擦拭方法。

（2）操作过程中如果有液体溅出或污染手套，应及时用 75% 乙醇擦拭污染区域或及时更换手套。

参考文献

[1] BROOKS G F, CARROLL K C, BUTEL J S, et al. Jawetz, Melnick, & Adelberg's Medical Microbiology [M]. 26th ed. New Yorks: The McGraw-Hill Companies, Inc., 2013.

[2] RYAN, C K J, RAY G, AHMAD N, et al. Sherris Medical Microbiology [M]. 6th ed. New Yorks: The McGraw-Hill Companies, Inc., 2014.

[3] PERILLA M, AJELLO G, BOPP C, et al. Manual for the laboratory identification and antimicrobial susceptibility testing of bacterial pathogens of public health importance in the developing world. Haemophilus influenzae, Neisseria meningitidis, Streptococcus pneumoniae, Neisseria gonorrhoeae, Salmonella serotype Typhi, Shigella, and Vibrio cholerae [M]. Atlanta, Georgia: United States Centers for Disease Control and Prevention [CDC]. National Center for Infectious Diseases, 2003.

[4] [美] 萨姆布鲁克J、拉塞尔 D W, 分子克隆实验指南 [M]. 黄培堂, 译. 3版. 北京: 科学出版社, 2008.

[5] LEFEVRE J C, FAUCON G, SICARD A M, et al. DNA fingerprinting of Streptococcus pneumoniae strains by pulsed-field gelelectrophoresis [J]. J Clin Microbiol, 1993, 31 (10): 2724-2728.

[6] MCELLISTREM M C, STOUT J E, HSRRION L H. Simplified protocol for pulsed-field gel electrophoresis analysis of Streptococcus pneumoniae [J]. J Clin Microbiol, 2000, 38 (1): 351-353.

[7] ENRIGHT M C, SPRATT B G. A multilocus sequence typing scheme for Streptococcus pneumoniae: identification of clones associated with serious invasive disease [J]. Microbiology, 1998, 144 (Pt 11): 3049-3060.

(徐霖 黎孟枫 曹开源 张扣兴 朱勋)

第三章 A 群链球菌

第一节 基本特征

A 群链球菌（group A streptococcus）是链球菌中对人致病作用最强的细菌，也是人类链球菌感染最常见的病原体。

一、病原学特征

（一）形态与染色

革兰氏阳性，球形或近似球形，直径 $0.6\sim1.0~\mu m$，呈链状排列。链的长短与生长环境有关，在液体培养基中易形成长链，可达 20～30 个细菌，固体培养基上则形成短链，4～8 个细菌。无鞭毛和芽孢。在培养的早期（2～4 h）可形成透明质酸荚膜，随着培养的时间的延长，由于自身产生的透明质酸酶的作用而使荚膜消失。

（二）基因组

目前已完成部分 A 群链球菌的全基因组测序。其中代表性菌株为分离自创伤感染患者的 M1 GAS。其基因组为长度 1 852 442 bp 的环状 DNA，G + C 摩尔比为 38.5%，预测有 2 217 个 ORF，编码 1 752 个基因。

（三）生化反应

能发酵简单的糖类，产酸不产气。一般不分解菊糖，不被胆汁或 10% 去氧胆酸钠溶解。本菌不产生触酶，此点与葡萄球菌不同。

（四）抗原构造

链球菌的抗原构造比较复杂，主要有三种。

（1）多糖抗原（C 抗原）。细胞壁的多糖成分，为群特异性抗原。

（2）蛋白质抗原（表面抗原）。位于 C 抗原外层，具有型特异性。A 群链球菌有 M、R、T、S 等四种不同性质的蛋白质抗原，据此 A 群链球菌可分为 100 多种血清型。

（3）核蛋白抗原（P 抗原）。各种链球菌之间均相同，无特异性，且与葡萄球菌有交叉。

（五）抵抗力

抵抗力弱，加热 60 ℃ 30 min 即被杀灭。对常用消毒剂敏感，在干燥尘埃中可生存数月。对青霉素、红霉素、头孢类抗生素等均敏感,极少产生耐药性。

(六) 培养特性

多数菌株为兼性厌氧。营养要求高,在普通培养基上生长不良,而在含血清、血液及葡萄糖等培养基上生长良好。最适温度为 35 ℃,最适 pH 为 7.4～7.6。在血清肉汤中易形成长链,有絮状沉淀见于管底。在血平板上可形成灰白色、表面光滑湿润、边缘整齐、直径为 0.50～0.75 mm 的细小菌落。多数菌株在菌落周围可形成较宽的透明溶血环。

二、致病性

(一) 致病物质

A 群链球菌的致病物质包括细胞壁成分、细菌产生的外毒素及侵袭性酶类。

1. 细胞壁成分

(1) 脂磷壁酸(lipoteichoic acid,LTA)。A 群链球菌细胞壁上的 LTA 可以通过与宿主细胞膜表面的纤连蛋白(fibronectin)结合,有助于 A 群链球菌定居。

(2) M 蛋白(M protein)。是 A 群链球菌主要的致病因子,介导细菌黏附于上皮细胞。其毒性作用表现为抗吞噬细胞的吞噬及杀菌作用;此外,M 蛋白可诱发机体的变态反应。提纯的 M 蛋白与心肌组织、肾小球基底膜等组织之间具有共同抗原,刺激机体产生特异性抗体,从而损害心血管等组织,引发超敏反应性疾病。

(3) 肽聚糖。具有致热、溶解血小板、提高血管通透性和诱发实验性关节炎等作用。

2. 外毒素

(1) 致热外毒素(pyrogenic exotoxin)。亦称为红疹毒素(erythrogenic toxin)或猩红热毒素(scarlet fever toxin),是人类猩红热的主要致病毒素。化学组成为蛋白质,有 A、B、C 三个血清型。致热外毒素具有超抗原作用,可以激活 T 细胞,释放细胞因子,导致休克和组织损伤。

(2) 链球菌溶血素(streptolysin)。根据对 O_2 的稳定性,A 群链球菌产生的链球菌溶血素分为两种,即链球菌溶血素 O(streptolysin O,SLO)和链球菌溶血素 S(streptolysin S,SLS)。SLO 为含有—SH 基的蛋白质,对 O_2 敏感,遇 O_2 时—SH 基被氧化成—S—S—基,活性随即被灭活而失去溶血能力。加入亚硫酸钠或半胱氨酸还原剂,其溶血能力又可恢复。SLO 对真核细胞的细胞膜、细胞质及细胞器都有毒性作用,能破坏白细胞和血小板,对心肌有急性毒性作用。SLO 免疫原性强,85%～90% 链球菌感染患者可于感染后 2～3 周至 1 年内可检出抗 SLO 抗体(antistreptolysin O,ASO),即抗 O 抗体。活动性风湿热患者血清中 ASO 效价明显升高(1∶400 以上)。因此,ASO 可以作为新近链球菌感染或风湿热及其活动性的辅助诊断。

3. 侵袭性酶类

(1) 透明质酸酶(hyaluronidase)。又称扩散因子(spreading factor),可以分解细

胞间质的透明质酸，有利于细菌及其毒素在组织中的扩散。

（2）链激酶（streptokinase，SK）。亦称为链球菌溶纤维蛋白酶（fibrinolysin）。链激酶可激活血浆中的纤维蛋白酶原成为纤维蛋白酶，溶解血块或阻止血浆凝固，有利于细菌的扩散。链激酶可刺激机体产生抗链激酶抗体，阻止酶的活性。重组链激酶已用于临床治疗早期肺栓塞、冠状动脉及静脉血栓形成。

（3）链道酶（streptodornase）。亦称为链球菌 DNA 酶（streptococcal deoxyribonuclease）。可降解脓液中黏稠的 DNA，使脓液稀薄，增强细菌的扩散能力。链激酶与链道酶可制成酶制剂，临床上可用于化脓性伤口的清创，液化脓性分泌物有利于脓液及坏死物的清除，同时促进抗菌药物进入感染组织。

（二）所致疾病

人类约 90% 的链球菌感染是由 A 群链球菌引起的，其传染源为患者和带菌者。常见的传播方式为通过呼吸道传播，经皮肤伤口及污染食品等途径也可传播。A 群链球菌可引起人类多种疾患，大致可分为以下三种类型。

（1）化脓性感染。包括淋巴管炎、淋巴结炎、蜂窝组织炎、痈、脓疱疮等局部皮肤及皮下组织感染，以及化脓性扁桃体炎、咽炎、鼻窦炎、中耳炎及产褥热等其他系统感染。

（2）猩红热。属于致热外毒素所引起的中毒性疾病。

（3）超敏反应性疾病。A 群链球菌感染后，机体通过产生 II 型或 III 型超敏反应引起风湿热，以及急性肾小球肾炎等。

三、临床实验室检测策略

根据不同疾病采取相应的标本，如创伤感染部位脓液，上呼吸道病灶取棉拭子，肺炎患者取晨痰，败血症时取血液等。风湿热患者可采血作 ASO 测定。脓液可以直接涂片进行革兰氏染色镜检，发现典型的链状排列球菌时可有助于无正常菌群污染标本的诊断。目前，实验室对 A 群链球菌病主要依据细菌培养的结果，怀疑链球菌感染的标本应在血琼脂培养基或其他适当的培养基上培养，血液标本应先增菌再划种，经 35～37 ℃培养 18～24 h，A 群链球菌可形成较小、圆形、凸起、β-溶血的灰白色菌落。已有商品化的快速检测 A 群链球菌抗原的试剂盒。采用酶或化学方法从咽拭子中提取链球菌抗原后用酶免疫技术或凝集试验的方法测定细菌抗原。与细菌培养方法相比，此法更快捷。血清学检测包括抗链球菌溶血素 O 试验、抗链球菌 DNA 酶和透明质酸酶试验及 Dick 试验。抗链球菌溶血素 O 试验常用于风湿热的辅助诊断，活动性患者抗体一般超过 400 单位。抗链球菌 DNA 酶及透明质酸酶试验主要用于链球菌引起的皮肤感染。若早期 Dick 试验结果阳性，恢复后转为阴性，可作为猩红热的诊断依据。

四、预防和治疗

患者、隐性感染者、恢复期带菌者是 A 群链球菌感染的传染源。对患者及带菌者及时治疗，以减少传播机会。注意对空气、器械、敷料等的消毒处理。对急性咽喉炎和扁桃体炎患者，尤其是儿童，应早期诊断、早期治疗，可有效防止发生急性肾小球肾炎、风湿热以及亚急性细菌性心内膜炎。预防感冒、避免链球菌感染，可有效减少风湿热和肾小球肾炎等超敏反应疾病的发生。青霉素 G 为 A 群链球菌感染的首选药物。

参考文献

［1］ DENNIS KASPER，et al. Harrison's Principles of Internal Medicine［M］. 18th ed. New Yorks：the McGraw-Hill Companies，Inc.，2012. http：//accessmedicine. mhmedical. com/book. aspx? bookial = 1130.

［2］ GEO F B，et al. Jawetz，Melnick，& Adelberg's Medical Microbiology［M］. 26th ed. New Yorks：the McGraw-Hill Companies，Inc.，2013. http：//accessmedicine. mhmedical. com/book. aspx? bookial = 504.

［3］ KENNETH J R，et al. Sherris Medical Microbiology［M］. 6th ed. New Yorks：the McGraw-Hill Companies Inc.，2014. http：//accessmedicine. mhmedical. com/book. aspx? bookial = 1020.

［4］ WARREN L. Review of Medical Microbiology and Immunology，13th ed. New Yorks：the McGraw-Hill Companies Inc.，2014. http：//accessmedicine. mhmedical. com/book. aspx? bookial = 1023.

［5］ WALKER M J，BARNETT T C，MCARTHUR J D，et al. Disease manifestations and pathogenic mechanisms of group a Streptococcus［J］. Clin Microbiol Rev，2014（2）：264 – 301.

［6］ BESSEN D E，MICHAEL MCSHAN W，NGUYEN S V，et al. Molecular epidemiology and genomics of group A Streptococcus［J］. Infect Genet Evol，2014，1567 – 1348（14）00382 – 00387.

［7］ LYNSKEY N N，LAWRENSON R A，SRISKANDAN S. New understandings in Streptococcus pyogenes［J］. Curr Opin Infect Dis，2011；24（3）：196 – 202.

［8］ MOLLOY E M，COTTER P D，HILL C，et al. Streptolysin S-like virulence factors：the continuing sagA［J］. Nat Rev Microbiol，2011，9（9）：670 – 681.

［9］ FIEDLER T，SUGAREVA V，PATENGE N，et al. Insights into Streptococcus pyogenes pathogenesis from transcriptome studies［J］. Future Microbiol，2010，5（11）：1675 – 1694.

（管洪宇　曹开源　李红玉　陈嘉慧　何振健）

第二节　检　测　技　术

本节阐述 A 群链球菌鉴定的方法和操作规程，适用于从全血、痰、支气管肺泡灌洗液及胸腔穿刺液标本中 A 群链球菌的分离、鉴定的相关操作。相关操作应在生物安全二级（BSL-2）实验室中进行。

发热呼吸道症候群 A 群链球菌的检测和鉴定流程如图 2-3-1 所示。

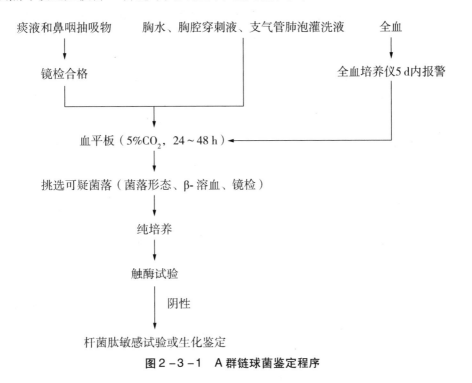

图 2-3-1　A 群链球菌鉴定程序

一、细菌分离培养法

细菌分离培养法仍是目前检测 A 群链球菌的金标准。

(一) 操作步骤

1. 标本采集

根据不同疾病采取相应的标本，如创伤感染部位脓液，上呼吸道病灶取棉拭子，肺炎患者取晨痰，败血症时取血液等。

2. 培养基与培养条件

A 群链球菌为需氧或兼性厌氧，营养要求较高，常规用培养基为血琼脂培养基。

培养基：肉类及酪蛋白胨（牛或猪）10 g、动物水解蛋白（牛或猪）10 g、心蛋白胨（牛或猪）3 g、玉米淀粉 1 g、氯化钠 5 g、琼脂 13.5 g、羊血 50 mL、纯水 1 L，pH 7.3。

初代培养需要 5% CO_2 的环境，因为富含 CO_2 的空气可促进许多链球菌的生长及溶血性，最适温度 35～37 ℃，最适 pH 7.4～7.6。

影响 A 群链球菌检出率的另一重要因素是培养时间，对标本进行分离培养时，首次培养 18～24 h 即可检出带有溶血环的菌落，如果观察结果为阴性，应再培养 24 h 后重新观察，可显著提高 A 群链球菌的检出率。

液体培养基包括胰蛋白大豆肉汤（tryptic soy broth，TSB）和 Todd-Hewitt Broth（THB），也可自行配制葡萄糖磷酸缓冲液肉汤，其中 THB 肉汤特别用于血清分型前的培养。

3. 标本的接种

需要接种的标本包括血液标本、痰标本、鼻咽抽吸物标本、支气管肺泡灌洗液标本、胸腔穿刺液标本。脓液及棉拭子等直接接种在血琼脂平板，血液标本应先增菌后再划种。

4. 细菌鉴定

（1）菌落形态。在血平板上，经 35 ℃培养 24 h 后可形成灰白色、表面光滑、圆形、凸起、边缘整齐、直径为 0.5～0.75 mm 的细小菌落，少数菌落表面可呈干涩，菌落周围形成透明的溶血环。若无可疑菌落生长，再培养 24 h 后观察。

（2）镜检。链球菌镜下呈球形或卵圆形，直径 0.5～1.0 μm，呈链状排列，链长短不一，在液体培养基中易形成长链。无芽孢，无鞭毛。

（3）初步鉴定。取可疑菌落涂片革兰氏染色镜检，如革兰氏阳性球菌呈链状排列，进一步作触酶试验阴性，6.5% NaCl 不生长，可确定为链球菌属细菌。

（4）链球菌属内鉴别，首先观察在血液琼脂平板上的溶血环，是 β-溶血型，或非 β-溶血型，A 群链球菌多数菌株有 β-溶血现象。

β-溶血链球菌的鉴定：β-溶血型链球菌的鉴定可利用链球菌群多糖抗原来分群，可采用商业性试剂盒。传统的对 β-溶血链球菌的鉴别仍是需要的，一般可用杆菌肽、CAMP、胆汁七叶苷及 PYR（L-吡咯烷酮-β-萘基酰胺，L-pyrrolidonyl-β-naphthylamide）、VP 等试验区别（表 2-3-1）。

表 2-3-1 β-溶血链球菌的鉴别特征

血清学分群	种 名	吡咯烷酮酶	VP	CAMP	胆汁-七叶苷	杆菌肽	海藻糖	山梨醇
A	化脓链球菌	+	-	-	-	+	+	-
B	无乳链球菌	-	+	+	-	-	+	-
C	马链球菌	-	-	-	V	-	-	-
C	似马链球菌	-	-	-	-	-	+	-
C	兽疫链球菌	-	-	-	V	-	-	+
G	LancefieedG 群	-	-	-	+	-	ND	ND
A, C, F, G 或未分群	咽峡炎链球菌	-	-	+	+	-	ND	

注："+"为 90% 以上菌株阳性；"-"为 90% 以上菌株阴性；"V"为 11%～89% 菌株阳性；"ND"为无资料。

5. 相关试验方法

（1）溶血性检查。溶血性是鉴定球菌最常用的项目，也是鉴定过程中重要的一步。

1919 年，Brown 对溶血性进行了描述。α-溶血：或称甲型溶血，在血平板上，菌落周围部分红细胞被破坏，呈现一个草绿色环。β-溶血：或称乙型溶血，在血平板上，菌落周围红细胞完全溶解，呈现一个清楚透明溶血环。γ-溶血：或称丙型溶血，血平板上，菌落周围无红细胞溶解，因而无溶血环。溶血性的识别可在血平板表面菌落周围和穿刺处通过肉眼观察，也可用显微镜观察。除在分离血平板上观察菌落周围的溶血性外，还可用以下方法确认。

材料：羊血培养基，由基础培养基和 5%～7% 羊血调配而成。

方法：将标本接种于羊血平板上，用接种针在已接种过的血平板上扎 2～3 处，使细菌被接种到琼脂层深处，35 ℃ 孵育过夜。

观察结果：在接种针穿刺过处，羊红细胞完全溶解，形成无色透明区，为 β-溶血。羊红细胞部分溶解或不溶解呈草绿色的环，为 α-溶血。不溶解、无溶血环为 γ-溶血。

（2）杆菌肽敏感试验。

材料：含 0.04 U/片的杆菌肽纸片、血平板。

方法：挑取被检菌落，密涂于血平板上，接种量应大，以免出假阳性。贴上杆菌肽纸片，35 ℃ 过夜。

观察结果：形成抑菌环为敏感，则被检菌推断为 A 群链球菌。

（3）CAMP 试验。

材料：血平板、金黄色葡萄球菌（ATCC 25923）。

方法：在血平板上，用金黄色葡萄球菌划种一条直线，再将被检菌距金黄色葡萄球菌 3 mm 处垂直接种一短线。用同样方法接种阴性和阳性对照菌。35 ℃ 孵育过夜。

观察结果：在被检菌接种线与金黄色葡萄球菌接种线之间有一个矢形（半月形）加强溶血区，此即 CAMP 试验阳性。阴性无加强溶血区。

（4）胆汁-七叶苷试验（平皿法或斜面法）。

培养基：牛肉膏 3 g、七叶苷 1 g、蛋白胨 5 g、枸橼酸铁 0.5 g、胆盐 40 g、蒸馏水 1 000 mL、琼脂 1%。

牛肉膏、蛋白胨和琼脂溶于 400 mL 蒸馏水中，胆盐溶于 400 mL 蒸馏水中，枸橼酸铁溶于 100 mL 蒸馏水中，三者混合，加热充分溶解后，高压灭菌 121 ℃ 15 min。七叶苷溶于 100 mL 蒸馏水，过滤除菌，以无菌手续加到培养基中，倾倒平皿或斜面。

方法：接种被检菌 1～3 个菌落，涂划开，置 35 ℃ 下，孵育 24～48 h。

观察结果：培养基变黑色或棕褐色为阳性，不变色为阴性。

注意：接种细菌量不能过大。本试验是测定细菌在胆盐中生长情况及同时分解七叶苷的能力，如接种菌量过大，细菌不需要生长而本身固有的酶足以造成七叶苷分解，出现假阳性结果。

（5）6.5% NaCl 生长试验。

培养基：NaCl 6.5 g、牛肉粉 0.3 g、葡萄糖 0.1 g、蛋白胨 1 g、琼脂粉 1.8 g、蒸馏水 100 mL、溴甲酚紫指示剂适量。调整 pH 7.4，121 ℃ 15 min 灭菌后制成平皿或斜面。

方法：接种被检菌，35 ℃ 孵育过夜。

观察结果：培养基上生长出菌落并变黄色为阳性，不变色为阴性。

注意：本试验是测定细菌在高盐中的生长能力，其中葡萄糖作为细菌生长利用的底物。细菌接种量不能过大，否则细菌并不需要繁殖即可使葡萄糖产酸，培养基变色，导致假阳性结果。

(6) 触酶试验。

试剂：3%过氧化氢溶液，临用时配制。

方法：挑取平板上的单个菌落（注意：不可刮到培养基），置于洁净玻片上，然后滴加3% H_2O_2 溶液 1～2滴。静置，立即观察结果。

观察结果：1 min 内产生大量气泡的为阳性，不产生气泡的为阴性。

注意：3% H_2O_2 溶液要新鲜配制；不宜用血琼脂平板上生长的菌落，因红细胞含有触酶，可致假阳性反应；要取对数生长期的细菌。

二、免疫学检测

A 群链球菌的免疫学诊断主要是基于机体对 A 群链球菌分泌的毒力因子如 DNA 酶 B、链激酶、透明质酸酶、NAD 酶、链球菌溶血素 O 等胞外成分所产生的免疫反应。

(一) A 群链球菌抗体检测

常用的抗体测定方法是抗链球菌溶血素 O（anti-streptolysin O，ASO）。ASO 检测是目前风湿热的辅助诊断的常用方法，人体感染 A 群链球菌后约 1 周出现 ASO 抗体升高，3～5 周达到高峰，可持续约 2 个月。

1. 试剂 A 群

(1) 溶血素 O。有商品供应，按说明书稀释后使用。溶血素 O 对热不稳定，短期保存可存放于 4～10 ℃冰箱，几个月以上应低温冰冻贮存。

(2) ASO 缓冲液：磷酸氢二钠十二水合物 9.06 g，磷酸二氢钠二水合物 10.89 g，氯化钠 4.6 g，溶于少量蒸馏水后补足至 1 000 mL，pH 6.5。

(3) 红细胞悬液。取枸橼酸钠抗凝的兔或 O 型人血，用 ASO 缓冲液洗涤 3 次，最后 1 次洗涤后，必须经 2 000 r/min 离心 10～15 min，离心后尽可能吸尽无色的上清液，并以 ASO 缓冲液配制成 5%悬液，用时轻轻摇匀。

(4) 还原剂。其主要成分是 2∶1 的无水亚硫酸氢钠和无水亚硫酸钠。也可在临用前将 ASO 缓冲液以 2mol/L 氢氧化钠校 pH 至 8.0，加入 L -半胱氨酸盐 7 g/L，溶解即成。

2. 操作步骤

(1) 用 ASO 缓冲液将血清标本稀释成 1∶100 和 1∶500 两个稀释度。

(2) 按说明书建议配制 1 结合单位/毫升的还原溶血素 O，准确吸取一定量溶血素，首先用还原剂溶液稀释到最终体积的 1/3 左右，放置 15 min，使溶血素充分还原，然后准确稀释到指定体积，在 45 min 内使用。

(3) 取 70 mm×100 mm 小试管按表 2-3-2 所列步骤操作，并以已知 ASO 单位的标准血清作对照。

表 2-3-2 溶血法 ASO 单位滴定

试管号	1	2	3	4	5	6	7	8	9	10
1∶100 稀释血清/mL	0.25	0.20	0.15	0.10	0.075					
1∶500 稀释血清/mL						0.25	0.20	0.15	0.10	0.05
pH6.5 缓冲液（mL）	—	0.05	0.10	0.15	0.175	—	0.05	0.10	0.15	0.20
还原溶血素 O（mL）	0.125	0.125	0.125	0.125	0.125	0.125	0.125	0.125	0.125	0.125
置 37 ℃水箱 15 min										
5% 兔红细胞悬液（mL）	0.125	0.125	0.125	0.125	0.125	0.125	0.125	0.125	0.125	0.125
置 37 ℃水箱 45 min										
血清最后稀释倍数	100	125	166	250	333	500	625	833	1 250	2 500

（4）结果报告：主要观察上清液是否有溶血现象，以呈完全不溶血的血清最高稀释倍数为该标本的 ASO 单位/毫升。正常值 <500 U。

（二）A 群链球菌抗原检测

常用 A 群链球菌抗原检测方法，包括胶体金免疫层析法（immuno-chromatogragphic assay，ICA）及乳胶凝集法。

1. ICA 法

ICA 法是用包被有金标多克隆抗体的试纸条与 A 群链球菌抗原反应，快速便捷，但特异性和灵敏度较低，更适用于流行病学调查及临床初筛。

有商品化试剂盒供应，是一种检测咽拭子标本中 A 群化脓性链球菌抗原的薄膜免疫层析试验。一条吸附到硝酸纤维素膜上的兔抗 A 群链球菌抗体带，作为样本线，另一条吸附到同一膜上的兔抗种属抗体，作为对照线。结合有可视粒子的兔抗 A 群链球菌抗体和种属抗体干燥结合到惰性纤维支持物上，形成的结合物垫与带条带的薄膜结合在一起构成检测条。检测条和一个放咽拭子的小孔位于书形检测卡的两侧。试验时，将咽拭子插入检测卡中，从滴瓶中加入提取试剂，将咽拭子转 3 圈。温育 1 min 后，将检测卡闭合，使提取的标本与检测条接触。A 群链球菌抗原被固定的 A 群链球菌抗体捕获，并与结合物抗体结合。固定的抗种属抗体捕获另一可视结合物，阳性结果 5 min 内出现，5 min 读数时的阴性结果表明不存在 A 群链球菌抗原。试验结果可用紫红色线的存在与否来解释。阳性结果会出现样本线和对照线 2 条线，阴性结果只出现 1 条对照线，其他检测结果表示试验无效。

2. 乳胶凝集法

乳胶凝集法是基于 A 群链球菌 M 抗原蛋白的多克隆抗体与乳胶颗粒联结而制成，操作方法快速简便，有商品供应。

（1）选取菌落。将标本接种在固体培养基经过 35 ℃孵育 18～24 h，可疑的菌落应进行经典法试验（形态学，革兰氏染色，溶血和触酶试验等，见本章前述）。

（2）提取物的制备。移取 0.4 mL 提取酶到试管中。用固体培养基上的 2～3 个菌落在 0.4 mL 提取酶中乳化，如果菌株不纯，接种一个分离完全的菌落到含 5% 羊血或马血的哥伦比亚琼脂，孵育 24 h，用新长出的菌落做试验。混匀后放 37 ℃孵育 10～15 min，抗原提取完毕留待试验。

（3）分群。在卡片或玻片上记录菌株参考值。摇匀乳胶混悬液。将每种乳胶试剂滴 1 滴到一次性卡片中相对应的孔内。用一个 Pasteur 吸管，滴 1 滴提取液在每滴乳胶悬液的旁边。用一个搅棒将 2 滴混在一起并铺满整个孔。轻轻转动卡片或玻片不超过 2 min，在正常光线下读取结果。

（4）判读和解释。阳性结果是 2 min 内在 1 个反应孔出现清晰可见的乳胶凝集颗粒。这种凝集的出现标志单一的链球菌群鉴定出来。如果强凝集出现在不止一种乳胶悬液反应孔中，指示培养物为几种链球菌群的混合，则需进一步分离和试验。阴性结果是没有出现凝集（均一的混悬液）。如果没有乳胶悬液显示凝集，分离株就不太可能是 A、B、C、D、F 或 G 群链球菌。应进一步进行完整的生化鉴定。

三、实时荧光定量 PCR

目前实时荧光定量 PCR 法已成功应用于多种病原菌的快速定量鉴定。实时荧光定量法操作简便省时，1～2 h 即可实现样本的定量检测。采用 A 群链球菌核酸荧光 PCR 检测试剂盒（购自上海辉睿生物科技有限公司）。

操作步骤如下。

（一）试剂准备（试剂准备区）（表 2-3-3）

表 2-3-3 试剂组成

反应液组分	加量/μL
qPCR Master Mix	12.5
A 群链球菌反应液	7.5
待测标本 DNA	5
总体积	25

（二）样本处理（样本处理区）

（1）取 200 μL 的待检样本及阴性对照样本进行核酸提取。DNA 可采用 Trizol 法、硅胶膜吸附法、磁珠法等微量 DNA 提取试剂盒提取，按相应说明书要求进行操作。提取好的 DNA 应及时用于检测，否则应 -20 ℃保存。

（2）加样。在准备好试剂的 PCR 反应管中分别加入阴性、阳性质控品，以及待测样本 DNA 各 5 μL，盖紧管盖后，瞬时低速离心。

（三）PCR 扩增检测（扩增区）

待检 PCR 管转移至扩增区，按顺序置于 PCR 仪上，编辑样本信息，设定循环参数。（表 2-3-4）

表 2-3-4 循环参数

步骤	温度/℃	时间	循环数/次
预变性	95	5 分钟	1
变性	95	10 秒	40
退火、延伸及检测荧光（荧光检测通道：FAM）	58	45 秒	

注：ABI 系列荧光 PCR 仪不选 ROX 校正，淬灭基团选择 None。

（四）结果分析

ABI7500 荧光 PCR 仪：将 baseline 设为 3~15（根据实际情况，baseline cycler 可在一定范围内变化），荧光阈值（threshold）设定原则以阈值线刚好超过阴性对照品扩增曲线（无规则的噪音线）的最高点，且 $Ct=40$（或显示为"undet"）。使用仪器配套软件自动分析结果。

（五）质量控制

试剂盒中提供阳性质控品、阴性对照各 1 个，对应 Ct 分别为 $Ct_{阳}$、$Ct_{阴}$；如试剂质量完好并操作正确，$Ct_{阳} < Ct_{阴}$，$Ct_{阳} < 30$，并呈现典型的"S"形扩增曲线，否则实验无效，应检查仪器、试剂、扩增条件等方面的误差。在每次检测中应设置阴阳性对照品。

（六）实验结果的判定

在实验有效的前提下判定结果（表 2-3-5）

表 2-3-5 实验结果判定

Ct	判定及操作	
$Ct \geq 38$（或"undet"）	阴性结果	
$35 \leq Ct < 38$	检测灰区，应重复测定 2 次	重复测定 2 次，$Ct \geq 38$，阴性结果；其中 1 次 $Ct < 38$，阳性结果，FAM 通道阳性判断为感染 A 群链球菌
$Ct < 35$	阳性结果，FAM 通道阳性判断为感染 A 群链球菌	

四、展望

A 群链球菌的检测已从传统的分离培养法发展到快速免疫学检测及核酸分子检测，这些方法的特异性和敏感性等各有不同，可根据实际情况选择。细菌分离培养法仍是目前 A 群链球菌检测的金标准，未来的 A 群链球菌检测方法将以高通量分子检测方法为主流趋势，对 A 群链球菌的快速诊断及鉴别诊断有助于及早明确传染源、及时切断传播途径。

参考文献

[1] GEO F B, et al. Jawetz, Melnick, & Adelberg's Medical Microbiology [M]. 26th ed. New Yorks: the McGraw-Hill Companies, Inc., 2013. http://accessmedicine.mhmedical.com/book.aspx? bookial=504.

[2] KENNETH J R, et al, Sherris Medical Microbiology [M]. 6th ed. New Yorks: the McGraw-Hill Companies, Inc., 2014. http://accessmedicine.mhmedical.com/book.aspx? bookial=1020.

[3] WARREN L. Review of Medical Microbiology and Immunology [M]. 13th ed. New Yorks: the McGraw-Hill Companies, Inc., 2014. http://accessmedicine.mhmedical.com/book.aspx? bookial=1123.

[4] GERBER M A, SHULMAN S T. Rapid diagnosis of pharyngitis caused by group A streptococci [J]. Clin Microbiol Rev, 2004, 17 (3): 571-580.

[5] BESSEN D E, MICHAEL MCSHAN W, NGUYEN S V, et al. Molecular epidemiology and genomics of group A Streptococcus [J]. Infect Genet Evol, 2014, S1567-1348 (14): 00382-00387.

[6] LYNSKEY N N, LAWRENSON R A, Sriskandan S. New understandings in Streptococcus pyogenes [J]. Curr Opin Infect Dis, 2011, 24 (3): 196-202.

[7] WESSELS M R. CLINICAL pRACTICE. Streptococcal pharyngitis [J]. N Engl J Med, 2011, 364 (7): 648-655.

[8] SHULMAN S T, TANZ R R. Group A streptococcal pharyngitis and immune-mediated complications: from diagnosis to management [J]. Expert Rev Anti Infect Ther, 2010, 8 (2): 137-150.

(管洪宇 曹开源 李红玉 陈嘉慧 何振健)

第四章 金黄色葡萄球菌

第一节 基本特征

金黄色葡萄球菌（*Staphylococcus aureus*，*S. aureus*）属于微球菌科葡萄球菌属。该属中目前包括32种和15亚种，其中3种较为常见，包括金黄色葡萄球菌、表皮葡萄球菌（*Staphylococcus epidermidis*）和腐生葡萄球菌（*Staphylococcus saprophyticus*）。金黄色葡萄球菌包括金黄亚种和厌氧亚种。侵袭性金黄色葡萄球菌是引起化脓性疾病的重要致病菌，并且是毒力最强的化脓菌。

到目前为止，已有14株金黄色葡萄球菌完成了全基因组测序工作。其染色体为单一环状染色体，大小约为2 800 kb，预测约2 600多个蛋白质编码区，大部分金黄色葡萄球菌带有1个质粒。噬菌体、毒力岛、转座子、插入序列遍布整个基因组，大部分耐药基因由质粒或移动元件携带，包括SCCmec抗性岛。DNA 中的 G + C 含量为30.7%～39.0%。这些测序菌株包括医院和社区相关的耐甲氧西林金黄色葡萄球菌（metnicillin-resistant *Staphylococcus aureus*，MRSA），具有高毒力的社区相关的甲氧西林敏感菌株（community acquired methicillin-susceptible *Staphylococcus aureus*，CA-MSSA）、耐万古霉素的金黄色葡萄球菌（vancomycin-resistant *Staphylccoccus aureus*，VRSA）以及引起牛乳腺炎的代表克隆等。

金黄色葡萄球菌是重要的医院和社区感染相关的病原菌，可以引起各种侵袭性疾病，从轻度皮肤、软组织感染到系统性疾病，如呼吸道感染、食物中毒、菌血症、心内膜炎。随着抗生素的广泛应用，MRSA 感染的广泛流行已经成为一个全球性问题，受到世界的关注。

一、病原学特征

（一）基本生物学特征

典型的金黄色葡萄球菌为球形，直径约1 μm，成单、双、短链或不规则葡萄串样排列，无芽孢、无鞭毛，体外培养时一般不形成荚膜，但少数菌株的细胞壁外层可见荚膜样黏液物质。在有作用于细胞壁抗生素（如青霉素等）的环境中，细菌形态会发生改变，如菌体膨胀或裂解死亡。革兰氏染色阳性，随着菌龄衰老、死亡，某些菌体可转为阴性。

金黄色葡萄球菌的抗原可分为两种：蛋白抗原和多糖抗原。蛋白抗原是一种无特异性的凝集抗原，是具有种、属特异性而无型特异性的完全抗原。多糖抗原为具有型特异性的半抗原，A 型抗原存在于多数菌株中，而 B 型抗原主要存在于凝固酶阴性的菌株，C 型抗原在致病及非致病菌株中都存在。

（二）理化特性以及耐药性

金黄色葡萄球菌是抵抗力最强的无芽孢细菌，对外界理化因素的抵抗力主要表现在：①耐干燥。在干燥的脓汁、痰液中可存活数月，在空气中可存在，但不繁殖。②耐热。加热 70 ℃ 1 h，80 ℃ 30 min 不被杀死。③耐高渗溶液。在 15% NaCl 和 40% 胆汁中生长，在含有 50%～66% 蔗糖或 15% 以上食盐食品中才可被抑制。④耐低温。冷冻食品中不易死亡。

金黄色葡萄球菌对青霉素、红霉素和庆大霉素高度敏感，但因其本身携带质粒，且一种质粒可携带多种耐药基因，而使得其易产生耐药性。可对多种抗生素产生耐药，包括 β-内酰胺类（甲氧西林）、大环内酯类、林可酰胺类、链阳菌素 B 类、氨基糖苷类、氟喹诺酮、糖肽类、四环素类等抗生素。耐药机制复杂，目前临床上最为重视的为 MRSA，需针对耐药基因进行抗菌药物的针对性治疗。

（三）培养特性

金黄色葡萄球菌营养要求不高，在普通培养基上生长良好，需氧或兼性厌氧，最适生长温度 35 ℃，最适生长 pH 7.4。在血琼脂培养基中，经 37 ℃ 培养 24 h 后形成圆形、光滑、大而突起、湿润、不透明的菌落，直径为 2～3 mm，菌落呈金黄色，有时为白色，有些菌落有透明溶血环。

金黄色葡萄球菌有高度的耐盐性，可在 10%～15% NaCl 肉汤中生长，可利用它的这个特性进行污染标本分离。可分解甘露醇，在高盐甘露醇培养基经 35 ℃ 培养 24 h 后，形成淡橙黄色菌落。在鉴别培养基 Baird-Parker 平板中，菌落为圆形、光滑凸起、湿润、直径为 2～3 mm，颜色呈灰色到黑色，边缘为淡色，周围为一混浊带，在其外层有一透明圈。用接种针接触菌落似有奶油树胶的硬度，偶然会遇到非脂肪溶解的类似菌落，但无混浊带及透明圈。现在也有市售的科玛嘉金黄色葡萄球菌显色培养基用于分离和鉴定金黄色葡萄球菌，经 35 ℃ 培养 24 h 后，金黄色葡萄球菌形成紫红色、红色、粉红色菌落，而其他细菌形成蓝色、无色或奶油色菌落。

二、致病性

虽然金黄色葡萄球菌是人体内微生物菌群的正常组分，该菌仍可通过两种不同机制致病。其一基于该菌可在组织中繁殖并广泛播散的能力；其二则与该菌产生的细胞外酶和毒素有关。金黄色葡萄球菌引起的疾病可分为以下三大类。

1. 化脓性炎症

（1）局部化脓性炎症，如疖、毛囊炎、痈、伤口化脓等。金黄色葡萄球菌还可引起内脏器官感染，如肺炎、脓胸、中耳炎、脑膜炎、心包炎、心内膜炎等。

（2）全身感染，如败血症、脓毒血症等。

2. 毒素性疾病

由金黄色葡萄球菌产生的毒素引起，包括溶血毒素（损坏血小板，破坏溶酶体）、杀白细胞素（破坏人的白细胞和巨噬细胞）、血浆凝固酶（阻碍吞噬细胞的吞噬作用）、表皮剥脱毒素（作用于 Dsg-1 的酶水解作用）、毒性休克综合毒素 – 1（增强毛细血管通透性）、脱氧核糖核酸酶（使其可耐受高温）和肠毒素等。

（1）食物中毒。进食污染肠毒素的食物后，经 1～8 h 潜伏期后可出现喷射样呕吐、腹泻、发热、腹部痛性痉挛、电解质紊乱以及失水等症状。预后良好。

（2）烫伤样皮肤综合征。由表皮剥脱毒素所致，多见于新生儿和幼儿及免疫力低下的成人。患者皮肤呈弥漫红斑、起皱继而形成水泡，最后表皮上层脱落。

（3）毒性休克综合征。主要由毒性休克综合征毒素 – 1 引起。临床表现为急性高热、低血压，严重者出现休克。患者多为年轻妇女月经期使用月经塞者，也见于儿童、绝经期妇女和男性。

3. 葡萄球菌性肠炎

长期使用广谱抗生素后，可引起菌群失调，耐药性葡萄球菌在肠道中过度繁殖并产生毒素，引起呕吐、腹泻等肠炎症状。

三、流行病学特征

患者和金黄色葡萄球菌携带者为传染源。人群带菌情况相当普遍，约 50% 的人从未带菌，约 30% 为间歇带菌或经常更换不同类型的菌株，约 20% 的人长期携带某种特定类型的菌株。入侵途径主要通过破损的皮肤和黏膜，人也可因摄食含有肠毒素的食物或吸入染菌尘埃而致病。罕见空气传播。

对于院内感染，免疫力低下的人为主要易感人群，包括慢性病患者（特别是患有肺部疾患、糖尿病和癌症患者），有皮肤病或外科切口的人，新生儿、哺乳期妇女，使用皮质类固醇、接受放射治疗、免疫抑制药物或抗癌治疗而免疫系统被抑制的人群。对于社区感染，近期大量应用抗生素，有长期的皮肤疾病，居住环境拥挤、使用被污染的器具的人群等均为易感人群。注射吸毒者、同性恋、犯人、从事密切接触运动的人群也是易感人群。

目前，金黄色葡萄球菌感染的国内现况为：1999—2000 年，成都 4 家三级甲等医院的 MRSA 检出率为 33.3%；2003 年，我国 14 家医院耐 MRSA 临床分离率为 60.7%。到目前为止各个地区和医院的 MRSA 检出率都有明显的逐年增加的趋势；2005 年，上海地区则上升到 65.6%；同年对全国 5 家教学医院 MRSA 耐药进行监测，杭州为 60%，沈阳为 45.9%，北京为 40%，武汉为 33.3%。国际现状：金黄色葡萄球菌除了可在医院广泛流行外，近年在社区也开始流行，发病率最高的地区是卫生条件欠佳和人群拥挤的地方。随着 β – 内酰胺类抗生素的广泛应用，MRSA 随之增加，引起的感染率和病死率有逐年增加的趋势。据估算 1999—2005 年美国 MRSA 相关的入院患者从 127 036 人增加到 278 203 人，2005 年有 18 650 位入院患者死于严重的侵袭性 MRSA 感染。欧洲耐药监测网（http：//www.rivm.nl/earss）的数据显示，2007年，31个欧洲国家的32 591株侵袭性金黄色葡萄球菌中，MRSA占22%。其中13个欧洲国家报告的MRSA比率等于甚至超过25%，4个国家的MRSA比率超过了40%。而欧洲北部仍然保持着非常低的MRSA分离率，不足3%。

四、临床实验室检测策略

根据疾病的类型以及病变部位的不同，可采集不同的标本进行检测，包括全血、痰液、鼻咽抽吸物标本、支气管肺泡灌洗液及胸腔穿刺液标本。可直接涂片染色镜检，或将标本接种至血琼脂培养基。无菌标本先增菌培养后再在血琼脂培养基上分离培养，取纯培养菌落进行进一步的鉴定。主要检测鉴定方法包括几种。

（一）分离培养与鉴定

细菌的分离培养与鉴定是诊断金黄色葡萄球菌的金标准，是临床常规和最广泛使用的微生物学检查方法。临床微生物标本增菌培养或直接接种培养后，接种至血琼脂培养基、麦康凯琼脂培养基和巧克力琼脂培养基。培养24 h后，若血琼脂培养基上可见菌落光滑、边缘整齐、有光泽、圆形凸起，直径1～2 mm，金黄色，菌落周围有透明溶血环（β-溶血）的可疑菌落，则挑取可疑菌落进行纯培养。对细菌进行革兰氏染色，镜下可见革兰氏阳性、单个、成对或不规则排列的葡萄串样球菌。凝固酶试验是鉴定金黄色葡萄球菌的重要试验，若凝固酶试验阳性，结合特殊的菌落形态和镜下典型特征，基本可确定为金黄色葡萄球菌。其他生化试验包括耐热核酸酶活性试验，各种糖、醇发酵试验及新生霉素敏感试验等，还可采用API Staphylococcus（API Staph）微量生化系统进行鉴定。采用全自动细菌鉴定仪对细菌进行鉴定，是金黄色葡萄球菌的临床常用的确诊试验。

（二）核酸检测

针对金黄色葡萄球菌的核酸检测目前在临床实验室较少开展。若开展，可采用普通PCR、DNA探针法对全血、痰液、鼻咽抽吸物标本、支气管肺泡灌洗液及胸腔穿刺液标本中的金黄色葡萄球菌的特异性核酸进行检测。但临床标本有着复杂的微生物背景和基质，可能影响目的DNA的提取及干扰PCR反应，且核酸检测由于易发生实验室污染造成假阳性，故目前在临床实验室较少开展。

（三）金黄色葡萄球菌耐药基因的检测

尽管目前已开展多种新型抗生素用于治疗金黄色葡萄球菌的感染，但其耐药情况仍然相当严重。最常见的耐药株是MRSA。MRSA常见的耐药基因包括 mecA、gyrA、qacA/B/C、qacA、ermA/B/C、ermB、tetM 等，其中较常使用的是采用PCR方法对 mecA 基因进行检测。对耐药基因的检测可对MRSA进行早期诊断，指导临床用药。临床上仍然使用药物敏感实验来检测菌株的耐药性，PCR方法较少使用。

（四）血清学检测

由于金黄色葡萄球菌广泛存在，抗原复杂，交叉多，免疫血清效价普遍低，制备特异性分型血清较难，现在临床一般不做金黄色葡萄球菌的血清学鉴定。乳胶凝集试验既可作为初筛，同时也是确认方法之一，采用特异性抗体，来检测血清中金黄色葡萄球菌抗原。目前多采用商品化试剂盒进行检测。

（五）同源性分析和分子分型

目前，可用于细菌同源性分析和分子分型的实验方法主要包括随机扩增多态性（RAPD）、限制性片段长度多态性（RFLP）、脉冲场凝胶电泳（PFGE）和多位点序列分型（MLST）等，其中 PFGE 和 MLST 两种方法被公认为同源性分析的金标准。两者不同之处在于 PFGE 是基于不同菌株之间的基因组 DNA 片段存在酶切位点差异，经酶切后能够通过脉冲场凝胶电泳得以区分；MLST 则是通过 PCR 扩增测序检测不同菌株之间管家基因的碱基序列变异，对每一个菌株赋予不同的基因型，利用系统进化树判断不同菌株之间的亲缘关系。分子分型和同源性分析目前主要用于分子流行病学以及进化和变异研究。

（六）蛋白质组学

蛋白质组学是技术性很强且发展迅速的一门科学，已广泛应用于金黄色葡萄球菌的各个研究领域，但由于其要求较高的专业技术水平和特殊的仪器设备，需要对大量的蛋白质数据进行分析处理，目前在临床较少使用。主要技术有二维凝胶电泳、基质辅助激光解析—电离—飞行时间质谱、用液相色谱串联质谱、表面增强激光解析—电离—飞行时间质谱等，涉及金黄色葡萄球菌的生理、代谢、抗耐药机制、新药物靶点的发现等研究领域。

（七）基因芯片

基因芯片技术集成了 PCR 的高灵敏度与分子杂交的高特异性的双重优势，提高了金黄色葡萄球菌检测的灵敏度和特异性，且可对金黄色葡萄球菌进行多基因位点的检测，避免了单一基因位点检测的固有缺陷。但该法成本高且需要特殊仪器设备，限制了该法在临床实验室的应用。

（八）其他

临床上有一些金黄色葡萄球菌的快速检测方法，如采用选择性培养基，使其在琼脂培养基上生长为具有特殊典型形态的菌落而被识别；3M 金黄色葡萄球菌快速测试片法等。

由于金黄色葡萄球菌食物中毒系进食含肠毒素的食物，而非活菌引起，因此建立及应用肠毒素的快速、灵敏检测方法是今后临床上针对食物中毒患者的快速的辅助诊断方法。目前可使用的血清学方法如 ELISA、反向间接血凝试验、免疫荧光法等。

五、预防和治疗

预防金黄色葡萄球菌感染可从以下几方面着手：①防止食物受到金黄色葡萄球菌的污染，包括彻底的消毒与灭菌，运输过程的无菌包装，加工过程的控制等；②加强个人卫生，勤洗手；③感染者避免接触婴幼儿和体质虚弱者。

治疗方面，首选苯唑西林（头孢西丁）和青霉素，其次为红霉素、克林霉素、万古霉素、利奈唑胺、左氧氟沙星、磷霉素等。对于MRSA治疗，轻症感染可选用磺胺甲恶唑、甲氧苄啶和喹诺酮类，严重全身感染选用万古霉素、其他糖肽类药物或利奈唑胺。

参考文献

[1] AIRES DE SOUSA M, DE LENCASTRE H. Bridges from hospitals to the laboratory: genetic portraits of methicillin-resistant Staphylococcus aureus clones [J]. FEMS Immunol Med Microbiol, 40 (2004): 101–111.

[2] RUUD H D, ELLEN E S. The evolution of Staphylococcus aureus [J]. Infection, Genetics and Evolution 8 (2008): 747–763.

[3] COLE A M, TAHK S, OREN A, et al. Determinants of Staphylococcus aureus nasal carriage [J]. Clin Diagn Lab Immunol, 2001, 8 (6): 1064–1069.

[4] IWASE TADAYUKI, UEHARA YOSHIO, SHINJI HITOMI, et al. Staphylococcus epidermidis Esp inhibits Staphylococcus aureus biofilm formation and nasal colonization [J]. Nature, 2010, 465 (7296): 346–349.

[5] KLUYTMANS-VANDENBERGH M F, KLUYTMANS J A. Community-acquired methicillin-resistance Staphylococcus aureus: current perspectives [J]. Clin Microbiol Infect, 2006, 12 (1): 945.

[6] KARCHMER A W. Nosocomial bloodstream infections: organisms, risk factors, and implications [J]. Clin Infect Dis 2000, 31 (Suppl 4) S139–S143.

[7] PEAKE S L, PETER J V, CHAN L, et al. First report of septicemia caused by an obligately anaerobic Staphylococcus aureus infection in a human [J]. J Clin Microbiol, 2006, 44 (6): 2311–2313.

[8] HOLDEN M T, FEIL E J, LINDSAY J A, et al. Complete genomes of two clinical Staphylococcus aureus strains: evidence for the rapid evolution of virulence and drug resistance [J]. Proc Natl Acad Sci U S A, 2004, 101 (26): 9786–9791.

[9] HERRON-OLSON L, FITZGERALD J R, MUSSER J M, et al. Molecular correlates of host specialization in Staphylococcus aureus [J]. PLoS ONE, 2007, 2 (10): e1120.

[10] BABA T, TAKEUCHI F, KURODA M, et al. Genome and virulence determinants of high virulence community-acquired MRSA [J]. Lancet, 2002, 359 (9320): 1819–1827.

[11] GILL S R, FOUTS D E, ARCHER G L, et al. Insights on evolution of virulence and resistance from the complete genome analysis of an early methicillin-resistant Staphylococcus aureus strain and a biofilm-producing methicillin-resistant Staphylococcus epidermidis strain [J]. J Bacteriol, 2005, 187 (7): 2426–2438.

[12] KURODA M, OHTA T, UCHIYAMA I, et al. Whole genome sequencing of meticillin-

resistant Staphylococcus aureus [J]. Lancet, 2001, 357 (9264): 1225-1240.

[13] KURODA M, OHTA T, UCHIYAFNA I, et al. Whole genome sequencing of meticillin-resistant Staphylococcus aureus [J]. Lancet. 2001, 357 (9264): 1225-1240.

[14] MWANGI M M, WU S W, ZHOU Y, et al. Tracking the in vivo evolution of multidrug resistance in Staphylococcus aureus by whole-genome sequencing [J]. Proc Natl Acad Sci U S A, 2007, 104 (22): 9451-9456.

[15] WERTHEIM H F, MELLES D C, VOS M C, et al. The role of nasal carriage in Staphylococcus aureus infections [J]. Lancet Infect Dis, 2005, 5 (12): 751-762.

[16] SANFORD M D, WIDMER A F, BALE M J, et al. Efficient detection and long-term persistence of the carriage of methicillin-resistant Staphylococcus aureus [J]. Clin Infect Dis, 1994, 19 (6): 1123-1128.

[17] KLEIN E, SMITH D L, LAXMINARAYAN R. Hospitalizations and deaths caused by methicillin-resistant Staphylococcus aureus, United States, 1999-2005 [J]. Emerg Infect Dis, 2007, 13 (12): 1840-1846.

[18] KLEVENS R M, MORRISON M A, NADLE J, et al. Invasive methicillin-resistant Staphylococcus aureus infections in the United States [J]. JAMA, 2007, 298 (15): 1763-1771.

[19] 陈智鸿，吕晓菊，范听建，等．金黄色葡萄球菌耐药性监测 [J]．中国抗感染化疗杂志，2003，3（1）：13-15．

[20] 李家泰，齐慧敏，李耘．2002—2003年中国医院和社区获得性感染革兰氏阳性菌耐药监测研究 [J]．中华检验医学杂志，2005，28：254-269．

[21] 朱德妹，汪复，张婴元．2005年上海地区细菌耐药性监测 [J]．中国感染与化疗杂志，2006，6（6）：371-376．

[22] 王辉，孙宏莉，陈民钧，等．2005年我国五家教学医院革兰氏阳性球菌耐药监测研究 [J]．中华检验医学杂志，2006，29（10）：873-877．

[23] JARRAUD S, MOUGEL C, THIOULOUSE J, et al. Relationships between Staphylococcus aureus genetic background, virulence factors, agr groups (alleles), and human disease [J]. Infect Immun, 2002, 70 (2): 631-641.

[24] CHIOU C S, WEI H L, YANG L C. Comparison of pulsed-field gel electrophoresis and coagulase gene restriction profile analysis techniques in the molecular typing of Staphylococcus aureus [J]. J Clin Microbiol, 2000, 38 (6): 2186-2190.

（罗燕芬　曹开源　张天托　朱勋）

第二节　检测技术

本节主要阐述金黄色葡萄球菌的鉴定方法和操作规程，适用于从全血标本、痰标本、鼻咽抽吸物标本、支气管肺泡灌洗液标本及胸腔穿刺液标本中金黄色葡萄球菌的分离、鉴定的相关操作。涉及金黄色葡萄球菌的临床标本和菌株的相关操作应在生物安全二级（BSL-2）实验室中进行。

发热呼吸道症候群金黄色葡萄球菌的检测和鉴定流程如图2-4-1所示。

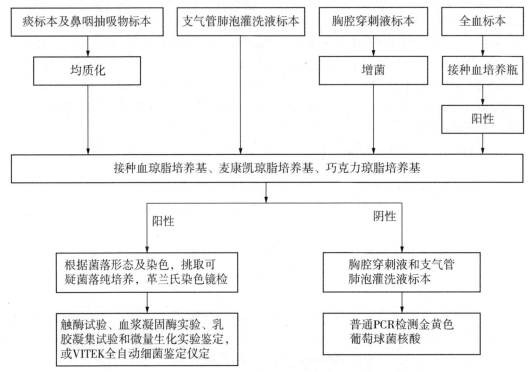

图2-4-1　发热呼吸道症候群金黄色葡萄球菌的检测和鉴定流程

一、检测步骤

检测流程如图2-4-1所示。按照细菌检测总体策略，相关标本接种血琼脂培养基、巧克力琼脂培养基、麦康凯琼脂培养基，观察菌落形态及染色，挑取疑为金黄色葡萄球菌的菌落，进行手工鉴定或采用全自动细菌生化鉴定仪，培养阴性的支气管肺泡灌洗液标本及胸腔穿刺液标本，采用普通PCR检测金黄色葡萄球菌的 nuc 基因。

（一）标本的处理与保存

1. 痰标本与鼻咽抽吸物标本

稀痰标本直接进行标本的染色镜检，浓痰标本用痰消化液消化后进行标本的染色镜检，确认痰标本或鼻咽抽吸物标本的合格与否（详见本书第二部分第一章相关内容）。合格后将痰标本或鼻咽抽吸物标本分为3份，1份放-20℃保存用于普通PCR检测，1份保存于-20℃备用，1份用于培养。用于培养的1份加5 mL生理盐水稀释，再加入5 mL 1% pH 7.6的胰蛋白酶溶液，消化90 min后接种，以三区划线法接种到血琼脂培养基、麦康凯琼脂培养基、巧克力琼脂培养基，血琼脂培养基、巧克力琼脂培养基置

5% CO_2、35 ℃潮湿环境培养，麦康凯琼脂培养基置普通环境35 ℃培养18～24 h。

2. 胸腔穿刺液标本

采集得到的胸腔穿刺液应首先分成4份进行处理，第1份提取核酸进行普通PCR检测，所需胸腔穿刺液应不少于500 μL，第2份应与第1份等量，并在分装后作为留样即刻置于 -70 ℃储存。第3份应直接以三区划线法接种，接种到血琼脂培养基、麦康凯琼脂培养基、巧克力琼脂培养基，置于5%～10% CO_2 培养箱中，35 ℃培养18～24 h。第4份按1∶3接种到肉汤培养基37 ℃增菌培养，每天观察培养基是否有浑浊。若无浑浊，继续培养，培养时间应不少于1周；若培养基发生浑浊，取少量标本三区划线法接种到血琼脂培养基、麦康凯琼脂培养基、巧克力琼脂培养基。置于5%～10% CO_2 中，35 ℃培养18～24 h。

3. 支气管肺泡灌洗液标本

取得的支气管肺泡灌洗液标本应分为3份。其中，第1份提取核酸进行PCR检测，所需支气管肺泡灌洗液应不少于500 μL；第2份应与第1份等量，并在分装后作为留样即刻置于 -70 ℃储存；第3份支气管肺泡灌洗液应首先3 000 r/min离心15 min，弃上清液，振荡后悬浮沉淀，取10 μL密涂于血琼脂培养基、麦康凯琼脂培养基、巧克力琼脂培养基，置于5%～10% CO_2 中，35 ℃培养18～24 h。

4. 全血标本

全血标本在采样时即已接种入血培养瓶，将接种过的血培养瓶放入血培养仪或培养箱中35 ℃进行培养，全自动培养仪5天内报警即进行细菌接种和鉴定，5天后仍未报警则视培养结果为阴性；手工培养则再接种，5天内每天观察培养情况，如培养液出现混浊，则接种培养液并进行鉴定。从阳性血培养瓶取出0.5 mL培养物，在血琼脂培养基、巧克力琼脂培养基、麦康凯琼脂培养基三种固体培养基上分别接种100 μL培养物，35 ℃ 5% CO_2 环境下倒置培养24 h（或直到长出菌落为止）。原始的血培养瓶保存于室温，至少应保留1星期，直到分离培养得到细菌并通过革兰氏染色证实。

（二）鉴定步骤

1. 菌落形态观察

经过适当处理后的标本，经35 ℃培养24 h后，若观察到巧克力琼脂培养基上有菌落生长，呈金黄色；麦康凯琼脂培养基上不生长；血琼脂培养基上生长，呈金黄色，β-溶血，应怀疑为金黄色葡萄球菌。金黄色葡萄球菌在血琼脂培养基上为光滑、边缘整齐、有光泽、圆形凸起、湿润、不透明的菌落，直径1～2 mm，菌落呈金黄色，有时为白色，有些菌落周围有透明溶血环（β-溶血）。在高盐甘露醇培养基上发酵甘露醇，形成圆形、平滑、完整、略凸、湿润、橙黄色菌落。

2. 菌落的纯培养

挑取2～3个疑似菌落分别接种血琼脂培养基35 ℃ 5%～10% CO_2 培养18～24 h。

3. 疑似菌落的鉴定

各实验室根据本实验室现有条件，对可疑菌落进行鉴定。可选择手工鉴定或采用VITEK全自动细菌生化鉴定仪进行鉴定。

（1）手工鉴定步骤。

1）革兰氏染色。挑取可疑菌落的纯培养菌进行革兰氏染色，镜下可见单个、成对或不规则排列的葡萄串样球菌，革兰氏染色为阳性，无芽孢，无荚膜。

2）触酶试验。挑取琼脂培养基上的单个菌落（注意：不可刮到培养基），置于洁净玻片上，然后滴加3% H_2O_2 溶液1~2滴。静置，立即产生大量气泡的为阳性，不产生气泡的为阴性。

3）血浆凝固酶试验。

（A）玻片凝固酶实验。

原理：金黄色葡萄球菌表面有结合的凝固酶，与血浆中的纤维蛋白原交联使菌体快速凝集。

操作：在洁净玻片中央滴加1滴生理盐水，用接种环取纯培养菌落与其混合制成菌悬液，同时设置阴阳性对照。若10~20 s内无自凝现象，加入1滴新鲜兔血浆，与菌悬液混合，10 s内观察凝块的出现。

（B）试管凝固酶实验。

原理：细菌分泌到菌体外的凝固酶被血浆中的协同因子激活形成复合物，再使纤维蛋白原变为纤维蛋白。

操作：肉汤培养物的制备：挑取上述可疑菌落接种于5 mL肉浸液肉汤和营养琼脂小斜面，35 ℃培养24 h。取新鲜配制兔血浆0.5 mL，放入小试管中，再加入0.2~0.3 mL肉浸液肉汤培养物，振荡摇匀，置37 ℃温箱或水浴内，每半个小时观察一次，观察6 h，将试管倾斜或倒置时，呈现凝块者或凝固体积大于原体积的一半，被判定为阳性结果。同时用已知阳性和阴性葡萄球菌株及肉汤作为对照。

4）乳胶凝集试验。乳胶凝集试验既可用作初筛，同时也是确认方法之一。目前已有很多商品化的试剂盒，如法国生物梅里埃公司的Slidex Staph-Kit。

原理：将可疑菌落挑取到反应卡上与聚苯乙烯乳胶颗粒混合，乳胶颗粒上包被有抗蛋白-A、IgG和蛋白A及凝固酶结合的纤维原。约1 min内观察，如有金黄色葡萄球菌存在，则发生可见的凝集反应。操作方法如下：

（A）接种环灭菌后，挑取可疑菌落涂在反应卡的测试圈和对照圈中。

（B）在测试圈内滴加1滴测试乳胶试剂，在对照圈中滴加1滴对照乳胶。

（C）分别用灭菌接种环将对照圈和测试圈内的试剂和菌混匀。

（D）小心轻微振荡测试卡约1 min，在光线充足的环境下观察牛奶背景下的凝集。

（E）阴阳性对照的试验方法与样品相同。

（F）结果判读：如果测试圈内产生凝集，而在对照圈内无凝集为阳性，测试圈内无凝集为阴性。若测试圈与对照圈均出现凝集，则表示该试验结果失败，无法鉴定，需重做或采用常规实验方法证实。

5）微量生化实验。

API Staph是葡萄球菌属和微球菌属的鉴定系统，由标准化微型化生化测定和专门的数据库所组成，是由含干燥底物小管的实验条所组成。其详细操作见API Staph试剂盒操作说明。具体如下：

（A）挑取单个纯培养菌落，在试剂盒特制的溶液瓶中调制菌液（5 mL）。

（B）将 5 mL 无菌水放进培养盒里，再将试条放进培养盒内。

（C）将菌液接种到小管或小管及小杯中，利用石蜡油覆盖指定的生化孔（有划线的孔）。

（D）把培养盖盖上，把试条放进孵育箱内，37 ℃培养 18～24 h。

（E）取出试条，按操作说明书规定，将附加试剂加进适当小孔内。

（F）再培养 24 h 后，根据说明书或彩图的指示，记录结果于报告单上。

（G）利用编码手册或 API PLUS 软件进行分析。

（2）VITEK 全自动细菌生化鉴定仪鉴定步骤。

1）配制菌悬液。选取经纯培养 18～24 h 后大小为 3 mm 左右的待测菌落 2～3 个，置于装有 3.0 mL 0.45% 生理盐水的试管中进行稀释，用标准比浊计测菌液浓度（如浊度高加生理盐水，浊度低加菌落）。最后的菌液浓度必须达到 0.5 麦氏浊度。将试管放到载卡架上。

2）选择鉴定卡片。从冰箱中取出革兰氏阳性细菌鉴定卡（GPI 卡），放置 2～3 min，待其温度与室温平衡后备用。

3）卡片充样。将鉴定卡片放在载卡架上，使其输样管浸入装有待测菌液的标准管中，将载卡架缓慢推入填充仓中，点击"FILL"，仪器自动填充鉴定卡片。

4）读卡并孵育。鉴定卡片填充完毕后将载卡架从填充仓中取出，缓慢推入测试仓中，仪器对鉴定卡片自动读卡并将输样管与鉴定卡切断，使鉴定卡留在仪器孵育箱培养观察。

5）经过 6～8 h 孵育检测后，仪器自动报告鉴定结果。

4. 核酸扩增

本法适用于培养阴性的支气管肺泡灌洗液标本及胸腔穿刺液标本。PCR 因其耗时少、简单、快捷而成为当今采用分子生物学技术检测金黄色葡萄球菌的常用方法。下面主要介绍适用于金黄色葡萄球菌的特异性基因 *nuc* 的普通 PCR 检测方法。操作步骤如下：

（1）实验准备。标本 DNA 的提取、分装和保存（提取步骤参见本书第二部分第一章"细菌学检测总体策略"相关内容）。清洁工作区域，PCR 反应液配制区应与 DNA 加样区有物理隔离，实验操作中所使用的水、移液器、枪头、隔离衣及 PCR 反应相关耗材等均应分区域固定放置，不可以交叉使用。

（2）PCR 预混液配制。

1）特异性引物序列见表 2-4-1。

表2-4-1 金黄色葡萄葡萄球菌普通PCR扩增引物和片段长度

目的基因	引物方向	核苷酸序列（5′→3′）	片段大小/bp	退火温度/℃
nuc	上游	GCGATTGATGGTGATACGGTT	278	55
	下游	AGCCAAGCCTTGACGAACTAAAGC		

2）配制20 μL PCR反应体系（表2-4-2）。

表2-4-2 反应体系

成分	体积/μL	终浓度
超纯水	11.2	
10×PCR缓冲液	2	1×
dNTPs（2.5 mmol/L）	1.6	0.2 mmol/L
上游引物（10×）	2	0.25 μmol/L
下游引物（10×）	2	0.25 μmol/L
Taq DNA 聚合酶（5 U/μL）	0.2	5 U/100 μL
DNA	1	

（3）扩增条件：94 ℃预变性2 min；94 ℃ 40 s，55 ℃ 40 s，72 ℃ 50 s，30个循环；72 ℃ 3 min。

（4）扩增产物的检测。

用1.5%的琼脂糖凝胶电泳PCR产物，电压5 V/cm。在凝胶成像仪中读取片断长度。

（5）结果分析。

1）阴性质控应包含无模板对照、无酶对照以及无引物对照，如果阴性质控出现问题，应对标本中的阳性结果样本进行重复检测。

2）如果阳性质控出现问题，对全部样本均应进行重复检测。

3）推荐判断标准：如果出现明显的扩增条带且片断长度符合，将样本判断为阳性；如果未出现扩增条带或虽然出现扩增条带但片断长度不符，将样本判断为阴性；如果出现扩增条带但不清晰，应考虑将模板量加倍重新检测一次。如果出现清晰且片断长度符合的条带，将样本判断为阳性，否则为阴性。

（6）质量控制。

1）灵敏性检测。包括检测PCR反应体系的最低检测限度。参加项目的每个实验室在初次应用该方法之前，对PCR反应体系的灵敏性均进行检测。每次更换试剂时均进行灵敏性检测。

2）阴性对照。包括自临床标本中提取DNA时设置的阴性对照和配制PCR反应体系时设置的阴性对照。每一次试验都需要设置这两种阴性对照。对于阴性对照出现阳性结果的情况，仔细分析后重新检测。

3）阳性对照：由一个实验室统一制备。

5. 分子分型

（1）脉冲场凝胶电泳。金黄色葡萄球菌 DNA 经限制性内切核酸酶（*Sma* Ⅰ）消化后，可获得 5～20 条片段（10～700 kb），根据电泳条带的不同形式对其分型。脉冲场凝胶电泳（pulsed-field gel electrophoresis, PFGE）分型在辨别能力、分型和重复性方面具有其他分型所不具有的优势，所以被认定为金黄色葡萄球菌分型的金标准。它已经被广泛用于金黄色葡萄球菌的医院感染和甲氧西林抗性的流行病学调查。金黄色葡萄球菌的 PFGE 操作步骤可参照 PulseNet 公布的单核细胞增生李斯特氏菌的标准化程序，但经过一定的修改。PulseNet 的 PFGE 标准化程序可直接从网站（http：//www.cdc.gov/PULSENET/protocols.html）下载。

1）菌悬液的制备。

（A）在 1.5 mL 离心管上标记好对应样品的名称。

（B）从培养皿上刮取适量细菌，悬浊于 TE 中，用 Eppendorf 分光光度计测其 *OD* 值，调整至 5.5～6.5。注：如果样品数量多，调整好 *OD* 值后先存放于 4 ℃。

（C）取 250 μL 菌悬液于相应的 1.5 mL 离心管中，加入 2 μL 溶葡萄球菌酶（1 mg/mL），用移液枪充分吹打（不需振荡摇匀）。

2）胶块的制备。

（A）准备 10 mL 的 1% SKG。取 250 μL 预热（53～56 ℃）的 SKG，与 250 μL 菌悬液混合，用移液枪轻轻吹打至液体混匀，避免产生气泡。混合前菌悬液可在水浴里预热 10 s，并摇匀。

（B）将混合物立即加入模具，避免产生气泡，在室温下凝固 10～15 min 或置于 4 ℃ 冰箱 5 min。

3）细胞的裂解。配制细胞裂解液（CLB）参见表 2-4-3。蛋白酶 K 原液须放在冰上或冰盒里。每个管子加入 4 mL 蛋白酶 K 和 CLB 混合液。保证胶块在液面下而不在管壁上。将管子放在 54 ℃ 水浴摇床中孵育 2 h，转速约 170 r/min。将纯水和 TE 放在 54 ℃ 水浴中预热。

表 2-4-3 细胞裂解液

样本数量	CLB/mL	蛋白酶 K（20 mg/mL）/μL
1	4	30
10	40	300

4）洗胶块。

（A）从水浴摇床中拿出管，轻轻倒掉 CLB。每管中加入 15 mL 预热的纯水。确保胶块在液面下而不在管壁或盖子上，放回 54 ℃ 水浴摇床中，摇 15 min。

（B）倒掉水，加入 15 mL 预热的 TE，在 54 ℃ 的水浴摇床中重复洗 3 次，时间分别为 15 min、15 min、30 min。倒掉 TE，加入 5 mL TE，放在 4 ℃ 冰箱保存备用。

5）胶块内 DNA 的酶切。

（A）准备 30 ℃ 和 37 ℃ 水浴。按照表 2-4-4 配制 *Sma* Ⅰ 的稀释缓冲液，混匀。

表 2-4-4　*Sma* Ⅰ的稀释缓冲液

试剂（TaKaRa）	胶块/μL	7 胶块/μL	12 胶块/μL
纯水	160	1 120	1 920
10×T 缓冲液	20	140	240
BSA（0.1%）	20	140	240
总体积	200	1 400	2 400

按照表 2-4-5 配制 *Xba* Ⅰ的稀释缓冲液。注意：须戴手套操作，缓冲液和 BSA 置于冰上。

表 2-4-5　*Xba* Ⅰ的稀释缓冲液

试剂（Promega）	胶块/μL	3 胶块/μL
纯水	178	534
缓冲液 D	20	60
BSA（10 mg/mL）	2	6
总体积	200	600

（B）1.5 mL 离心管中加入 200 μL 稀释缓冲液。用刀片切下 2 mm 宽的胶块放入 1.5 mL 离心管中。确保胶块在液面下面。将剩余的胶块放回原来的 TE 中。

（C）用同样的方法处理标准株 H9812 的胶块，放入 *Xba* Ⅰ缓冲液中。将 *Xba* Ⅰ管子放在 37 ℃水浴中，*Sma* Ⅰ管子放在 30 ℃水浴中孵育 10～15 min。

（D）按照表 2-4-6、表 2-4-7 的比例配制酶切缓冲液，混匀。

表 2-4-6　*Sma* Ⅰ的酶切缓冲液

试剂（TaKaRa）	胶块/μL	7 胶块/μL	12 胶块/μL
纯水	155	1085	1860
10×T 缓冲液	20	140	240
BSA（0.1%）	20	140	240
Sma Ⅰ	5	35	60
总体积	200	1 400	2 400

表 2-4-7　*Xba* Ⅰ的酶切缓冲液

试剂（Promega）	胶块/μL	3 胶块/μL
纯水	173	519
缓冲液 D	20	60
BSA（10 mg/mL）	2	6
Xba Ⅰ	5	15
总体积	200	600

(E) 孵育完,用移液枪吸出液体,吸液时枪头应贴到管底,注意避免破坏胶块。

(F) 每管加入 200 μL 内切核酸酶混合液,确保胶块在液面的下面。将 *Xba* Ⅰ 管子放在 37 ℃ 水浴中,*Sma* Ⅰ 管子放在 30 ℃ 水浴中孵育 3～4 min。

6) 制备 1% 胶。

(A) 称取 1 g SKG,溶于 100 mL 0.5×TBE 缓冲液中。15 孔模具需配制 150 mL 胶。

(B) 微波炉加热约 2 min,每 20 s 混匀,直至完全溶解。放在 53～56 ℃ 水浴,5～6 min。

7) 加样。

(A) 调整梳子的高度,使梳子齿与胶槽的底面相接触。用水平仪调整胶槽使其水平。

(B) 从 37 ℃ 水浴中取出胶块,平衡到室温。用枪头吸出酶切混合液,枪头应贴至管底,避免损伤或吸出胶块。每管加入 200 μL 0.5×TBE,用枪头冲洗胶块。

(C) 把梳子平放在胶槽上,把胶块加在梳子齿上。如果用的是 10 个齿的梳子,把标准菌株 H9812 加在第 1、第 5、第 10 个齿上,若为 15 个齿的梳子则放在第 1、第 5、第 10、第 15 个齿上。

(D) 把梳子放入胶槽,确保所有的胶块在一条线上,并且胶块与胶槽的底面相接触。从胶槽的下部中央缓慢倒入 100 mL 熔化的在 53～56 ℃ 平衡的 1% SKG。避免气泡的生成;如果有,用枪头消除。在室温下凝固约 30 min。

8) 电泳。

设置电泳参数。大胶、小胶均用以下参数:初始转换时间为 4.0 s;终末转换时间为 40.0 s。14 cm 宽×13 cm 长的胶,电泳时间为 19 h。

9) 图像的获取。取出胶,放在盛放 400 mL EB 溶液的托盘内(EB 储存液浓度为 10 mg/mL,1∶10 000 稀释,即在 400 mL 水中加入 40 μL 储存液),摇 30 min。注意:EB 是致畸剂。储存在棕色瓶中的 EB 稀释液可以用 5 次。废弃的 EB 溶液应妥善处理。用纯水冲洗胶即可读取图像。图像需为 IBM 兼容的未压缩的 TIFF 格式,且分辨力≥768×640 像素。

(2) MLST。MLST 是一种高分辨力的分型方法,适合长期大范围的流行病学调查研究和近期金黄色葡萄球菌的暴发。通过扩增金黄色葡萄球菌的 7 个管家基因的内部片段,进行序列比对,并通过不同等位基因的排列组合来确定基因型。金黄色葡萄球菌的 MLST 标准化方法和数据库资料均可通过网络(http://saureus.mlst.net/misc/info.asp)共享。用于 MLST 分型的 7 个管家基因及其扩增引物如表 2-4-8 所示。

表 2-4-8　金黄色葡萄球菌的 7 个管家基因及其扩增引物

基因名称	引物序列(5′→3′)	片段大小/bp
arcc	TTGATTCACCAGCGCGTATTGTC AGGTATCTGCTTCAATCAGCG	456

续表2-4-8

基因名称	引物序列（5′→3′）	片段大小/bp
aroe	ATCGGAAATCCTATTTCACATTC GGTGTTGTATTAATAACGATATC	456
glpf	CTAGGAACTGCAATCTTAATCC TGGTAAAATCGCATGTCCAATTC	465
gmk	ATCGTTTTATCGGGACCATC TCATTAACTACAACGTAATCGTA	429
pta	GTTAAAATCGTATTACCTGAAGG GACCCTTTTGTTGAAAAGCTTAA	474
tpi	TCGTTCATTCTGAACGTCGTGAA TTTGCACCTTCTAACAATTGTAC	402
yqil	CAGCATACAGGACACCTATTGGC CGTTGAGGAATCGATACTGGAAC	516

（3）蛋白A基因（*spa*）多态性分型（*spa*-typing）。*spa*-typing是近年发展起来的专门针对金黄色葡萄球菌*spa*基因X多变区的一种分型方法，在这一区域内存在数量可变的24 bp串联重复序列。目前这种分型方法在欧洲国家被广泛应用，由于*spa*-typing只需对单个基因测序，大大降低了实验成本，非常适合基层单位的推广。研究表明此种方法与PFGE、MLST的吻合度达到95%以上。金黄色葡萄球菌*spa*-typing标准化方法可通过网络（http://www.seqnet.org/）下载。http://www.spaserver.ridom.de/为网络数据库网址。

（4）多位点可变数量串联重复序列分析（multiple-locus variable-number tandem repeat analysis，MLVA）MLVA。MLVA已经用于许多细菌的分型分析。金黄色葡萄球菌MLVA分型方法是近年发展起来的一种新的分型方法，从最初的5个可变重复序列（variable numbers of tandem repeat，VNTR）位点，依据凝胶成像分析发展到现在的8个VNTR位点，用测序仪直接计算每个位点的重复数。目前的研究表明，MLVA分型方法是一种高通量、相对低成本的分型方法，便于国际的数据共享。它的分型能力与PFGE相当，是*spa*-typing的2倍。但该方法还需要大量不同地域来源菌株的进一步分析。

（5）SCCmec（staphylococcal cassette chromosome mec）分型。SCCmec是一种具有移动能力的基因元件，携带*mec*A基因，使其获得对β内酰胺类抗生素的耐药作用。为了研究MRSA的起源、流行、多重耐药性扩大及传递机制，依据SCCmec的结构特征进行分型，已经发现了8种类型（http://www.staphylococcus.net/），目前主要采用多重PCR方法进行分型。该分型方法可以进行分子流行病学及结构基因的功能研究，也是区分医院获得性MRSA与社区获得性MRSA的重要指标。

6. 报告结果

各监测实验室的检测结果，应及时录入到"呼吸道病原检测结果登记表"（表1-3-3）中。在各项目牵头单位的组织和协调下，各监测相关单位按照本方案的要求，负责将"发热呼吸道症候群病例信息调查表"（表1-3-1）的临床和流行病学信息录入到信息系统中。

7. 菌株保存和上送

对于所有分离到的菌株，无论是否得到明确的鉴定结果，都应有完整的菌株背景资料，并保存在菌种保存管中，至少一式三份，分别为自留保存、上送课题总菌种库、质控抽查备用。

（三）其他参考鉴定方法

1. 免疫层析

胶体金免疫层析技术是应用胶体金标记技术，以胶体金作为示踪物，应用抗原抗体反应原理的一种新型免疫标记技术。市售有金黄色葡萄球菌胶体金免疫快速检测试剂盒，其操作为：将标本置于碱性蛋白胨水初增菌 6～8 h，作第二次增菌。取第二次增菌液 0.5 mL 加入稀释瓶内，用滴管反复吹打混匀，用滴管吸向检测卡的样品孔内滴加 4 滴样品液，10～30 min 内观察结果。结果判断：出现两条紫红色线条即为阳性，仅质控线有紫红色线条，为阴性。若无线条出现，则结果失效，需重做。该方法与分离培养鉴定的结果符合率较高，操作简单方便，可广泛应用于临床，但无法对金黄色葡萄球菌进行形态学鉴定和血清分型。

2. 甘露醇发酵实验

此试验可用于鉴别金黄色葡萄球菌和表皮葡萄球菌。操作主要为：将纯培养的细菌用接种针接种至甘露醇生化管中，置 35～37 ℃ 孵育箱孵育。18～24 h 后，观察结果。金黄色葡萄球菌能分解甘露醇指示剂呈酸性变化（黄色），而表皮葡萄球菌不分解甘露醇，培养基无变化。

二、注意事项

1. 一般注意事项

（1）严格按照生物安全规范操作。

（2）血琼脂培养基应该用羊血，不要用人血。由于人血中有抗体存在，可能抑制细菌生长。

（3）用温度计监测记录冰箱、孵箱的温度，保证其温度波动不超过 1 ℃。监视 CO_2 培养箱的 CO_2 流量情况，确保钢瓶内气体充足。

（4）每一批培养基都应用标准菌株进行质控，同时培养基使用前应进行无菌测试。

（5）每一次鉴定都应有标准菌株同时进行试验，用以质控环境、仪器、培养基及试剂质量。如果标准菌株未显示预期结果，本次试验视为失败，应查找原因重新进行试验。

2. 革兰氏染色注意事项

（1）革兰氏染色方法至少应培训 1 周。当新的试剂开启时，应先用标准菌株进行质控，结果登记在供给品表格中并放入实验室档案。革兰氏阳性质控菌株：金黄色葡萄球菌（ATCC 25923）；革兰氏阴性质控菌株：大肠埃希菌（ATCC 25922）。如果质控菌株的染色效果不清晰，应由有经验的检验人员将试剂及染色方法重新检查一遍，有必要的话更换新的试剂。如果在质控片染色时发现有深色的颗粒，应该将试剂过滤并重新进行质控。

（2）每次染色都应使用干净的新玻片。

（3）用火焰固定时不可过热，以载玻片不烫手为宜。过热会使染色反应不正确。

（4）镜检时，以分散开的细菌的革兰氏染色反应为准。过于密集的细菌，常常呈假阳性。枪头要避免触及离心柱的滤过膜；试验要及时，操作要快速、准确等。

3. PCR 检测金黄色葡萄球菌注意事项。

（1）PCR 实验室设置上要分。配液区、模板提取区、扩增区、电泳区。物流应分配液区、模板提取区、扩增区、电泳区顺序，严禁倒流。

（2）EB 可能致癌，要划定专门的 EB 污染区。

（3）各项工作结束后，均应注意对相应操作区域进行清洁处理，可采用含氯消毒剂和 75% 乙醇擦拭方法。

（4）操作过程中如果有液体溅出或污染手套，应及时用 75% 乙醇擦拭污染区域或及时更换手套。

参考文献

［1］GUIDRY C A, MANSFIELD S A, SAWYER R G, et al. Resistant pathogens, fungi, and viruses ［J］. Surg Clin North Am, 2014, 94 (6): 1195 – 1218.

［2］VERHOEVEN P O, GAGNAIRE J, BOTELHO-NEVERS E, et al. Detection and clinical relevance of Staphylococcus aureus nasal carriage: an update ［J］. Expert Rev Anti Infect Ther. 2014, 12 (1): 75 – 89.

［3］HULETSKY A. GIROUX R, ROSSBACH V, et al. New real-time PCR assay for rapid detection of methicillin-resistant Staphylococcal saureus directly from specimens. containing a mixture of Staphylococcus ［J］. Journal of Clinical Microbiology, 2004, (5): 1875 – 1884.

［4］SHORR A F. Epidemiology of Staphylococcal resistance ［J］. Clin Infect Dis, 2007, 45 (3): 171 – 176.

［5］KUMARI D N, KEER V, HAWKEY P M, et al. Comparison and application of ribosome spacer DNA amplicon polymorphisms and pulsed field gel electrophoresis for differentiation of methicillin-resistant Staphylococcus aureus strains ［J］. J Clin Microbiol, 1997, 35 (4): 881 – 885.

［6］YOSHIDA T, KONDO N, HANIFAH Y A, et al. Combined use of ribotyping, PFGE typing and IS431 typing in the discrimination of nosocomial strains of methicillin-resistant Staphylococcus aureus [J]. Microbiol Immunol, 1997, 41 (9): 687-695.

[7] ENRIGHT M C, DAY N P, DAVIES C E, et al. Multilocus sequence typing for characterization of methicillin-resistant andmethicillin-susceptible clones of Staphylococcus aureus [J]. J Clin Microbiol, 2000, 38 (3): 1008-1015.

[8] ENRIGHT M C, ROBINSON D A, RANDLE G, et al. The evolutionary history of methicillin-resistant Staphylococcus aureus (MRSA) [J]. Proc Natl Acad Sci USA, 2002, 99 (11): 7687-7692.

[9] FRENAY H M, BUNSCHOTEN A E, SCHOULS L M, et al. Molecular typing of methicillin-resistant Staphylococcus aureus on the basis of protein A gene polymorphisms [J]. Eur J Clin Microbiol Infect Dis, 1996, 15 (1): 60-64.

[10] HALLIN M, DEPLANO A, DENIS O, et al. Validation of pulsed-field gel electrophoresis and spa typing for long-term, nationwide epidemiological surveillance studies of Staphylococcus aureus infections [J]. J Clin Microbiol, 2007, 45 (1): 127-133.

[11] SABAT A, KRZYSZTON-RUSSJAN J, STRZALKA W, et al. New method for typing Staphylococcus aureus strains: multiple-locus variable-number tandem repeat analysis of polymorphism and genetic relationships of clinical isolates [J]. J Clin Microbiol, 2003, 41 (4): 1801-1804.

[12] MALACHOWA N, SABAT A, GNIADKOWSKI M, et al. Comparison of multiple-locus variable-number tandem-repeat analysis with pulsed-field gel electrophoresis, spa typing, and multilocus sequence typing for clonal characterization of Staphylococcus aureus isolates [J]. J Clin Microbiol, 2005, 43 (7): 3095-3100.

[13] SCHOULS L M, SPALBURG E C, VAN L M, et al. Multiple-locus variable number tandem repeat analysis of Staphylococcusaureus: comparison with pulsed field gel electrophoresis and spa typing [J]. PLoS One, 2009, 4 (4): e5082.

[14] BERGLUND C, ITO T, IKEDA M, et al. Novel type of Staphylococcal cassette chromosome mec m a methicillin-resistant Staphylococcus aureus strain isolated in Sweden [J]. Antimicrob Agents Chemother, 2008, 52 (10): 3512-3516.

[15] ZHANG K, MCCLURE J A, ELSAYED S, et al. Novel staphylococcal cassette chromosome mec type, tentatively designated type Ⅷ, harboring class A mec and type 4 ccr gene complexes in a Canadian epidemic strain of methicillin-resistant Staphylococcus aureus [J]. Antimicrolo Agents Chemother, 2009, 53 (2): 531-540.

[16] ZHANG K, MCCLURE J A, ELSAYED S, et al. Novel multiplex PCR assay for characterization and concomitant subtyping of Staphylococcal cassette chromosome mec types I to V in methicillin-resistant Staphylococcus aureus [J]. J Clin Microbiol, 2005, 43 (10): 5026-5033.

[17] OLIVEIRA D C, DE LENCASTRE H. Multiplex PCR strategy for rapid identification of

structural types and variants of the mec element in methicillin-resistant Staphylococcus aureus [J]. Antimicrob Agents Chemother, 2002, 46 (7): 2155 – 2161.

[18] MILHEIRICO C, OLIVEIRA D C, DE LENCASTRE H. Multiplex PCR strategy for sub typing the staphylococcal cassette chromosome mec type IV in methicillin-resistant Staphylococcus aureus: SCCmec IV multiplex [J]. J Antimicrob Chemother, 2007, 60 (1): 42 – 48.

[19] VAN G A, BES M, ETIENNE J, et al. International multicenter evaluation of latex agglutination tests for identification of Staphylococcus aureus [J]. J Clin Microbiol, 2001, 39 (1): 86 – 89.

[20] BRAKSTAD O G, AASBAKK K, MAELAND J A. Detection of Staphylococcus aureus by polymerase chain reaction amplification of the *nuc* gene [J]. J Clin Microbiol, 1992, 30 (7): 1654 – 1660.

（罗燕芬　曹开源　张天托　朱勋）

第五章　铜绿假单胞菌

第一节　基本特征

铜绿假单胞菌（*Pseudomonas aeruginosa*，PA），俗称绿脓杆菌，属于假单胞菌科假单胞菌属，由于在生长过程中产生绿色水溶性色素，感染后的脓汁或敷料上出现绿色，故得名。该菌广泛分布于自然界、土壤和水中，在人体皮肤、肠道和呼吸道均有存在，儿童皮肤分离出该菌达25%，本菌为条件致病菌，是医院感染的主要病原菌之一，经常引起术后伤口感染，也可引起褥疮、脓肿、化脓性中耳炎等。本菌引起的感染病灶可导致血行散播而发生菌血症和败血症。烧伤后感染了铜绿色假单胞菌可造成死亡。患代谢性疾病、血液病和恶性肿瘤的患者，以及术后或某些治疗后的患者易感染本菌。

一、病原学特征

（一）基本生物学特性

铜绿假单胞菌为革兰氏阴性杆菌，属于非发酵菌。菌体细长且长短不一，有时呈球杆状或线状，散在、成对或短链状排列。菌体的一端有单鞭毛，在暗视野显微镜或相差显微镜下观察可见细菌运动活泼。

该菌含有O抗原（菌体抗原）以及H抗原（鞭毛抗原）。O抗原包含两种成分：一种是原内毒素蛋白（original endotoxin protein，OEP），为保护性抗原；另一种是内毒素脂多糖，有特异性。应用抗原成分可对铜绿假单胞菌进行血清学分型。

（二）理化特性

铜绿假单胞菌对外界环境抵抗力较强，在潮湿处能长期生存，对紫外线不敏感，湿热55℃ 1 h才能被杀死。本菌对化学药物的抵抗力比一般革兰氏阴性菌强大。1∶2 000的洗必泰、度米芬和新洁尔灭，及1∶5 000的消毒净在5 min内均可将其杀死。

（三）培养特性

本菌为专性需氧菌，部分菌株能在兼性厌氧条件下生长，营养要求不高，在普通培养基上生长良好，可生长温度范围25～42℃，最适生长温度为35℃，该菌在4℃不生长，而在42℃可以生长的特点可用以鉴别。在普通培养基上可以生存并能产生水溶性的色素，如绿脓素（pyocyanin）与带荧光素的水溶性色素青脓素（pyoverdin）等。在血琼脂平板上 35 ℃培养 18～24 h，形成扁平、湿润、有金属光泽、蓝绿色、透明溶血环的菌落，伴有生姜气味。在麦康凯琼脂平板上，可形成 5 种不同形态的菌落：①典型型：菌落形态呈不规则状，边缘呈伞状伸展。②大肠菌样型：菌落圆形凸起，无色透明，形似大肠埃希菌菌落。③粗糙型：菌落呈纽扣状，表面粗糙，或菌落中央隆起边缘扁平。④黏液型：菌落光滑，呈黏液状，嵌入培养基中，不易挑起，形似肺炎克雷伯菌，但菌落呈无色半透明状。⑤侏儒型：菌落生长缓慢，培养 18 h 未见细菌生长，培养 24 h 后方有细小菌落生长。

二、致病性

铜绿假单胞菌有多种毒力因子，包括结构成分、毒素和酶。①黏附素。能够分解上皮细胞表面的神经氨酸促进细菌侵入。②多糖荚膜样物质。使细菌锚定在细胞表面，尤其是囊性纤维化和慢性呼吸道疾病患者的细胞表面。③内毒素。有多种生物学效应，引起细胞损伤。④外毒素。能阻止真核细胞蛋白质的合成，干扰吞噬细胞的吞噬杀菌作用。⑤绿脓毒素。能催化超氧化物和过氧化氢产生有毒氧基团，引起组织的损伤。⑥弹性蛋白酶：能够降解弹性蛋白，引起肺实质损伤和出血。⑦磷脂酶。能分解脂质和卵磷脂，损伤组织细胞。

铜绿假单胞菌引起的很多感染发生在衰弱或免疫受损的住院患者，它是重症监护室感染的第二位最常见的病原菌，是呼吸机相关性肺炎的常见原因。除医院内获得感染外，HIV 感染者很容易在社区获得该菌的感染，而且一旦被铜绿假单胞菌感染，常可出现晚期 HIV 感染的体征。

铜绿假单胞菌感染可发生于很多解剖部位，包括皮肤、皮下组织、骨、耳、眼、尿路和心脏瓣膜。感染部位与细菌的侵入途径及患者的易感性有关。烧伤时，焦痂下区域可成为大量细菌侵犯的场所，进而成为引起菌血症的病灶，而菌血症常是烧伤的致死性并发症。

三、流行病学特征

近年来，铜绿假单胞菌感染在医院感染，尤其是肺部感染的发病率不断增加。国内已有多项大型流行病学调查显示我国 PA 感染的严重性，其中最具代表性的中国 CHINET 细菌耐药性监测数据网数据显示，2012 年综合性教学医院铜绿假单胞菌的分离率占所有分离菌的第 5 位，2005 年至 2012 年 PA 的分离率分别占革兰氏阴性菌的 11.6%、14.1%、16.9%、16.4%、15.8%、14.8%、14.2% 和 14.0%。美国疾病预防控制中心（CDC）的全国医院感染研究数据显示，PA 肺炎的发生率在逐年升高。1975—2003 年医院获得性肺炎（HAP）中 PA 比例从 9.6% 上升至 18.1%，几乎翻了一倍。一项大规模 ICU 感染病原学的流行病学调查结果显示，PA 是最常见的革兰氏阴性需氧菌，占 23%（8 244/35 790），也是最常见的从呼吸道分离出的细菌（31.6%）。

四、临床实验室检测策略

一般可采集痰、下呼吸道分泌物或灌洗液、脓液、血液、胸水、脑脊液、尿液等标本，可直接涂片染色镜检，或将标本接种至血平板。无菌标本先增菌培养后再在血平板上分离培养，取纯培养菌落进行进一步的鉴定。主要检测鉴定方法有以下几种。

1. 分离培养和鉴定

分离培养和鉴定是目前诊断铜绿假单胞菌感染的金标准，也是临床常规和最广泛采用的微生物学检查方法。从血液、下呼吸道分泌物或灌洗液等无菌标本中分离到铜绿假单胞菌可确诊。无菌标本须先经血清肉汤增菌后，再在血平板上分离培养，取纯培养物做革兰氏染色和进一步鉴定。临床微生物标本增菌培养或直接接种培养后，观察血琼脂培养基上菌落生长形态，挑选可疑菌落进行革兰氏染色镜检，选取革兰氏阴性杆菌进行氧化酶试验，对于氧化酶试验阳性菌株，初步疑为铜绿假单胞菌，然后依靠细菌的生化反应特性，利用半自动或全自动微生物鉴定仪进行种属鉴定，该方法目前是临床实验室检测铜绿假单胞菌的主流检测方法。

2. 核酸检测

针对铜绿假单胞菌的核酸检测目前在临床常规实验室较少开展。需施行时，可采用常规PCR方法检测标本中铜绿假单胞菌的特异性核酸片段进行辅助诊断。该类技术可达到早期快速检测提示的目的，但由于实验室污染极易造成假阳性。

3. 全自动细菌生化鉴定仪及生化试条检测

对于疑似铜绿假单胞菌的菌落，也可利用半自动或全自动微生物生化鉴定仪（如VITEK细菌鉴定仪）或者API-NE等各种商品化鉴定试条进行种属鉴定。

4. 蛋白质指纹检测

每个种群的细菌均具有其特征性的蛋白质组，通过精密检测其蛋白质组指纹谱，并与数据库中的标准蛋白质组指纹谱进行比较，可以实现对未知细菌的快速检测、鉴定、分型和溯源等。可采用质谱仪进行铜绿假单胞菌的蛋白质组学检测，根据所获得的标签性蛋白指纹用于辅助诊断方法，已逐步在一些临床实验室开展。

5. 同源性分析和分子分型

不同菌株间的同源性分析能够对铜绿假单胞菌的水平传播和暴发流行提供判断依据，为医院感染的预防和控制提供实验室检测数据。目前，可用于细菌同源性分析和分子分型的实验方法主要包括RAPD、RFLP、PFGE和MLST等，其中PFGE和MLST两种方法被公认为同源性分析的金标准。二者不同之处在于PFGE是基于不同菌株之间的基因组DNA片段存在酶切位点差异，经酶切后能够通过脉冲场凝胶电泳得以区分；MLST则是通过PCR扩增测序检测不同菌株之间管家基因的碱基序列变异，对每一个菌株赋予不同的基因型，利用系统进化树判断不同菌株之间的亲缘关系。分子分型和同源性分析目前主要用于分子流行病学以及进化和变异研究。

6. 耐药机制检测

铜绿假单胞菌目前在临床上的耐药问题已越来越严重，对多种消毒剂及抗生素均具有抗性或耐药性，故对其耐药机制的检测和研究具有十分重要的意义。其耐药机制主要包括以下几个方面：①产生抗生素水解酶，使抗生素失去抗菌活性。②外膜孔蛋白（outer membrane porin）缺失或表达下降，减少抗生素的摄取量。③主动外排泵系统表达增高，将抗生素重新泵出细菌体外。④改变抗菌药物作用的靶位，以逃避抗菌药物的抗菌作用。⑤形成生物被膜，使抗菌药物不能有效到达作用部位。其中产生金属β-内酰胺酶是铜绿假单胞菌对包括亚胺培南在内的β-内酰胺类抗生素耐药的主要机制，临床实验室可提取铜绿假单胞菌的基因组 DNA 进行金属β-内酰胺酶编码基因的 PCR 检测。

五、预防和治疗

及时隔离治疗患者，同时提高医院内的消毒水平以及诊疗操作的规范和安全，能够切实降低铜绿假单胞菌的院内感染水平。由于细菌耐药性的不断增加，临床上对铜绿假单胞菌下呼吸道感染的治疗面临越来越多的困难。常应用于铜绿假单胞菌感染治疗的药物包括抗假单胞菌青霉素和头孢菌素、氨曲南、氨基糖苷类、氟喹诺酮类及碳青霉烯类等，特别是碳青霉烯类敏感度均有所降低。近年来在大型综合医院内由于铜绿假单胞菌对碳青霉烯类耐药性迅速增加，且同时对其他多种抗菌药物耐药，导致多重耐药菌株甚至泛耐药菌株不断增多，使可应用的敏感药物非常有限，治疗困难。

参考文献

[1] 倪语星，尚红. 临床微生物学与检验［M］. 5 版. 北京：人民卫生出版社，2010.
[2] 周庭银. 临床微生物学诊断与图解［M］. 3 版. 上海：上海科学技术出版社，2012.
[3] 中华医学会呼吸病学分会感染学组［J］. 中华结核和呼吸杂志，2014，37（1）：9-15.
[4] 汪复，朱德妹，胡付品，等. 2012 年中国 CHINET 细菌耐药性监测［J］. 中国感染与化疗杂志，2013，13：321-330.
[5] BARBIER F, ANDREMONT A, WOLFF M, et al. Hospital-acquired pneumonia and ventilator-associated pneumonia: recent advances in epidemiology and management［J］. Curr Opin Pulm Med. 2013；19（3）：216-228.
[6] 叶应妩，王毓三，申子瑜. 全国临床检验操作规程［M］. 3 版，南京：东南大学出版社，2006.

（余广超　曹开源　高源　朱勋）

第二节　检 测 技 术

本节阐述铜绿假单胞菌鉴定的方法和操作规程，适用于从全血、痰、支气管肺泡灌洗液、胸腔穿刺液及伤口分泌物等标本中铜绿假单胞菌的分离、鉴定的相关操作。根据

《人间传染的病原微生物名录》的危害程度划分，铜绿假单胞菌属于危害程度第三类，涉及大量活菌操作和临床样品检测相关实验活动，需要在二级生物安全实验室的生物安全柜中进行，感染性动物实验也需要在生物安全二级（BSL-2）实验室的生物安全柜中进行。

发热呼吸道症候群铜绿假单胞菌的检测和鉴定流程图如图2-5-1所示。

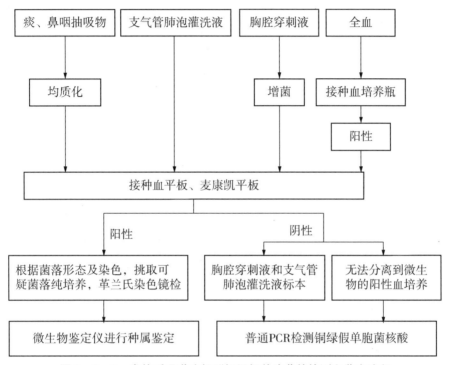

图2-5-1 发热呼吸道症候群铜绿假单胞菌的检测和鉴定流程

一、检测步骤

按疾病和检查目的，分别采取不同的标本：患者的血液、脑脊液、胸腹水、脓液、分泌物、痰、尿液和引流液等；医院病区或手术室的空气、水、地面、门把手、医疗器械及患者的生活用品等。检测流程如图2-5-1所示。按照细菌检测总体策略的规定，相关标本接种至血琼脂培养基、巧克力琼脂培养基、麦康凯琼脂培养基，观察菌落形态及染色，挑取疑为铜绿假单胞菌的菌落，进行手工鉴定或用全自动细菌生化鉴定仪鉴定，培养阴性的胸水和支气管肺泡灌洗液以及血培养阳性但无法分离到细菌的采用普通PCR检测铜绿假单胞菌的核酸。

（一）标本的处理与保存

1. 痰与鼻咽抽吸物

稀痰直接进行标本的染色镜检，浓痰用痰消化液消化后进行标本的染色镜检，确认痰标本或鼻咽抽吸物标本的合格与否（详见本书第二部分第一章相关内容）。合格后将痰标本或鼻咽抽吸物标本分为 3 份，1 份放 −20 ℃ 保存用于 PCR 检测，1 份保存于 −20 ℃ 备用，1 份用于培养。用于培养的 1 份加 5 mL 生理盐水稀释，再加入 5 mL 1% 的 pH 7.6 的胰蛋白酶溶液，消化 90 min 后接种，以三区划线法接种到血琼脂培养基、麦康凯琼脂培养基、巧克力琼脂培养基，置于 5%～10% CO_2 中，35 ℃ 培养 18～24 h。

2. 胸腔穿刺液

采集得到的胸腔穿刺液应首先分成 4 份进行处理。第 1 份提取核酸进行 PCR 检测，所需胸腔穿刺液应不少于 500 μL，第 2 份应与第 1 份等量，并在分装后作为留样即刻置于 −70 ℃ 储存，第 3 份应直接以三区划线法接种，接种到血琼脂培养基、麦康凯琼脂培养基、巧克力琼脂培养基，置于 5%～10% CO_2 中，35 ℃ 培养 18～24 h。第 4 份按 1∶3 接种到肉汤培养基 37 ℃ 增菌培养，每天观察培养基是否有浑浊。若无浑浊，继续培养，培养时间应不少于 1 周；若培养基发生浑浊，取少量标本三区划线法接种到血琼脂培养基、麦康凯琼脂培养基、巧克力琼脂培养基，置于 5%～10% CO_2 中，35 ℃ 培养 18～24 h。

3. 支气管肺泡灌洗液

取得的支气管肺泡灌洗液标本应分为 3 份。其中，第 1 份提取核酸进行 PCR 检测，所需支气管肺泡灌洗液应不少于 500 μL，第 2 份应与第 1 份等量，并在分装后作为留样即刻置于 −70 ℃ 储存；第 3 份支气管肺泡灌洗液应首先 3 000 r/min 离心 15 min，弃上清液，振荡后悬浮沉淀，取 10 μL 密涂于血琼脂培养基、麦康凯琼脂培养基、巧克力琼脂培养基，置于 5%～10% CO_2 中，35 ℃ 培养 18～24 h。

4. 全血

全血在采样时即已接种入血培养瓶，将接种过的血培养瓶放入血培养仪或培养箱中 35 ℃ 进行培养，全自动培养仪 5 天内报警即进行细菌接种和鉴定，5 天后仍未报警则视培养结果为阴性；手工培养则再接种，5 天内每天观察培养情况，如培养液出现混浊，则接种培养液并进行鉴定。从阳性血培养瓶取出 0.5 mL 培养物，在血琼脂培养基、巧克力琼脂培养基、麦康凯琼脂培养基三种固体培养基上分别接种 100 μL 培养物，35 ℃，5% CO_2 环境下倒置培养 24 h（或直到长出菌落为止）。原始的血培养瓶保存于室温，至少应保留 1 星期，直到分离培养得到细菌并通过革兰氏染色证实。如果无法从阳性血培养瓶中分离到微生物，应该用普通 PCR 检测铜绿假单胞菌核酸。

（二）鉴定步骤

1. 菌落形态观察

标本接种到血琼脂培养基、巧克力琼脂培养基、麦康凯琼脂培养基上后，若观察到生长在巧克力、血琼脂平板上的铜绿假单胞菌菌落呈灰绿色，有金属光泽，血琼脂培养基上菌落周围常形成透明溶血环，在麦康凯琼脂培养基上的菌落不分解乳糖，平均直径 3～5 mm，扁平，边缘不整齐，且常呈相互融合状态，也可出现一些其他变异的菌落形态，如大肠杆菌样、粗糙型、黏液性菌落，应怀疑为铜绿假单胞菌。

2. 菌落的纯培养

挑取 2～3 个疑似菌落接种血琼脂培养基 35 ℃ 培养 18～24 h。

3. 疑似菌落的鉴定

各实验室根据各自的条件，可选择手工鉴定，或用 VITEK 全自动细菌生化鉴定仪进行鉴定。

(1) 手工鉴定步骤。

1) 革兰氏染色。挑取疑似菌落的纯培养物涂片，若为铜绿假单胞菌，革兰氏染色后镜检可见革兰氏阴性直的或轻度弯曲的杆菌，菌体长 $1.5 \sim 5.0\ \mu m$，宽 $0.5 \sim 1.0\ \mu m$，多散在排列。

2) 氧化酶试验。此试验显示细菌内是否含有参与电子传递链和硝酸盐代谢途径的细胞色素氧化酶。现有商品化的产品（杭州天和微生物试剂有限公司），可直接将菌落涂抹于试片上，若于 10 s 内转变颜色，则表示含有此种酶。但要注意涂菌时需用白金环或是塑胶环，含铁的接种环会产生假阳性的结果。铜绿假单胞菌氧化酶试验阳性。

3) 生化反应鉴定：可利用商品化的非发酵菌微量生化鉴定管或鉴定板条将疑似菌株鉴定列种。

(2) VITEK 全自动细菌生化鉴定仪鉴定步骤。

1) 配制菌悬液。选取经纯培养 $18 \sim 24$ h 后，大小为 3 mm 左右的待测菌落 $2 \sim 3$ 个，置于装有 3.0 mL 0.45% 生理盐水的试管中进行稀释，用标准比浊计测菌液浓度（如浊度高加生理盐水，浊度低加菌落）。最后的菌液浓度必须达到 0.5 麦氏浊度。将试管放到载卡架上。

2) 选择鉴定卡片。从冰箱中取出革兰氏阳性细菌鉴定卡（GN 卡），放置 $2 \sim 3$ min，待其温度与室温平衡后备用。

3) 卡片充样。将鉴定卡片放在载卡架上，使其输样管浸入装有待测菌液的标准管中，将载卡架缓慢推入填充仓中，点击"FILL"，仪器自动填充鉴定卡片。

4) 读卡并孵育。鉴定卡片填充完毕后将载卡架从填充仓中取出，缓慢推入测试仓中，仪器对鉴定卡片自动读卡并将输样管与鉴定卡切断，使鉴定卡留在仪器孵育箱培养观察。

5) 经过 $6 \sim 8$ h 孵育检测后，仪器自动报告鉴定结果。

4. 核酸鉴定方法

本方法适用于分离培养阴性的胸腔穿刺液和支气管肺泡灌洗液，普通 PCR 方法检测铜绿假单胞菌的 *tox*A 基因。操作步骤如下。

(1) 实验准备。提取待测菌的 DNA（提取步骤参见本书第二部分第一章相关内容）。

清洁工作区域（注：PCR 反应液配制区应与 DNA 加样区有物理隔离，实验操作中所使用的水、移液器、枪头、隔离衣及 PCR 反应相关耗材等均应分区域固定放置，不可以交叉使用）。加入 DNA 前，启动 real-time PCR 仪，使仪器预热。

(2) PCR 预混液配制。

1) PCR 引物序列如表 2-5-1。

表 2-5-1　铜绿假单胞菌普通 PCR 扩增引物序列

目的基因	引物方向	核苷酸序列（5'→3'）	扩增片段长度/bp
toxA	上游	GACAACGCCCTCAGCATCACCAGC	396
	下游	CGCTGGCCCATTCGCTCCAGCGCT	

2）PCR 反应条件。

PCR 反应条件分别是 4 ℃ 预变性 5 min；94 ℃ 30 s，60 ℃ 30 s，72 ℃ 30 s，30 个循环；72 ℃ 5 min。PCR 体系配制可参考表 2-5-2。

表 2-5-2　铜绿假单胞菌 PCR 扩增体系配制

成分	体积/μL	终浓度
超纯水	11.2	
10×PCR 缓冲液	2	1×
dNTPs（2.5 mmol/L）	1.6	0.2 mmol/L
上游引物（10×）	2	0.25 μmol/L
下游引物（10×）	2	0.25 μmol/L
Taq DNA 聚合酶（5 U/μL）	0.2	5 U/100 μL
DNA	1	

（3）扩增产物的检测。

用 1.5% 的琼脂糖凝胶电泳 PCR 产物，电压 5 V/cm。在凝胶成像仪中读取片断长度。

（4）结果分析。

① 阴性质控应包含无模板对照、无酶对照以及无引物对照，如果阴性质控出现问题，应对标本中的阳性结果样本进行重复检测。

② 如果阳性质控出现问题，对全部样本均应进行重复检测。

③ 推荐判断标准：如果出现明显的扩增条带且片断长度符合，将样本判断为阳性；如果未出现扩增条带或虽然出现扩增条带但片断长度不符，将样本判断为阴性；如果出现扩增条带但不清晰，应考虑将模板量加倍重新检测一次。如果出现清晰且片断长度符合的条带，将样本判断为阳性，否则为阴性。

5. 报告结果

各监测实验室的检测结果，应及时录入到"发热呼吸道病原检测结果登记表"（表 1-3-1）中。在各项目牵头单位的组织和协调下，各监测相关单位按照本方案的要求，负责将"呼吸道症候群病例信息调查表"的临床和流行病学信息录入到信息系统中。

6. 菌株保存和上送

对于所有分离到的菌株，无论是否得到明确的鉴定结果，都应有完整的菌株背景资料，并保存在菌种保存管中，至少一式三份，分别为自留保存、上送课题总菌种库、质控抽查备用。

(三) 铜绿假单胞菌检测的其他参考方法

1. 血清学鉴定

菌体 O 抗原有两种成分，一种为内毒素蛋白，是一种保护性抗原；另一种为脂多糖，具有特异性。根据其结构可将铜绿假单胞菌分成 A～N 共 14 个血清型，在分子分型方法发展之前，血清学分型被认为是最实用、鉴别性强、可重复性强的分型技术，较之抗生素分型、噬菌体分型、细菌素分型和生物分型要好。它是目前国际上通行的基本分型方法，但血清学分型不能将具有粗糙脂多糖的铜绿假单胞菌的黏液型菌株加以分型。日本生研株式会社可提供铜绿假单胞菌分型血清。

2. 分子分型

和血清分型方法相比，分子分型方法优点是可将几乎所有菌株进行分型。PFGE 已用于铜绿假单胞菌的分型。在这些方法中 PFGE 分析是铜绿假单胞菌分子分型的金标准。核糖体分型方法因操作快速，且比 PFGE 省力也常用于铜绿假单胞菌的分子流行病学研究。

（1）PFGE。铜绿假单胞菌的 PFGE 标准操作方法已经由美国 CDC PulseNet 制定。PFGE 分型通常选用的限制性内切核酸酶有 *Spe* I，*Dra* I、*Xba* I 等。它们的酶切片段均少于 50 条，*Xba* I 的切割位点最多，*Spe* I 最少。铜绿假单胞菌基因组经 *Spe* I 酶切后，产生 15～20 条片段，大小多为 350～1 125 kb。

（2）MLST。目前，Pubmlst 网站上公布的关于铜绿假单胞菌 MLST 分析方法，采用 7 个管家基因 acsA、aroE、guaA、mutL、nuoD、ppsA、trpE 进行测序分析（表 2-5-3），对铜绿假单胞菌进行基因分型。不同分离菌株的基因信息可以在网上公布的铜绿假单胞菌 MLST 数据库（http://pubmlst.org/perl/mlstdbnet/mlstdbnet）中进行比对分析，获得其相关基因型别。

表 2-5-3 铜绿假单胞菌 MLST 使用的 7 个管家基因的引物序列

基因	上游	下游
*acs*A	*acs*A - F ACCTGGTGTACGCCTCGCTGAC	*acs*A - R GACATAGATGCCCTGCCCCTTGAT
*aro*E	*aro*E - F TGGGGCTATGACTGGAAACC	*aro*E - R TAACCCGGTTTTGTGATTCCTACA
*gua*A	*gua*A - F CGGCCTCGACGTGTGGATGA	*gua*A - R GAACGCCTGGCTGGTCTTGTGGTA
*mut*L	*mut*L - F CCAGATCGCCGCCGGTGAGGTG	*mut*L - R CAGGGTGCCATAGAGGAAGTC
*nuo*D	*nuo*D - F ACCGCCACCCGTACTG	*nuo*D - R TCTCGCCCATCTTGACCA
*pps*A	*pps*A - F GGTCGCTCGGTCAAGGTAGTGG	*pps*A - R GGGTTCTCTTCTTCCGGCTCGTAG
*trp*E	*trp*E - F GCGGCCCAGGGTCGTGAG	*trp*E - R CCCGGCGCTTGTTGATGGTT

二、注意事项

1. 氧化酶试验注意事项

（1）盐酸二甲基对苯二胺溶液容易氧化，溶液应装在棕色瓶中，并在冰箱内保存，如溶液变为红褐色，则不宜使用。

（2）铁、镍、铬丝等金属可催化二甲基对苯二胺呈红色反应，若用它来挑取菌苔，会出现假阳性，故必须用白金丝或玻璃棒（或牙签）来挑取菌苔。

（3）在滤纸上滴加试剂，以刚刚打湿滤纸为宜，如滤纸过湿，会妨碍空气与菌苔接触，从而延长了反应时间，造成假阴性。

（4）每一批试剂均用阳性对照铜绿假单胞菌（ATCC 27853）和阴性对照大肠埃希氏菌（ATCC 25922）检测其有效性。

2. 核酸检测注意事项

（1）各项工作结束后，均应注意对相应操作区域进行清洁处理，可采用含氯消毒剂和75%乙醇擦拭方法。

（2）操作过程中如果有液体溅出或污染手套，应及时用75%乙醇擦拭污染区域或及时更换手套。

参考文献

[1] ［美］萨姆布鲁克 J，拉塞尔 D W. 分子克隆实验指南 [M]. 黄培堂，译. 3版. 北京：科学出版社，2008.

[2] KENNETH J R, R C G, NAFEES AHMAD, et al. Sherris Medical Microbiology [M]. 6th ed. New Yorks：The McGraw-Hill Companies, Inc., 2014.

[3] The International Pseudomonas aeruginosa Typing Study Group. A multicenter comparison of methods for typing Ps. aeruginosa predominantly from patients with cystic fibrosis. A multicenter comparison of methods for typing strains of Pseudomonas aeruginosa predominantly from patients with cystic fibrosis [J]. J Infect Dis, 1994, 169 (1): 134–142.

[4] LAU Y J, LIU P Y, HU B S, et al. DNA fingerprinting of Ps. aeruginosa serotype 011 by entero bacterial repetitive intergenic consensus-polymerase chain reaction and PFGE [J]. J Hosp Infect, 1995, 31 (1): 61–66.

（余广超　曹开源　高源　朱勋）

第六章 流感嗜血杆菌

第一节 基 本 特 征

流感嗜血杆菌（*Haemophilus influenza*，*H influenza*，Hi）俗称流感杆菌，是嗜血杆菌属中对人有致病性的最常见细菌，可引起小儿急性脑膜炎、肺炎、败血症等侵袭性疾病。最初是由 Pfeiffer 在 1892 年流感大流行期间，从流感患者鼻咽部分离出的革兰氏阴性小杆菌，当时认为此菌便是流感的病原体，故得此命名。流感嗜血杆菌主要抗原是荚膜多糖抗原和菌体抗原。荚膜多糖抗原具有型特异性，根据此抗原，可将流感嗜血杆菌分为 a～f 等 6 个主要血清型，其中 b 型致病力最强，也是引起儿童感染最常见的菌型。

一、病原学特征

（一）基本生物学特性

革兰氏阴性短小杆菌或球杆菌，大小为宽 0.3～0.4 μm，长 1.0～1.5 μm。在新鲜的感染病灶标本中，形态呈一致的小球杆状；在恢复期病灶或长期人工培养物中常呈球杆状、长杆状和丝状等多形态。菌体的形态与菌龄和培养基关系密切。该菌基因组具有多态性，但来源不同的临床株的氨基酸序列具有同源性，包括毒力因子。流感嗜血杆菌多数菌株有菌毛。有毒菌株在含脑心浸液的血琼脂培养基上 6～18 h 形成明显的荚膜，但在陈旧培养物中往往丧失荚膜；上呼吸道正常菌群中的绝大多数流感嗜血杆菌是无荚膜的。无鞭毛，也不形成芽孢。

（二）理化特性

流感嗜血杆菌抵抗力较弱，对热和干燥均敏感，56 ℃加热 30 min 可被杀死。在干燥痰中 48 h 内死亡。对常用消毒剂也敏感。氨苄西林和氯霉素的耐药性由质粒控制，可在细菌间转移。

（三）培养特性

流感嗜血杆菌是营养要求高的微生物，培养基需要血红素（X 因子）和烟酰胺腺嘌呤三核苷酸（NAD，V 因子）。在巧克力平板上生长是因为在制备巧克力琼脂的加热过程中释放血红素，血红素也可以在非溶血细胞和溶血细胞中获得。嗜血杆菌种的确定是在对 X 因子和 V 因子生长要求的基础上确定的。用于流感嗜血杆菌分离鉴定培养基包括巧克力培养基、脑心浸液培养基和血液培养基。脑心浸液培养基用于流感嗜血杆菌的 V 因子、X 因子需求实验，血液培养基用于流感嗜血杆菌的卫星实验和溶血实验，巧克力培养基用于分离鉴定和传代培养，流感嗜血杆菌的培养条件是 35 ℃、5% CO_2 的环境。在巧克力琼脂平板上可见湿润、扁平、灰白色菌落，直径 1～2 mm。

二、致病性

流感嗜血杆菌可引起人类多种传染性疾病，其中最常见及最严重的是脑膜炎，其次是肺炎。对人类可引起原发性化脓性感染，也可引起继发性感染。依据细胞壁上荚膜多糖的有无将流感嗜血杆菌分为有荚膜菌株和无荚膜菌株。有荚膜流感嗜血杆菌根据荚膜结构和抗原性的不同，分为 a～f 6 个血清型，无荚膜菌株与上述 6 个血清型的抗血清不发生凝集，归为不可分型流感嗜血杆菌。其中 b 型致病力最强，是引起小儿严重细菌感染的主要致病菌，其感染对象主要是 5 岁以下婴幼儿，占所有流感嗜血杆菌侵袭性感染的 95%。

b 型流感嗜血杆菌（Haemophilus influenzae type b，Hib）的强致病力主要由以下几个因素引起：①Hib 荚膜多糖的主要成分是多聚核糖基核糖醇磷酸盐（polyribosyl ribitol phosphate，PRP），是 Hib 主要的致病因子之一，它具有抗吞噬、抗补体的作用，另外 PRP 抗体与某些肺炎球菌和肠道细菌的荚膜多糖抗原有交叉反应。PRP 具有抗原性，能在人体中诱发保护性免疫力，在较大儿童和成人中可诱导产生很高的杀菌抗体。但 PRP 是一种非胸腺依赖性抗原，虽然可以产生较弱的 IgM 型抗体，但不产生免疫记忆。18 月龄以下的婴儿，其 B 淋巴细胞尚未成熟不能产生自我保护能力，因而无法受到保护。②Hib 菌株有 3 个不同的遗传品系，每个品系产生的 IgA1 蛋白酶在抗原性和遗传特征方面有所不同，3 种特异性的 IgA1 蛋白酶均能裂解 IgA 分子内的肽键，增强 Hib 感染黏膜的能力。

Hib 主要是通过飞沫直接传播的，细菌进入人体后主要群集在鼻咽部，然后进入血液循环系统并繁殖，进而导致脑膜炎、肺炎、蜂窝组织炎、心包炎、会厌炎、关节炎、中耳炎等。

具体临床表现如下。

（1）化脓性脑膜炎。较多见，危害最大，其发病率仅次于流脑。在未实施 Hib 耦联菌苗预防之前，美国 CDC 曾报道，当流脑散发时，由 Hib 所引起的脑膜炎在细菌性脑膜炎中占第一位，多数病例发生在 2 个月到 2 岁的儿童，成人病例较少。常并发于中耳炎、鼻窦炎、支气管炎、肺炎及宿主抵抗力下降时。多数患者具有明显的前驱症状，常见流涕、咳嗽等，经数日或 1～2 周方出现脑膜刺激征。

（2）会厌炎。会厌部红肿，吞咽不适，有时发生呼吸困难。

三、流行病学特征

通常以冬季带菌率较高，发病也增多，呈世界性分布，病例以 2 个月龄到 3 岁的儿童最为常见，5 岁以上少见。在发展中国家，发病最高的为 6 月龄以下的儿童；在欧洲和美国，发病最高的则为 6～12 月龄的儿童。在发达国家，Hib 最常见的表现是脑膜炎，占所有 Hib 疾病的 40%～70%。在应用 Hib 结合疫苗之前，英国每年由 Hib 引起的细菌性脑膜炎的发病率为 10.4/10 万，荷兰脑膜炎发病率为 22/10 万，而在澳大利亚和北美的土著居民中发病率可达到 500/10 万～600/10 万，在欧洲发病率为 25/10 万～80/10 万，在美国为 47/10 万。到 20 世纪 90 年代后期，随着疫苗在小年龄儿童中的广泛使用，b 型流感嗜血杆菌脑膜炎在美国实际上已经消失。大多数其他发达国家也已经成功地将 Hib 结合疫苗纳入儿童常规免疫，Hib 疾病也已接近消除。在发展中国家，Hib 疾病最主要表现为下呼吸道感染。在这些地区，Hib 可占到全部儿童肺炎的 5%～8%。据估计，发展中国家每年有 48 万 5 岁以下儿童死于由流感嗜血杆菌（包括所有血清型和未分型）引起的肺炎；据疫苗发展顾问组织调查报告指出：在少数发展中国家，Hib 的年发病率高达 500/10 万～600/10 万，且死亡率高。在我国，据北京儿童医院 1993 年的资料，北京地区脑膜炎发病儿童中由 Hib 引起的高达 30%。

四、临床实验室检测策略

流感嗜血杆菌根据荚膜多糖的抗原性可以分为 a、b、c、d、e、f 和不可分型，临床侵袭性病例均由可分型菌株引起，其中又以 b 型为主。虽然有些病例可根据病史和临床表现疑为流感嗜血杆菌感染，但往往需通过实验检查方可确诊。感染时患者血液白细胞大多增高，通常为 $(15～30)×10^9/L$，重症患者的白细胞总数可减少。采取患者脑脊液、血液和穿刺抽取液进行细菌培养予以确诊。采用对流免疫电泳，胶乳凝集，协同凝集和 ELISA 检查脑脊液、血液和浓缩的尿液中 Hib 的特异抗原 PRP 均可辅助临床诊断。

流感嗜血杆菌的检测鉴定包括分离培养、菌落形态观察、显微镜检查、V 因子、X 因子、血清学分型、抗原检测、毒力基因检测等实验方法确定流感嗜血杆菌。细菌培养被认为是实验室诊断金标准，其特点是特异性强，且可对分离的病原菌进行进一步的分析。但因为该方法耗时，培养往往需要 36 h 或更长，而且，对于那些在采样之前接受过抗生素治疗的病例，病原分离率会有一定程度的降低，另外，样品质量、培养条件等一些因素也能影响培养阳性率。乳胶凝集方法的优点是快速、便捷且易于操作，能在一定程度上弥补细菌培养方法的不足，但是，该方法检测的病原菌血清群（型）有限，并且仍然受到灵敏性的限制。为了弥补以上两种方法的不足，提高细菌性脑膜炎临床诊断的时效性和灵敏性，许多实验室建立了 PCR 方法来检测可疑标本中常见病原菌的特异基因，辅助诊断。bexA 基因编码其荚膜相关蛋白，为可分型菌株所共有。针对 bexA 基因设计引物和探针检测流感嗜血杆菌，较之细菌培养和乳胶凝集方法更加灵敏和快速。近年来，荧光定量 PCR 因其具有较高的灵敏性、特异性以及耗时更短的特点，逐渐受到大家的关注，目前已逐渐在鉴定临床标本中流感嗜血杆菌上得到应用。

五、预防和治疗

流感嗜血杆菌的预防主要通过接种 Hib 结合疫苗。主要原理是：荚膜多糖可通过共价结合蛋白分子转变成 T 细胞依赖性抗原。多糖结合疫苗是指采用化学方法将多糖共价结合到蛋白载体上制备成的多糖-蛋白结合疫苗，以此来提高细菌疫苗多糖抗原的免疫原性。与多糖蛋白结合疫苗的多糖组分结合的 B 细胞可以被多肽（载体蛋白组分）特异性 Th 细胞活化，进而 Th 细胞对载体蛋白的应答可促进抗 PRP 抗体产生并诱导免疫记忆。

主要的疫苗种类包括：①以白喉类毒素蛋白为载体的结合疫苗（PRP-D）。由于该疫苗在小于 18 个月龄的儿童中免疫原性不理想，许多国家仅批准 PRP-D 用于 18 个月龄以上儿童，目前该疫苗大部分地区已不再使用。②以 B 群脑膜炎双球菌外膜蛋白为载体的结合疫苗（PRP-OMP）。与其他结合疫苗相比，PRP-OMP 免疫反应受年龄影响较小，对所有年龄组都有较强的免疫原性。③以破伤风类毒素为载体的结合疫苗（PRP-T）。PRP-T 是 PRP 多聚体与破伤风类毒素偶联而成，其商品名为 ActHIB。④以减毒的白喉类毒素 CRMi97 为载体的结合疫苗（Hb-OC）。Hib-OC 于 1990 年开始使用，对 18 个月以下的婴幼儿虽然免疫反应较低，但 1 或 2 剂加强免疫可诱导出高滴度的抗体，在加强免疫后抗体水平可维持较长时间，并且抗体量要高于 PRP-D 或 PRP-OMP 产生的抗体，与 PRP-T 产生的抗体几乎相等。⑤白喉毒素突变体为载体的 PRP-CRM197。CRM197（cross reacting material 197）是白喉毒素的一种突变体，它的第 52 位氨基酸由 Gty 突变为 Glu，致使白喉毒素酶活性位点发生改变，从而不能对细胞产生毒性作用。结合疫苗与多糖疫苗相比具有优势，能够在成人、儿童（包括 <2 岁者）中诱导特异性免疫应答，且可以持续较长时间。

中国 Hib 疫苗应用现状：在我国，由于缺乏有效的 Hib 侵袭性感染的监测手段及疾病负担的正确评估，尚未将结合疫苗纳入儿童计划免疫。目前，国内应用以破伤风类毒素为载体的结合疫苗主要包括：葛兰素史克公司生产的贺新立适，法国巴斯德公司生产的安尔宝，云南玉溪沃森生物公司以及兰州生物制品研究所开发生产的 Hib 结合疫苗。另外还有默沙东公司生产的 PRP-OMP 疫苗，惠氏公司和凯龙公司生产的 $PRP-CRM_{197}$ 疫苗。

流感嗜血杆菌感染主要应用抗菌药物治疗，传统上使用氨苄西林 [Ampicillin，以注射法，200~400 mg/（kg·d）]，但约有 30% 的菌株因具有 β-内酰胺酶（βlactamase）而产生抗药性，故于未确定菌株药物敏感性前，建议使用头孢曲松钠（Ceftriaxone）或头孢噻肟（Cefotaxime）。患者于出院前需给予利福平（Rifampin）服用，以确定完全除去病原菌。利福平也可以作为化学药物预防手段。

参考文献

［1］ BROOKS G F, CARROLL K C, BUTEL J S, et al. Jawetz, Melnick & Adelberg's Medical Microbiology ［M］. 26th ed. New Yorks：The McGraw-Hill Companies Inc. , 2013.

［2］ KASPER D, et al. Harrison's Principles of Internal Medicine ［M］. 18th ed. New Yorks：The McGraw-Hill Companies, Inc. , 2012.

［3］ KITCHIN NRE, SOUTHERN J, MORRIS R, et al. Evaluation of a diphtheria tetanus acellular pertussis inactivated poliovirus Haemophilus influenzae type b vaccine given concurrently with meningococcal group C conjugate vaccine at 2, 3 and 4 months of age ［J］. Arch Dis Child 2007, 92：11 - 6.

［4］ DAGAN R, POOLMAN J T, ZEPP F. Combination vaccines containing DTPa-Hib：impact of 1PV and coad ministration of CRM 197 conjugates ［J］. Expert Rev Vaccines, 2008, 7：97 - 115.

［5］ TZANAKAKI G, TSOPANOMICHALOU M, KESANOPOULOS K, et al. Simultaneous single-tube PCR assay for the detection of Neisseria meningitidis, Haemophilus influenzae type b and Streptococcus pneumoniae ［J］. Clin Microbiol Infect, 2005, 11（5）：386 - 390.

（袁洁　曹开源　曹彬　狄飚　朱勋）

第二节　检　测　技　术

本节流感嗜血杆菌的检测、鉴定方法和操作规程，适用于从痰标本、血液标本、支气管肺泡灌洗液标本及胸腔穿刺液标本中分离、鉴定流感嗜血杆菌菌株的相关操作。在生物安全二级（BSL-2）实验室的二级生物安全柜中进行操作。

流感嗜血杆菌的检测和鉴定流程见图 2 - 6 - 1。

一、鉴定步骤

按照细菌检测总体策略的规定，相关标本接种至血琼脂培养基、巧克力琼脂培养基、麦康凯琼脂培养基，观察菌落形态及染色，挑取疑为流感嗜血杆菌的菌落，进行 X、V 因子需要试验、API NH 鉴定试条或全自动细菌生化鉴定仪鉴定，培养阴性的胸腔

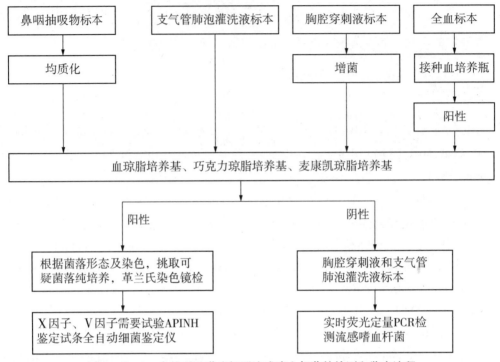

图2-6-1 发热呼吸道症候群流感嗜血杆菌的检测和鉴定流程

穿刺液标本和支气管肺泡灌洗液标本采用实时荧光定量 PCR 检测流感嗜血杆菌核酸。

流感嗜血杆菌标准株：ATCC 9006（a 型 lot 3594554）、ATCC 10211（b 型 lot 4098571）、ATCC 9007（c 型 lot 4742318）、ATCC 9008（d 型 lot 027411）、ATCC 8142（e 型 lot 4008927）、ATCC 9833（f 型 lot 4703387）由 The Global Bioresouree Center 提供。

（一）标本的处理与保存

1. 痰与鼻咽抽吸物标本的保存于处理

稀痰直接进行标本的染色镜检，浓痰用痰消化液消化后进行标本的染色镜检，确认痰标本或鼻咽抽吸物标本的合格与否（详见本书第二部分第一章相关内容）。合格后将痰标本或鼻咽抽吸物标本分为 3 份，1 份放 -20 ℃保存用于 PCR 检测，1 份保存于 -20 ℃备用，1 份用于培养。用于培养的 1 份加 5 mL 生理盐水稀释，再加入 5 mL 1% 的 pH 7.6 的胰蛋白酶溶液，消化 90 min 后接种，以三区划线法接种到血琼脂培养基、麦康凯琼脂培养基、巧克力琼脂培养基，置于 5%～10% CO_2 中，35 ℃培养 18～24 h。

2. 胸腔穿刺液标本

采集得到的胸腔穿刺液应首先分成 4 份进行处理。其中，第 1 份提取核酸进行 PCR 检测，所需胸腔穿刺液应不少于 500 μL。第 2 份应与第 1 份等量，并在分装后作为留样即刻置于 -80 ℃储存。第 3 份应直接以三区划线法接种，接种到血琼脂培养基、麦康凯琼脂培养基、巧克力琼脂培养基，置于 5%～10% CO_2 中，35 ℃培养 18～24 h。第 4 份按 1∶3 接种到肉汤培养基 35 ℃增菌培养，每天观察培养基是否有浑浊。若无浑浊，继续培养，培养时间应不少于 1 周；若培养基发生浑浊，取少量标本三区划线法接种到血琼脂培养基、麦康凯琼脂培养基、巧克力琼脂培养基。置于 5%～10% CO_2 中，35 ℃ 培养 18～24 h。

3. 支气管肺泡灌洗液标本

取得的支气管肺泡灌洗液标本应分为 3 份。

第 1 份提取核酸进行 PCR 检测，所需支气管肺泡灌洗液应不少于 500 μL。第 2 份应与第 1 份等量，并在分装后作为留样即刻置于 -80 ℃ 储存。第 3 份支气管肺泡灌洗液应首先 3 000 r/min 离心 15 min，弃上清液，振荡后悬浮沉淀，取 10 μL 密涂于血琼脂培养基、麦康凯琼脂培养基、巧克力琼脂培养基，置于 5%～10% CO_2 中，35 ℃ 培养 18～24 h。

4. 全血标本

（1）全血在采样时即已接种入血培养瓶，将接种过的血培养瓶放入培养箱中 35 ℃ 进行培养。

（2）5 天内每天观察培养情况，如培养液出现混浊，则接种培养液并进行鉴定，5 天后仍未浑浊则视培养结果为阴性。

（3）从阳性血培养瓶取出 0.5 mL 培养物，在血琼脂培养基、巧克力琼脂培养基、麦康凯琼脂培养基 3 种固体培养基上分别接种 100 μL 培养物，35 ℃，5% CO_2 环境下倒置培养 24 h（或直到长出菌落为止）。

（4）原始的血培养瓶保存于室温，至少应保留 1 周，直到分离培养得到细菌并通过革兰氏染色证实。

（二）鉴定步骤

1. 菌落形态观察与革兰氏染色

（1）5%～10% CO_2 环境，35 ℃ 培养 18～24 h 后，在血琼脂培养基上不生长。

（2）在巧克力琼脂平板上可见湿润、扁平、灰白色菌落，挑取平板上的单个菌落进行革兰氏染色镜检，可见革兰氏阴性小杆菌（需注意与奈瑟菌属鉴别）。

2. 菌落的纯培养

挑取 2～3 个疑似菌落分别接种巧克力琼脂平板，35 ℃ 5%～10% CO_2 环境培养 18～24 h。

3. 疑似菌落的鉴定

（1）API NH 试条检测。

可选用 API NH 试条检测被检菌的生化特性，操作见 API NH 试剂盒操作说明。

1）在悬浮管（安瓿瓶）中加入 API NaCl（0.85%）或无菌悬浮液 5 mL，从固体培养基上挑选单个可疑菌落到悬浮管中，仔细混匀悬浮液达到菌液充分悬浮。

2）将试条放入培养盒内，将悬浮的菌液接种到培养盒的小槽中，利用石蜡油覆盖相应的生化孔；盖上培养盖。

3）把上述处理好的试条放置于 36 ℃ 培养 2 h。

4）向试条内加入对应 API NH 试剂。

5）对照说明书确证结果。

（2）X因子、V因子需求试验。

1）将在巧克力平板上纯培养的细菌用0.5 mL胰酶大豆肉汤配制菌悬液，用无菌棉签将细菌悬液涂布接种到胰酶大豆平板上。

2）待平板干燥后，将X+V因子、X因子和V因子纸片贴于平板上。其中X因子、V因子纸片的间隔为1～2 cm，X+V因子与X因子或V因子纸片的间隔为6 cm。置5%～10% CO_2孵箱过夜。

3）结果判定：只在X+V因子纸片周围生长，在只有X因子或V因子的纸片周围不生长的菌落可判定为流感嗜血杆菌。

（3）血清分型鉴定。采用玻片凝集法，分别用流感嗜血杆菌"a～f"标准株作为菌株分型的质量控制株，以流感嗜血杆菌"a～f"特异性抗血清进行分型。

1）取清洁玻片1张，用蜡笔划为3格，并注明号码。无菌操作下，用接种环于1、2格内加1:10稀释流感嗜血杆菌诊断血清1～2滴，第3格加1～2滴生理盐水。

2）无菌操作下，用接种环取流感嗜血杆菌培养物少许，混于第3格中，再混于第1格中（不能先混第1格再混第3格，因为这样将使诊断血清混入盐水而影响对照结果），将细菌与盐水或血清混合均匀使呈乳状液。此时取菌量不可过多，使悬液呈轻度乳浊即可。

3）轻轻摇动玻片，经1～2 min后肉眼观察，出现乳白色凝集块者，即为阳性反应；仍为均匀的乳浊液者，即为阴性反应。如结果不够清晰，可将玻片放于低倍显微镜下观察。

（4）VITEK全自动细菌生化鉴定仪鉴定步骤。

1）配制菌悬液。选取经纯培养18～24 h后的待测菌落2～3个，置于装有3.0 mL 0.45%生理盐水的试管中进行稀释，用标准比浊计测菌液浓度（如浊度高加生理盐水，浊度低加菌落）。最后的菌液浓度必须达到0.5麦氏浊度（MCF）。将试管放到载卡架上。

2）选择鉴定卡片。从冰箱中取出革兰氏阳性细菌鉴定卡（GPI卡），放置2～3 min，待其温度与室温平衡后备用。

3）卡片充样。将鉴定卡片放在载卡架上，使其输样管浸入装有待测菌液的标准管中，将载卡架缓慢推入填充仓中，点击"FILL"，仪器自动填充鉴定卡片。

4）读卡并孵育。鉴定卡片填充完毕后将载卡架从填充仓中取出，缓慢推入测试仓中，仪器对鉴定卡片自动读卡并将输样管与鉴定卡切断，使鉴定卡留在仪器孵育箱培养观察。

5）经过6～8 h孵育检测后，仪器自动报告鉴定结果。

4. 实时荧光定量PCR检测

对分类培养阴性的胸腔穿刺液和支气管肺泡灌洗液，以TaqMan实时荧光定量PCR方法检测标本中流感嗜血杆菌（Hi）特异性基因*bex*A。

（1）实验准备。

1）提取待测菌的DNA（提取步骤参见本书第二部分第一章相关内容）。

2）清洁工作区域（注：PCR反应液配制区应与DNA加样区有物理隔离，实验操作中所使用的水、移液器、枪头、隔离衣及PCR反应相关耗材等均应分区域固定放置，不可以交叉使用），加入DNA前，启动实时荧光定量PCR仪，使仪器预热。

（2）PCR预混液配制。

1）引物和探针序列见表2-6-1。

表2-6-1 引物和探针序列信息

目的基因	引物方向和探针	核苷酸序列（5'→3'）
bexA	上游	TGCGGTAGTGTTAGAAAATGGTATTATG
		GGCGAAATGGTGCTGGTAA
		CGTTTGTATGATGTTGATCCAGA
	下游	GGACAAACATCACAAGCGGTTA
		GGCCAAGAGATACTCATAGAACGTT
		TGTCCATGTCTTCAAAATGATG
	探针	HEX-ACAAAGCGTATCAA"T"ACTACAACGAGACGCAAAAA-SpC6

注："T"标记BHQ1；引物和探针的种属特异性：bexA引物和探针能扩增流感嗜血杆菌a、b、c、d血清型菌株，血清型e、f和不可分型流感嗜血杆菌菌株、其他细菌及人类基因组未产生阳性扩增曲线。最佳反应浓度：扩增b型流感嗜血杆菌（Hib, M5216）全基因组DNA时，Ct值最小时的引物及探针浓度。

2）配制20 μL PCR体系（以Stratagene的2×PCR反应混合物为例）。每次检测应包括1份阳性对照、纯水对照和4份NTC对照。每个反应管中应含有18 μL反应液，再加入2 μL的DNA样本。

注意：因加样过程中，液体可能沾在EP管壁上而损失部分，所以在实际需要的基础上多配制1~2个PCR体系，以保证每个反应管中液体的体积。

体系配制参考表2-6-2。

表2-6-2 反应体系配制

份数	1份/μL
2×PCR反应混合物	10
超纯水	4.7
上游引物（20×）	1
下游引物（20×）	1
探针（20×）	1
参比染料ROX（1∶500稀释）	0.3
DNA	2

注：有些品牌的2×PCR反应混合物中已经含有参比染料ROX，配制体系时不需要再加ROX；有些荧光PCR仪不需要用参比染料进行荧光信号校正，此时就不需要加入ROX。

3) 固定反应板，在记录纸上标记不同样本位置（非常重要）。

4) 按照记录纸上的顺序分装预混液，分装过程中应尽量避免产生气泡，注意防止交叉污染，在分装预混液后分别向 2 份 NTC 对照中加入 2 μL 水，盖上盖，全部反应板用贴膜封闭或放入带盖的容器后移入另一个工作区域，加 DNA 模板。

5) 加入样本 DNA、阴性对照 DNA 和 NTC 后，盖上盖条，最后加入相应阳性对照 DNA。

6) 将反应板置入仪器相应反应板槽，注意位置及方向应正确，盖上反应盖。

7) 在电脑软件中设置反应板及反应程序，注意不同的反应探针标记物选择相应的荧光标记及参比荧光。探针标记物为流感嗜血杆菌（HEX）。

8) 设置反应条件：50 ℃ 2 min，1 个循环；95 ℃ 10 min，1 个循环；95 ℃ 15 s，60 ℃ 1 min，50 个循环。

注意：使用其他品牌的 2×PCR 反应混合物，反应条件可能需要调整。

9) 确认程序及设定均正确后，运行程序。

(3) 结果分析。

1) 如果阴性质控出现问题，应对标本中的阳性结果样本进行重复检测。

2) 如果阳性质控出现问题，对全部样本均应进行重复检测。

3) 推荐判断标准：不同的病原菌采用不同的判断标准，对于流感嗜血杆菌，$Ct ≤ 39$（即为流感嗜血杆菌的 CUT-OFF 界值）为阳性，$Ct = 0$ 者为阴性，$Ct > 39$ 的需要进一步验证。

4) 对于 Ct 值超过 CUT-OFF 界值的情况，将模板稀释 4 倍和用 4 μL 模板代替 2 μL 两种方法重复检测。如果 Ct 值降至 CUT-OFF 界值以下，该标本判断为阳性，否则为阴性。

(4) 质量控制。

1) 试剂的统一。在同一个公司合成实时荧光定量 PCR 反应所需的引物和探针，选择同一个公司的 2×PCR 反应混合物。

2) 灵敏性检测。包括检测实时荧光定量 PCR 反应体系的最低检测限度和检测已知样本的 Ct 值。参加项目的每个实验室在初次应用该方法之前，对所有 3 个实时荧光定量 PCR 反应体系的灵敏性均进行检测，相应的 Ct 值在各实验室之间相差不能超过 1。每次更换试剂时均进行灵敏性检测。

3) 阴性对照。包括自临床标本中提取 DNA 时设置的阴性对照和配制 PCR 反应体系时设置的阴性对照。每一次试验都需要设置这两种阴性对照。对于阴性对照出现阳性结果的情况，仔细分析后重新检测。

4) 阳性对照。系列稀释的 b 型流感嗜血杆菌（Hib，M5216）全基因组 DNA。最小稀释浓度为 20 fg（10^{-15} g），利用最优浓度的引物、探针和反应体系，得到对应的 Ct 值为 39。通过多次试验检测其扩增 Ct 值，使用时要求 Ct 值不得偏离该值 1 以上。

5) 结果判定。采用相同的判定标准对检测结果进行分析，对于难以判断的结果，采用稀释和加倍模板的方法重复检测。

5. 分子分型

（1）PFGE。PFGE 分型方法原理是利用限制性内切核酸酶将整个菌体 DNA 进行酶切，利用脉冲场电泳仪进行电泳，不同的菌株由于存在核苷酸序列的差异，酶切后形成了 DNA 片段的多态性，这种分型方法具有较高的分辨率，能够将亲缘关系近的菌株归为同一类，即同一克隆具有同一电泳带型，由于电泳条带的复杂性，这种分型需要借助分析软件才能完成。

实验方法如下。

1）制作胶块。挑取单个菌落接种于巧克力培养基上，35 ℃ 5% CO_2 培养 16 h。刮取适量细菌，调整其麦氏比浊值至 5.0。取 400 μL 细菌悬浊液 37 ℃ 孵育 5 min 后加入 20 μL 蛋白酶 K（20 mg/mL）。将菌悬液与 400 μL 1% SeaKem Gold（SKG）；1% SDS 混匀后加入模具，在室温下凝固 10～15 min 后制成胶块。将胶块移入 5 mL 细胞裂解液 [50 mmol/L Tris（pH 8.0），50 mmol/L EDTA]（pH 8.0），1% 十二烷基肌氨酸钠，0.1 mg/mL 蛋白酶 K 中，54 ℃ 水浴摇床（转速约为 130 r/min）孵育 2 h，使用纯净水于 50 ℃ 水浴摇床中清洗 2 次，每次 10 min（转速不变）；然后使用 Tris：EDTA（pH 8.0）在 50 ℃ 的水浴摇床中清洗 4 次，每次 15 min。

2）酶切。切取 2 mm 宽的胶块，用 150 μL 酶切缓冲液 30 ℃ 缓冲 10～15 min。重新加入酶切缓冲液和适量的限制性内切核酸酶共 200 μL，每一个样本酶的用量：Sma I 40 U。30 ℃ 孵育 4 h。吸出酶切液，加入 200 μL 0.5×TBE，将胶块加在梳子齿上，干燥 5 min 后，倒入平行好的 1% SKG，室温凝固 30 min。

3）电泳。电泳条件：2 000～2 200 mL，0.5×TBE，电压 6 V/cm，脉冲夹角 120°，脉冲电泳时间 1～50 s，电泳时间 19 h。

4）图像获取。完成电泳后，将胶块放入 1 μg/mL 溴化乙啶染色 30 min，置于纯水中脱色 30 min，读胶仪中成像。

5）电泳图像分析和结果聚类分析

PFGE 图像应用 BioNumerics（Version 4.0）数据库软件（Applied Mathes BVBA，Belium）进行处理，识别图像条带。在图像识别过程中，在 Marker 最小片段外的实验菌株条带因为不能被 Marker 校准而被舍去。图像通过统一的 Marker 进行校准，标定条带位置，必要时进行人工校正。聚类方法和参数选择：聚类图类型选择（unweighted pair group method using arithmetic average，UPGMA）方法，条带位置差异容许度选择 1.0%，优化值为 0.5%。Band based/Dice 方法计算相似性系数，即 Dice 系数。

（2）MLST。MLST 是多位点序列分型方法，选择遗传进化相对稳定的基因，在基因内设计引物，扩增一段核苷酸序列，对其测序，依据其内的核苷酸变异关系，组合成不同的核苷酸序列型别，这种方法能够在不同的实验室之间进行交流，分型指标可数据化。

（3）MLVA。VNTR 分型技术是依据基因组中存在着串联重复序列的拷贝数差异进行分子分型，这种方法具有快速、低花费和容易进行的特点，在传染病暴发菌株的溯源方面具有一定的意义。

1）流感嗜血杆菌种串联重复序列特异性。串联重复序列位点：Hi 4-3、Hi 4-5、

Hi 4 – 10、Hi 4 – 11 和 Hi 4 – 12 存在于流感嗜血杆菌菌株中，其他嗜血杆菌中没有上述重复序列，具有种特异性。

2）串联重复序列具有的拷贝数具有稳定性。常规的培养方法并不能改变菌株的某一位点的串朕重复拷贝数。

3）串联重复序列与进化的关系。Hi 3 – 1、Hi 6 – 1 和 Hi 6 – 2 位点的重复序列拷贝数具有，流行病学意义。而 Hi 5 – 2 位点的串联重复序列在流行菌株中具有多态性，说明该位点具易变性。

二、注意事项

本鉴定试验的整个过程所使用的所有培养基、鉴定用试剂、试条都必须在使用有效期内，并且经过实验室质量检查通过。

实时荧光定量 PCR 核酸扩增检测流感嗜血杆菌的注意事项：各项工作结束后，均应注意对相应操作区域进行清洁处理，可采用含氯消毒剂和 75% 乙醇擦拭方法；操作过程中如果有液体溅出或污染手套，应及时用 75% 乙醇擦拭污染区域或及时更换手套。

参考文献

[1] BROOKS G F, CARROLL K C, BUTEL j S, et al. Jawetz, Melnick, & Adelberg's Medical Microbiology [M]. 26th ed. New Yorks：The McGraw-Hill Companies, Inc., 2013.

[2] RYAN K J, RAY C G, AHMAD N, et al. Sherris Medical Microbiology [M]. 6th ed. New Yorks：The McGraw-Hill Companies, Inc., 2014.

[3] PERILLA M, AJELLO G, BOPP C, et al. Manual for the laboratory identification and antimicrobial susceptibility testing of bacterial pathogens of public health importance in the developing world. Haemophilus influenza, Neisseria meningitides, Streptococcus pneumonia, Neisseria gonorrhoeae, Salmonella serotype Typhi, Shigella, and Vibrio cholerae [M]. Atlanta, Georgia：United States Centers for Disease Control and Prevention [CDC]. National Center for Infectious Diseases, 2003. [382] p. (WHO/CDS/CSR/RMD/2003.6).

[4] CORLESS C E, GUIVER M, BORROW R, et al. Simultaneous detection of Neisseria meningitidis, Haemophilus influenzae, and Streptococcus pneumoniae in suspected cases of meningitis and septicemia using real-time PCR [J]. J Clin Microbiol, 2001 Apr, 39 (4)：1553 – 1558.

[5] SAM I C, SMITH M. Failure to detect capsule gene bexA in Haemophilus influenzae types e and f by real-time PCR due to sequence variation within probe binding sites [J]. J Med Microbiol, 2005, 54 (Pt 5)：453 – 455.

[6] 朱兵清. TaqMan 荧光定量 PCR 检测脑膜炎奈瑟菌、流感嗜血杆菌和肺炎链球菌方

法的建立及应用［D］. 北京：中国疾病预防控制中心传染病预防控制所，传染病预防控制国家重点实验室，2008.

［7］ MITSUMASA S, AKIKO U, SHINCHI Y. Sub typing of Haemophilus influenzae Strains by Pulsed Field Gel Electrophore sis［J］. J Clin Microbiol, 1999, 37 (7): 2152 – 2157.

［8］ MEATS E, FEIL E J, STRINGER S, et al. Characterization of encapsulated and noncapsulated Haemophilus influenzae and detection of phylogenetic relationships by multilocus sequence typing［J］. J Clin Microbiol, 2003, 41 (4): 1623 – 1636.

（袁洁　曹开源　曹彬　狄飚　朱勋）

第七章 肺炎克雷伯菌

第一节 基本特征

肺炎克雷伯菌（*Klebsiella pneumonia*）属于肠杆菌科（Enterobacteriaceae）克雷伯菌属（*Klebsiella*），是肠杆菌科成员之一。是寄生于人和动物呼吸道、消化道和泌尿生殖道的一种条件致病菌。本属细菌包括7个种，与人类关系密切的有肺炎克雷伯菌（*K. pneumoniae*）的三个亚种：肺炎亚种（Subsp. *pneumoniae*）、鼻炎亚种（Subsp. *ozaenae*）和鼻硬结亚种（Subsp. *rhinoscleromatis*）。其中肺炎亚种在临床上的意义最重要。

一、病原学特征

（一）基本生物学特性

革兰氏染色阴性，形态为两端钝圆较粗的直杆菌，大小（0.5～0.8）μm ×（1.0～2.0）μm，无鞭毛，无芽孢，有菌毛和丰厚的荚膜。常呈单个、成双或短链状排列。

（二）理化特性

肺炎克雷伯菌能发酵葡萄糖、蔗糖、麦芽糖、甘露糖、阿拉伯糖、棉籽糖、鼠李糖、木糖、海藻糖、甘露醇、水杨苷、肌醇、山梨醇，产酸产气。不产生吲哚、不液化明胶，不产生硫化氢，但分解尿素。甲基红试验阴性，VP试验阳性，能分解利用枸橼酸盐和丙二酸盐。赖氨酸脱羧酶试验阳性、鸟氨酸脱羧酶试验阴性。

（三）培养特性

兼性厌氧。营养要求不高，在普通培养基中生长良好。菌落较大，常相互融合，呈黏液状，该菌最重要特征是有肥厚的荚膜结构，形成黏液型菌落，以接种环挑之可拉出丝。在血琼脂平板上有溶血现象。本菌在肉汤内生长数天后可形成黏稠液体。在肠道菌鉴别培养基上培养48 h后可见特征性隆起的黏液状菌落，菌落可因发酵乳糖而成红色或粉红色；粪便等污染样品可通过在麦康凯—肌醇—羧苄青霉素琼脂、甲基紫和双层紫琼脂等选择性培养基上进行选择培养，抑制肠道其他杂菌生长来获得纯培养。本菌生长温度范围为12～43 ℃，最适生长温度为35 ℃。在培养基上可存活数周至数月。

二、致病性

肺炎克雷伯菌是一种重要的条件致病菌，作为医源性感染的主要细菌之一，被广泛关注。当机体免疫功能下降时，可引起猪、牛、羊、鸡、鸭、鹅、貂、熊猫、实验大鼠和小鼠、鱼类等多种家畜、家禽、野生动物、实验动物和水生动物的肺炎克雷伯菌病。该病是一种急性人畜共患传染病，在世界各地广为分布。本菌存在于人体肠道、呼吸道。患病动物和人多表现出各种脏器的炎症变化，如肺炎、脑膜炎、肝脓肿、肠炎、眼内炎、泌尿系统炎症、伤口感染、全身败血症等，发病死亡率极高。菌毛和荚膜是其主要的致病物质，克雷伯菌可引起呼吸道感染、败血症、尿道感染等。虽然中枢神经的克雷伯菌感染较少，但会导致高病死率。肺炎克雷伯菌肺炎亚种能产生肠毒素，引起婴幼儿严重的肠炎。这是由于婴幼儿免疫机制发育不全，消化系统功能差、遇受凉或进食生冷食物时，胃肠功能易于紊乱，此时肺炎克雷伯菌大量繁殖、产生肠毒素，引发腹泻。

1. **肺炎克雷伯菌肺炎亚种**

俗称肺炎杆菌。有较厚的荚膜，可使其侵袭力增强。本菌广泛存在于水中、谷物以及人的肠道和呼吸道。为本属菌中最常见的条件致病菌，当机体免疫力降低或使用免疫抑制剂、长期大量使用抗生素导致菌群失调时，引起多种感染，如肺炎、肺脓肿、败血症、脑膜炎、肠道和胆道感染、尿路感染和软组织感染等。

2. **肺炎克雷伯菌鼻炎亚种**

俗称臭鼻杆菌，较为罕见。能引起慢性萎缩性鼻炎，侵犯鼻咽部，造成组织坏死、鼻黏膜萎缩，常伴有恶臭。还可引起尿路感染和败血症等。

3. **肺炎克雷伯菌鼻硬节亚种**

俗称鼻硬节杆菌。主要见于非洲，其他地区少见。能引起慢性肉芽肿样病变，侵犯鼻咽部，使组织发生坏死。

治疗原则：由肺炎亚种造成的感染，多为二重感染，往往表现为耐药性，临床治疗最好参考药敏试验，选择敏感抗菌药物进行治疗。

该菌产生胞外毒性复合物（extracellulartoxiccomplex，ETC），主要成分为荚膜多糖（63%）、脂多糖（30%）和少量蛋白质（7%）。有些菌株还可产生 LT 肠毒素和 ST 肠毒素。肺炎克雷伯菌的细胞壁外周有荚膜存在，形成的荚膜抗原可使细菌具有抗吞噬、抗血清杀菌的能力；其Ⅰ型和Ⅲ型菌毛尖端的黏附蛋白，能与宿主细胞受体相互作用来达到附着的目的，这些都与细菌在宿主体内移居、黏附和增殖有关。在我国台湾地区，77.6%的肺炎克雷伯菌肝脓肿病例是由肺炎克雷伯 K1 荚膜血清型或 K2 荚膜血清型菌株引起，而这与其荚膜多糖能抵抗中性粒细胞吞噬作用有关，荚膜犹如盔甲可有效保护菌体免受或少受多种杀菌、抑菌物质的损伤，如溶菌酶、补体等；荚膜多糖可使细菌彼此间粘连，也可黏附于组织细胞或无生命物体表面，是引起感染的重要因素。肺炎克雷伯菌的细胞壁含有脂多糖（Lipopolysaccharide，LPS）。LPS 是革兰氏阴性菌细胞壁层中特有的一种化学成分。肺炎克雷伯菌所含有的脂多糖是其致病的物质基础，而其组成部分类脂 A 作为脂多糖的毒性中心，会致动物体发热、白细胞增多等败血性休克免疫反应。

三、流行病学特征

肺炎雷伯菌是医院获得性肺炎（hospital acquired pneumonia，HAP）的常见致病菌。我国肺炎克雷伯菌医院获得性肺炎发病率高，占 3.33%，重症监护病房（intensive care unit，ICU）是肺炎克雷伯菌肺部感染的高发区，尤其是机械通气的患者，研究表明，机械通气相关（ventilator associated pneumonia，VAP）发生率为 9%～45%，而肺炎克雷伯菌为 VAP 的五大致病菌之一。这些都与在 ICU 内患者病情危重，且多保留深静脉置管、导尿、使用呼吸机、气管插管、切开、大量联用广谱抗生素改变正常菌群的生态等有关。在我国台湾地区，造成化脓性肝脓肿的菌株中，以肺炎克雷伯菌最为常见，其分离率由早期的 30%（1977 年）跃升至 80%（2004 年）。

肺炎克雷伯菌的耐药性问题比较突出，是常见的超广谱 β-内酰胺酶（extended-spectrum β-lactamases，ESBL）产生菌。陈淑云等对北京地区分离肺炎克雷伯菌进行药敏监测。结果在 14 种常用抗生素中，亚胺培南耐药率最低（14.9%），其次为阿米卡星（19.9%），最高的是氨苄西林和头孢唑啉，耐药率分别达到 85.2% 和 89.2%；除头孢唑啉外，头孢呋辛、头孢哌酮、头孢曲松、头孢他啶、氨曲南的耐药率均在 75% 以上（76.2%～85.1%）；在所分离的肺炎克雷伯菌中，产 ESBLs 菌的检出率为 66.45%（101/152）。张广清等对广州地区分离的 738 株肺炎克雷伯菌进行药敏试验，459 株（62.20%）肺炎克雷伯菌产 ESBLs，279 株（37.80%）为非产 ESBLs 菌；在 11 种常用抗生素中，除亚胺培南和头孢美唑外，产 ESBLs 菌对其他 9 种抗生素的耐药率均显著高于非产 ESBLs 菌，差异有统计学意义（$P<0.01$）；亚胺培南和头孢美唑对 90% 以上产 ESBLs 菌有效。研究表明，产 ESBLs 是肺炎克雷伯菌产生耐药的主要机制之一。

四、临床实验室检测策略

国内外关于肺炎克雷伯菌分子生物学方面的研究报道较多，主要集中在应用 PCR 方法检测肺炎克雷伯菌 bla、$rmpA$、$magA$ 等基因，以及 I 型、III 型菌毛的鉴定等方面，而细菌学和血清学检测方法都存在费时、费力、敏感性和特异性较差等缺点。不过，就我国目前各医院的情况及医疗条件而言，痰涂片革兰氏染色及培养仍是一项重要的初步筛选手段和诊断措施。PCR 方法对于所收集的临床样品，可直接进行检测，不必进行纯培养，而且无论菌体死活都不影响 PCR 扩增的结果。

五、预防和治疗

肺炎雷伯菌是 HAP 的常见致病菌。在医院内部应严格执行消毒与隔离制度。医务人员接触患者前后严格洗手、戴手套操作，定期进行环境及室内消毒通风，按照要求定期清洗、消毒呼吸治疗装置，定期更换机械通气及雾化器管路等，采取一整套严格的院内感染监测和预防计划。

在抗菌治疗方面，应避免对 ESBLs 肺炎克雷伯菌使用青霉素或头孢类抗生素，亚胺培南（imipenem）是治疗产 ESBLs 肺炎克雷伯菌感染的首选药物，或添加了 β-内酰胺酶抑制剂的抗生素在抗药性试验中有效，也可尝试使用。但因为产生 ESBL 的菌株常具有多重抗药性，往往合并对阿米卡星（amikacin）、庆大霉素（gentamycin）或喹诺酮类（quinolone）的抗药性，建议对抗药性进行实验室检测后确定治疗方案。

参考文献

［1］ BROOKS G F, CARROLL K C, BUTEL J S, et al. Jawetz, Melnick, & Adelberg's Medical Microbiology［M］. 26th ed. New Yorks: The McGraw-Hill Companies Inc., 2013.

［2］ KASPER D, et al. Harrison's Principles of Internal Medicine［M］. 18th ed. New Yorks: The McGraw-Hill Companies Inc., 2012.

［3］ 陈淑云, 陈激扬, 南志敏, 等. 肺炎克雷伯菌产 ESBLs 耐药的监测与分析［J］. 武警医学, 2012, 23 (5): 436-437.

［4］ 张广清, 梁桂兰, 张铭惠, 等. 产超广谱 β-内酰胺酶肺炎克雷伯菌耐药性监测［J］. 检验医学与临床, 2010, 7 (4): 349-350.

［5］ YU W, KO W, CHENG K, et al. Comparison of prevalence of virulence factors for Klebsiella pneumoniae liver abscesses between isolates with capsular K1/K2 and non-K1/K2 serotypes［J］. Diagnostic Microbiology and Infectious Disease, 2008, 62: 1-6.

［6］ STRUVE C, BOJER M, KROGFELT K A. Characterization of Klebsiella pneumoniae Type 1 Fimbriae by Detection of Phase Variation during Colonization and Infection and Impact on Virulence［J］. Infection and Immunity, 2008, 76 (9): 4055-4065.

（袁洁　曹开源　于德山　何振健）

第二节　检 测 技 术

本节肺炎克雷伯菌的检测、鉴定方法和操作规程，适用于从痰和鼻咽抽吸物标本、血液标本、支气管肺泡灌洗液标本及胸腔穿刺液标本中分离肺炎克雷伯菌及菌株鉴定的相关操作。涉及菌株的相关操作应在生物安全二级（BSL-2）实验室的二级生物安全柜中进行。

肺炎克雷伯菌的检测和鉴定流程见图 2－7－1。

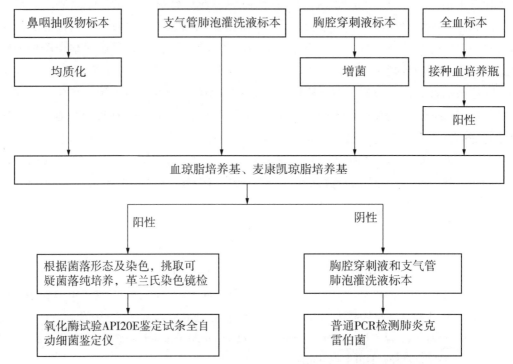

图 2－7－1　发热呼吸道症候群肺炎克雷伯菌的检测和鉴定流程

一、鉴定步骤

按照细菌检测总体策略的规定，相关标本接种至血琼脂培养基、麦康凯琼脂培养基，观察菌落形态及染色，挑取疑为肺炎克雷伯菌的菌落，进行人工鉴定或用全自动细菌生化鉴定仪鉴定，培养阴性的胸腔穿刺液标本和支气管肺泡灌洗液标本采用普通 PCR 检测肺炎克雷伯菌核酸。

肺炎克雷伯菌标准株：肺炎克雷伯菌 ATCC 700603 可在公司购买（如：上海北诺生物科技有限公司）。

（一）标本的处理与保存

1. 痰与鼻咽抽吸物

稀痰直接进行标本的染色镜检，浓痰用痰消化液消化后进行标本的染色镜检，确认痰标本或鼻咽抽吸物标本的合格与否（详见本书第二部分第一章相关内容）。

合格后将痰标本或鼻咽抽吸物标本分为 3 份，1 份放 -20 ℃保存用于 PCR 检测，1 份保存于 -20 ℃备用，1 份用于培养。

用于培养的1份加5 mL生理盐水稀释，再加入5 mL 1%的pH 7.6的胰蛋白酶溶液，消化90 min后接种，以三区划线法接种到血琼脂培养基、麦康凯琼脂培养基，置于5%～10% CO_2中，35 ℃培养18～24 h。

2. 胸腔穿刺液

采集得到的胸腔穿刺液应首先分成4份进行处理。

第1份提取核酸进行PCR检测，所需胸腔穿刺液应不少于500 μL。

第2份应与第1份等量，并在分装后作为留样即刻置于－80 ℃储存。

第3份应直接以三区划线法接种，接种到血琼脂培养基、麦康凯琼脂培养基，置于5%～10% CO_2中，35 ℃培养18～24 h。

第4份按1∶3接种到肉汤培养基37 ℃增菌培养，每天观察培养基是否有浑浊。若无浑浊，继续培养，培养时间应不少于1周；若培养基发生浑浊，取少量标本三区划线法接种到血琼脂培养基、麦康凯琼脂培养基。置于5%～10% CO_2中，35 ℃培养18～24 h。

3. 支气管肺泡灌洗液

取得的支气管肺泡灌洗液标本应分为3份。

第1份提取核酸进行PCR检测，所需支气管肺泡灌洗液应不少于500 μL。

第2份应与第1份等量，并在分装后作为留样即刻置于－80 ℃储存。

第3份支气管肺泡灌洗液应首先3 000 r/min离心15 min，弃上清液，振荡后悬浮沉淀，取10 μL密涂于血琼脂培养基、麦康凯琼脂培养基，置于5%～10% CO_2中，35 ℃培养18～24 h。

4. 全血

（1）全血在采样时即已接种入血培养瓶，将接种过的血培养瓶放入血培养仪或培养箱中35 ℃进行培养。

（2）5天内每天观察培养情况，如培养液出现浑浊，则接种并鉴定，5天后仍未浑浊则视培养结果为阴性。

（3）从阳性血培养瓶取出0.5 mL培养物，在血琼脂培养基、麦康凯琼脂培养基两种固体培养基上分别接种100 μL培养物，35 ℃、5% CO_2环境下倒置培养24 h（或直至长出菌落为止）。

（4）原始的血培养瓶保存于室温，至少应保留1周，直到分离培养得到细菌并通过革兰氏染色证实。

（二）鉴定步骤

1. 肺炎克雷伯菌的菌落形态观察及革兰氏染色

（1）生长在麦康凯琼脂培养基上的肺炎克雷伯菌菌落呈粉红色或红色，较大（直径3～5mm），黏稠。

（2）在血琼脂培养基上生长，大而黏液样菌落，鼻涕样菌苔。

（3）染色镜检可见革兰氏阴性杆菌。

2. 菌落的纯培养

挑取2～3个疑似菌落分别接种血琼脂培养基35 ℃ 5%～10% CO_2环境培养18～

24 h。

3. 疑似菌落的鉴定

各根据实验室具体的条件,可选择氧化酶试验、API 20E 鉴定试条或全自动细菌生化鉴定仪进行鉴定。

(1) 氧化酶实验。

此试验显示细菌内是否含有参与电子传递链和硝酸盐代谢途径的细胞氧化酶。现有商品化的产品(如 Oxidase Reagent),参考相关试剂的使用说明,简要列出操作步骤如下:将安瓿瓶底部可能气泡赶出,轻按压破安瓿瓶。准确加 1 滴氧化酶试剂到空白纸片上(直径 6 mm)。挑取在前述固体培养基上培养 18～24 h 的菌落,直接涂抹于纸片上,若在 10～30 s 内转变颜色(紫色),则判定为阳性。但要注意涂菌时需用白金环或是塑胶环,含铁的接种环会产生伪阳性的结果。

(2) API 20E 试条检测。

1) 可选用 API 20E 试条检测被检菌的生化特性,操作详见 API 20E 试剂盒操作说明书。

2) 在悬浮管(安瓿瓶)中加入 API NaCl (0.85%) 或无菌悬浮液 5 mL,从固体培养基上挑选单个可疑菌落到悬浮液中。仔细研匀以达到均一的细菌悬液。

3) 将试条放入培养盒内,将悬浮的菌液接种到培养盒的小槽中。用吸管将细菌悬液充满 CIT、VP、GEL 管;其他管仅充满管部(不是杯部);ADH、LDC、URE、ODC 和 H_2S,则用矿物油覆盖;盖上盖子。

4) 把上述处理好的试条放置于 35～37 ℃培养 18～24 h。

5) 向试条内加入对应 API 20E 试剂。

6) 对照说明书确证结果。

(3) VITEK 全自动细菌生化鉴定仪鉴定步骤。

1) 配制菌悬液。选取经纯培养 18～24 h 后,大小为 3 mm 左右的待测菌落 2～3 个,置于装有 3.0 mL 0.45% 生理盐水的试管中进行稀释,用标准比浊计测菌液浓度(如浊度高加生理盐水,浊度低加菌落)。最后的菌液浓度必须达到 0.5 麦氏浊度(MCF)。将试管放到载卡架上。

2) 选择鉴定卡片。从冰箱中取出革兰氏阳性细菌鉴定卡(GPI 卡),放置 2～3 min,待其温度与室温平衡后备用。

3) 卡片充样。将鉴定卡片放在载卡架上,使其输样管浸入装有待测菌液的标准管中,将载卡架缓慢推入填充仓中,点击"FILL",仪器自动填充鉴定卡片。

4) 读卡并孵育。鉴定卡片填充完毕后将载卡架从填充仓中取出,缓慢推入测试仓中,仪器对鉴定卡片自动读卡并将输样管与鉴定卡切断,使鉴定卡留在仪器孵育箱培养观察。

经过 6～8 h 孵育检测后,仪器自动报告鉴定结果。

4. 检测肺炎克雷伯菌核酸

利用普通 PCR 方法检测痰/鼻咽抽吸物标本、鼻/咽拭子标本、支气管肺泡灌洗液标本、胸腔穿刺液标本中肺炎克雷伯菌的特异性基因。下面以目的基因 *bla* 为例,介绍普通 PCR 检测肺炎克雷伯菌的操作方法。

(1) 实验准备。提取待测菌的 DNA（提取步骤参见本书第二部分第一章第一节"细菌学检测总体策略"相关内容）。

清洁工作区域（注意：PCR 反应液配制区应与 DNA 加样区有物理隔离，实验操作中所使用的水、移液器、枪头、隔离衣及 PCR 反应相关耗材等均应分区域固定放置，不可以交叉使用）。

(2) PCR 预混液配制（表 2-7-1）。

表 2-7-1 特异性引物序列

细菌种属	目的基因	引物方向	核苷酸序列（5'→3'）	片段大小（bp）
肺炎克雷伯菌	*bla*	上游	AAGATCCACTATCGCCAGCAGG	232
		下游	ATTCAGTTCCGTTTCCCAGCGG	

参照表 2-7-2 如下反应体系（20 μL）进行配制。

表 2-7-2 反应体系配制

成分	体积/μL	终浓度
超纯水	11.2	
10×PCR 缓冲液	2	1×
dNTPs（2.5 mmol/L）	1.6	0.2 mmol/L
上游引物（10×）	2	0.25 μmol/L
下游引物（10×）	2	0.25 μmol/L
Taq DNA 聚合酶（5 U/μL）	0.2	5 U/100 μL
DNA	1	

扩增条件：94 ℃预变性 5 min；94 ℃ 30 s，60 ℃ 30 s，72 ℃ 30 s，30 个循环；72 ℃ 5 min。

扩增产物的检测：用 1.5% 的琼脂糖凝胶电泳 PCR 产物，电压 5 V/cm。在凝胶成像仪中读取片断长度。

(3) 结果分析。

1) 阴性质控应包含无模板对照、无酶对照以及无引物对照，如果阴性质控出现问题，应对标本中的阳性结果样本进行重复检测。

2) 如果阳性质控出现问题，对全部样本均应进行重复检测。

3) 推荐判断标准：如果出现明显的扩增条带且片断长度符合，将样本判断为阳性；如果未出现扩增条带或虽然出现扩增条带但片断长度不符，将样本判断为阴性；如果出现扩增条带但不清晰，应考虑将模板量加倍重新检测一次。如果出现清晰且片断长度符合的条带，将样本判断为阳性，否则为阴性。

(4) 质量控制。

1) 灵敏性检测。包括检测 PCR 反应体系的最低检测限度。参加项目的每个实验室在初次应用该方法之前,对 PCR 反应体系的灵敏性均进行检测。每次更换试剂时均进行灵敏性检测。

2) 阴性对照。包括自临床标本中提取 DNA 时设置的阴性对照和配制 PCR 反应体系时设置的阴性对照。每一次试验都需要设置这两种阴性对照。对于阴性对照出现阳性结果的情况,仔细分析后重新检测。

3) 阳性对照。以标准株肺炎克雷伯菌 ATCC 700603 的基因组 DNA 为模板（50～100 ng）。或构建肺炎克雷伯菌 *bla* 基因的质粒克隆作为阳性对照模板（10～50 ng）。

三、注意事项

1. 细菌培养鉴定注意事项

（1）血琼脂应该用羊血,不要用人血。由于人血中有抗体存在,可能抑制细菌生长。

（2）用温度计监测记录冰箱、孵箱的温度,保证其温度波动不超过 1 ℃。监视 CO_2 培养箱的 CO_2 流量情况,确保钢瓶内气体充足。

（3）每一批培养基都应用标准菌株进行质控,同时培养基使用前应进行无菌测试。

（4）每一次鉴定都应有标准菌株同时进行试验,用以质控环境、仪器、培养基及试剂质量。如果标准菌株未显示预期结果,本次试验视为失败,应查找原因重新进行试验。

2. PCR 扩增肺炎克雷伯菌核酸操作的注意事项

（1）各项工作结束后,均应注意对相应操作区域进行清洁处理,可采用含氯消毒剂和 75% 乙醇擦拭方法。

（2）操作过程中如果有液体溅出或污染手套,应及时用 75% 乙醇擦拭污染区域或及时更换手套。

参考文献

[1] BROOKS G F, CARROLL K C, BUTEL J S, et al. Jawetz, Melnick, & Adelberg's Medical Microbiology [M]. 26th ed. New Yorks: The McGraw-Hill Companies, Inc., 2013.

[2] RYAN K J, RAY C G, AHMAD N, et al. Sherris Medical Microbiology [M]. 6th ed. New Yorks: The McGraw-Hill Companies, Inc., 2014.

（袁洁　曹开源　于德山　何振健）

第八章 嗜肺军团菌

第一节 基本特征

嗜肺军团菌是一种引起人类军团病的病原体,因在1976年美国费城召开退伍军人大会时暴发流行而得名。

一、病原学特征

(一)形态与染色

革兰氏染色阴性,大小为 (0.5～1.0) μm×(2.0～5.0) μm,有1至数根端鞭毛或侧生鞭毛,有菌毛及微荚膜,无芽孢。因细胞壁具有独特的脂肪酸谱和泛醌结构,故常规染色不易着色,常用Giema染色(呈红色)或Dieterle染色(呈黑褐色)。

(二)基因组

2004年,有3株嗜肺军团菌的全基因组序被成功测定。这三株染色体大小介于3.3～3.5 Mb,GC含量约38%,含有约3 000个开放读码框架。

(三)生化反应

不发酵葡萄糖及其他糖类,氧化酶阳性或弱阳性,水解淀粉,水解马尿酸盐,触酶阳性,可液化明胶,不分解尿素,脲酶阴性,硝酸盐还原试验阴性。

(四)抗原构造

主要有菌体抗原(O抗原)及鞭毛抗原(H抗原)。O抗原具有型特异性,根据O抗原的不同可以将嗜肺军团菌分为16个血清型。我国流行的主要是1型和6型。嗜肺军团菌的外膜蛋白具有强的免疫原性,能刺激机体产生免疫应答。

(五)抵抗力

嗜肺军团菌在自然界广泛存在,同时也存在于冷、热水管道系统中。在适宜的环境中,尤其是在温暖潮湿的环境中长期存活。对常用化学消毒剂、干燥及紫外线较敏感,

1% 来苏儿数分钟可杀死该菌。对酸或氯有一定抵抗力。

（六）培养特性

专性需氧菌，2.5～5.0% CO_2 可促进生长，最适生长温度为 (36±1)℃，适宜 pH 为 6.4～7.2。营养要求高，生长需要多种微量维生素及半胱氨酸、甲硫氨酸等氨基酸。常用培养基为活性炭-酵母提取物琼脂（buffered charcoal-yeast extract，BCYE）培养基。在该培养基上嗜肺军团菌生长缓慢，3～5 天形成 1～2 mm、灰白色有光泽的"S"形菌落，菌落圆形凸起，灰白有光泽，外观呈雕花玻璃样。

二、致病性

（一）致病物质

主要致病物质包括多种酶类（蛋白水解酶、磷酸酶、核糖核酸酶及脂肪酶）、毒素、菌毛、荚膜和溶血素等。细菌通过外膜孔蛋白、菌毛等表面结构黏附于靶细胞，诱导细胞的内吞作用。进入靶细胞生存繁殖时产生和释放各种毒素和酶，以逃避吞噬细胞的杀伤并引起肺组织损伤。

（二）所致疾病

嗜肺军团菌主要引起军团菌病，常于夏秋季流行。主要通过呼吸道吸入带菌飞沫或气溶胶污染的尘埃而感染。临床类型主要有三种：流感样型、肺炎型及肺外感染型。流感样型为轻症感染，表现为发热、全身不适、头痛及肌肉酸痛等症状，预后良好。肺炎型为重症感染，发病急，表现为高热、咳嗽、胸痛等以肺炎症状为主的多器官损伤，最后进展为呼吸衰竭。肺外感染型系继发性感染，可引起菌血症，出现脑、肝、肾、肠道等多器官感染症状。

三、临床实验室检测策略

取痰、气管吸引物、胸水、肺活检组织、血液等标本进行细菌学检查。考虑痰中的正常菌群对军团菌有影响，最好不要用痰液做检测标本。涂片做革兰氏染色检查没有意义。活检组织做 Dieterle 镀银染色或涂片做直接荧光抗体染色检查具有一定的诊断意义。分离培养用 BCYE 培养基，接种标本后置 2.5% CO_2、36℃培养 3～5 天，根据培养特性、菌落特征、生化反应及免疫荧光染色等可做出诊断。应用 ELISA、免疫荧光、微量凝集反应、间接血凝等检查方法可检测军团均特异的 IgM 和 IgG，有助于诊断。

四、预防和治疗

目前尚无可供应用的嗜肺军团菌特异性疫苗的应用。预防措施要针对嗜肺军团菌在周围环境中的分布及传播途径，尤其要加强水源管理，定期检查水源质量，加强室内空调系统及饮水系统的卫生管理，对人工输水管道和设施要加强消毒处理。治疗首选红霉素，效果欠佳者可合用利福平等其他药物。

参考文献

［1］ KASPER D, et al. Harrison's Principles of Internal Medicine［M］. 18th ed. New Yorks：the McGraw-Hill Companies, Inc., 2012. http：//accessmedicine. mhmedical. com/book. aspx？bookial＝1130.

［2］ RYAN K J, et al. Sherris Medical Microbiology［M］. 6th ed. New Yorks：the McGraw-Hill Companies, Inc., 2014. http：//accessmedicine. mhmedical. com/book. aspx？bookial＝1020.

［3］ Abdel-Nour M, Duncan C, Low DE, Guyard C. Biofilms：the stronghold of Legionella pneumophila［J］. Int J Mol Sci, 2013, 14（11）：21660－21675.

［4］ Carratalà J, Garcia-Vidal C. An update on Legionella［J］. Curr Opin Infect Dis, 2010, 23（2）：152－157.

［5］ Gomez-Valero L, Rusniok C, Buchrieser C. Legionella pneumophila：population genetics, phylogeny and genomics［J］. Infect Genet Evol, 2009, 9（5）：727－739.

［6］ Isberg R R, O'Connor T J, Heidtman M. The Legionella pneumophila replication vacuole：making a cosy niche inside host cells［J］. Nat Rev Microbiol, 2009, 7（1）：13－24.

（管洪宇　曹开源　邵祝军　陈嘉慧　何振健）

第二节　检　测　技　术

本节阐述嗜肺军团菌鉴定的方法和操作规程，适用于从气管分泌物、胸水、血液及肺、肝、脾等活检组织标本中军团菌的分离、鉴定的相关操作。相关操作应在生物安全二级（BSL-2）实验室中进行。

发热呼吸道症候群嗜肺军团菌的检测和鉴定流程如图2－8－1所示。

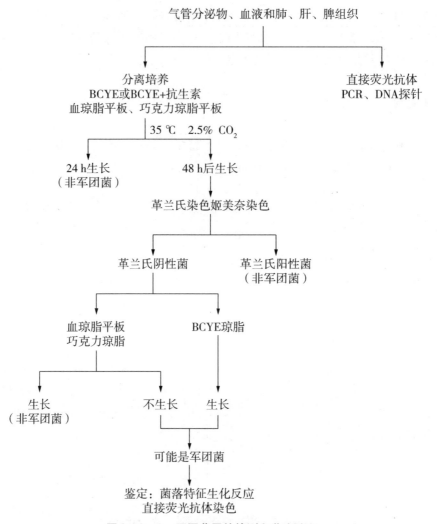

图 2-8-1 军团菌属的检测和鉴定流程

一、细菌分离培养法

军团菌分离培养法的特异性为100%，仍是目前检测的金标准。

（一）标本采集

可采集气管分泌物、胸水、血液及肺、肝、脾等活检组织。因痰液中的正常菌群对军团菌有影响，故最好不要采用痰液做检测标本。从临床或环境标本中分离军团菌时，因军团菌耐酸而其他杂菌容易被酸杀灭，可先对标本作酸处理。

（二）培养基与培养条件

目前公认的最适宜培养基是缓冲活性炭酵母浸出液，加上铁、L-半胱氨酸、α-酮戊二酸及琼脂，称之为 BCYE（buffered charcoal-yeast extract agar）琼脂培养基。其配方如表 2-8-1。

表2-8-1 培养基配方

成分	用量
酵母粉	10 g
ACES 缓冲液	10 g
活性炭	2.0 g
α-酮戊二酸	1.0 g
琼脂	15 g
蒸馏水	1 000 mL
pH	6.85 ± 0.1

嗜肺军团菌专性需氧，在含 2.5%～5% CO_2 环境中生长良好。营养要求苛刻，普通培养基、血琼脂培养基和巧克力培养基均不生长，生长过程中需要多种微量元素，如铁、钙、镁、锰、锌、钼等。

(三) 细菌鉴定

1. 菌落形态

本菌生长缓慢，BCYE 培养基上培养 3～5 天形成灰白色、有光泽、边缘清楚整齐的菌落。

2. 鉴定程序

标本常规接种 BCYE 培养基及血琼脂平板，若 48 h 内有细菌生长，则可排除军团菌可能。如果 48 h 以后 BCYE 培养基有细菌生长而血琼脂培养基未见细菌生长，则可能是军团菌，需再做进一步鉴定。鉴定程序如图 2-8-1 所示。

细菌培养检测军团菌的优点是具有敏感性和特异性，可以作为临床确诊和鉴定的标准。其不足之处在于耗时较长，不利于临床快速诊断。

二、免疫学检测

(一) 血清抗体检测

军团菌感染 1 周左右可在血清中检测出军团菌特异性 IgM 抗体，而特异性 IgG 抗体在 2 周左右可检测到。目前有很多种检测嗜肺军团菌血清抗体的方法，比较常用的主要有间接免疫荧光抗体检测（indirect immunoinfluscent assay, IFA）。血清学诊断虽然应用广泛，但其主要问题是抗体产生缓慢而导致诊断延误。实验步骤如下。

(1) 滴加 0.01 mol/L, pH 7.4 的 PBS 于已知抗原标本片，10 min 后弃去，使标本片保持一定湿度。

(2) 滴加以 0.01 mol/L, pH 7.4 的 PBS 适当稀释的待检抗体标本，覆盖已知抗原标本片。将玻片置于有盖搪瓷盒内，37 ℃ 保温 30 min。

(3) 取出玻片，置于玻片架上，先用 0.01 mol/L, pH 7.4 的 PBS 冲洗 1～2 次，然后浸泡于 0.01 mol/L pH 7.4 的 PBS 中漂洗三次，每次 5 min，间断振荡。

(4) 取出玻片，用滤纸吸去多余水分，但不使标本干燥，滴加 1 滴一定稀释度的荧光标记的抗人球蛋白抗体。

（5）将玻片平放在有盖搪瓷盒内，37 ℃保温 30 min。

（6）重复操作（3）。

（7）取出玻片，用滤纸吸去多余水分，滴加 1 滴缓冲甘油，再覆以盖玻片。

（8）荧光显微镜高倍视野下观察标本的特异性荧光强度，一般可用"＋"表示："－"无荧光；"±"极弱的可疑荧光；"＋"荧光较弱，但清楚可见；"＋＋"荧光明亮；"＋＋＋"或"＋＋＋＋"荧光闪亮。待检标本特异性荧光染色强度达"＋＋"以上，而各种对照显示为"±"或"－"，即可判定为阳性。

（二）尿液抗原检测

检测尿中军团菌抗原是一种简便、快速、经济的诊断试验，特异性接近 100%，敏感性达 70%，如尿液经超滤法浓缩处理，可将敏感性提高到 80.4%。大多数患者的尿液含有浓度远远高于血清中的浓度并具有热稳定性和抗胰蛋白酶活性的抗原，由于标本容易获得，检测简便快速，因此是一种比较有前景的实验室诊断方法。

Binax NOW 军团菌尿抗原检测试盒是一固相夹心的免疫层析实验。实验步骤如下。

（1）将所有的材料和样品都平衡至室温（15～30 ℃）。

（2）将所有的检测卡从密封的试剂袋中取出。

（3）将样品点滴器垂直置于样品孔上方，向样品孔中加入 3 滴样品（120～150 μL）。

（4）10 min 内读取结果，强阳性样品可能会早点出现结果。注意：10 min 后读取的实验结果可能不准确。

（5）结果说明。阳性结果：检测线区域出现明显的粉色条带，另外质控线区域出现粉色条带。阴性结果：检测线区域不显色，质控线区域出现明显的粉色条带。无效结果：靠近检测线的质控线在加样品后若 15 min 内仍不可见，则实验结果无效。

三、实时荧光定量 PCR

采用嗜肺军团菌核酸荧光 PCR 检测试剂盒（购于上海辉睿生物科技有限公司）。

（一）试剂准备（试剂准备区）（表 2-8-2）

表 2-8-2　反应体系配置

反应液组分	加量/μL
qPCR Master Mix	12.5
嗜肺军团菌反应液	7.5
待测标本 DNA	5
总体积	25

（二）样本处理（样本处理区）

（1）取 200 μL 的待检样本及阴性对照样本进行核酸提取。DNA 可采用 Trizol 法、硅胶膜吸附法、磁珠法等微量 DNA 提取试剂盒提取，按相应说明书要求进行操作。提取好的 DNA 应及时用于检测，否则应 -20 ℃保存。

（2）加样：在准备好试剂的 PCR 反应管中分别加入阴、阳性质控品、待测样本 DNA 各 5 μL，盖紧管盖后，瞬时低速离心。

（三）PCR 扩增检测（扩增区）

待检 PCR 管转移至扩增区，按顺序置于 PCR 仪上，编辑样本信息，设定循环参数（表 2-8-3）。

表 2-8-3 循环参数

步骤	温度/℃	时间	循环数/次
预变性	95	5 min	1
变性	95	10 s	40
退火、延伸及检测荧光（荧光检测，检测通道：FAM）	58	45 s	

注：ABI 系列荧光 PCR 仪不选 ROX 校正，淬灭基团选择 None。

（四）结果分析

ABI7500 荧光 PCR 仪：将基线设为 3～15（根据实际情况，baseline cycler 可在一定范围内变化），荧光阈值（threshold）设定原则以阈值线刚好超过阴性对照品扩增曲线（无规则的噪音线）的最高点，且 $Ct = 40$（或显示为"undet"）。使用仪器配套软件自动分析结果。

（五）质量控制

试剂盒中提供阳性质控品、阴性对照各一个，对应 Ct 分别为 $Ct_{阳}$、$Ct_{阴}$；如试剂质量完好并操作正确，$Ct_{阳} < Ct_{阴}$，$Ct_{阳} < 30$，并呈现典型的"S"形扩增曲线，否则实验无效，应检查仪器、试剂、扩增条件等方面的误差。在每次检测中应设置阴阳性对照品。

（六）实验结果的判定

在实验有效的前提下：$Ct \geq 38$（或"undet"）：阴性结果。$35 \leq Ct < 38$：检测灰区，应重复测定 2 次，$Ct \geq 38$，阴性结果；其中 1 次 $Ct < 38$，阳性结果，FAM 通道阳性判断为感染嗜肺军团菌。$Ct < 35$：阳性结果，FAM 通道阳性判断为感染嗜肺军团菌。

参考文献

[1] GEO F B, et al. Jawetz, Melnick, & Adelberg's Medical Microbiology [M]. 26th ed. New Yorks: the McGraw-Hill Companies, Inc., 2013.

[2] DEN BOER J W, YZERMAN E P. Diagnosis of Legionella infection in Legionnaires' disease [J]. Eur J Clin Microbiol Infect Dis, 2004, 23 (12): 871-8.

[3] TRONEL H, HARTEMANN P. Overview of diagnostic and detection methods for

legionellosis and Legionella spp [J]. Lett Appl Microbiol, 2009, 48 (6): 653-656.

[4] HOLT J G. Bergey's Manual of Determinative Bacteriology [M]. 9th ed. Baltimore: Williams @ Wilkins, 1994.

(管洪宇 曹开源 邵祝军 陈嘉慧 何振健)

第九章 肺炎嗜衣原体

第一节 基本特征

肺炎嗜衣原体（*Chlamydophila pneumoniae*）是衣原体目衣原体科嗜衣原体属，归属于广义细菌范畴。1965 年，自一名台湾小学生眼结膜中分离得到一株 TW-183（Taiwan-183）。1983 年，从美国西雅图一位急性呼吸道感染患者的咽部分离出另一株 AR-39（acute respiratory-39）。后发现这两株衣原体血清型完全相同，故称作 TWAR 组衣原体。目前，已分离出 10 多株肺炎嗜衣原体，可导致一系列呼吸系统疾病（咽炎、鼻窦炎、支气管炎、肺炎），并具有世界性分布的特征。此外，它也在动脉粥样硬化性心血管疾病中起作用。

一、病原学特征

（一）基本生物学特性

肺炎嗜衣原体也有衣原体独特的生活周期。原体平均直径为 0.38 μm，在电镜下呈典型的梨形，并有清晰的周浆间隙，胞浆中有数个电子致密的圆形小体。感染细胞中形成包涵体，包涵体中无糖抗原。网状体的生活周期与沙眼衣原体和鹦鹉热嗜衣原体类似。Giemsa 染色呈紫红色。肺炎嗜衣原体与其他衣原体的 DNA 同源性小于 10%，而不同来源的肺炎嗜衣原体株有 94% 以上的 DNA 同源性。

肺炎嗜衣原体主要有脂多糖（lipopolysaccharides，LPS）抗原和蛋白质抗原。LPS 为其特异性抗原，不仅含衣原体属特异性抗原决定簇，也含有与其他微生物 LPS 发生交叉反应的抗原表位。外膜主蛋白（major out membrane protein，MOMP）是其最受关注点的蛋白质抗原，它是衣原体外膜复合物（Chlamydial outer membrane complex，COMC）的主要成分，具有较强的免疫原性，在诊断和疫苗制备的工作中有潜在的应用价值。

（二）理化特性

肺炎嗜衣原体易受各种理化因素影响，抵抗能力弱。对室温或冰冷敏感；不耐热，60 ℃仅可存活 5～10 min，低温冷冻稳定。对常用消毒剂敏感，如 0.1% 甲醛溶液 24 h，20 g/L NaOH 或 1% HCl 2～3 min，75% 酒精溶液 1 min 即可灭活。紫外照射可迅速灭活。四环素、氯霉素、多西环素和红霉素等抗生素对其有抑制作用。

(三) 培养特性

肺炎嗜衣原体是公认较难培养的一种微生物，目前常用 Hep-2 和 HL 细胞系进行培养，但第一代细胞培养中较难形成包涵体。因其多缺乏主动穿入组织细胞的能力，故可将接种有标本的细胞培养管离心沉淀以促使衣原体穿入细胞，在细胞培养管中加入代谢抑制物如二乙氨基葡聚糖、细胞松弛素 B，或先用 X 线照射，使细胞处于非分裂状态，从而使细胞生长代谢缓慢，有利于衣原体的寄生性生长或提高衣原体吸附细胞的能力，易穿入细胞进行繁殖。

二、致病性

肺炎嗜衣原体感染的潜伏期比其他呼吸系统传染源的潜伏期长。人类是肺炎嗜衣原体的唯一宿主，人与人之间通过呼吸道分泌物进行传播的。很少有二代病例发生。健康人群可分离出肺炎嗜衣原体，提示存在健康的带菌者或隐性感染者。肺炎嗜衣原体在室温、相对湿度较大的情况下可以气溶胶的形态存在。病原体可以在面巾纸上保持活性 12 h，表明可通过污染物传播。

肺炎嗜衣原体的传染方式为空气—飞沫传播，在人群集中和空气流通不畅的公共场所尤其如此。呼吸道传播可呈散发和流行的特点。此外，肺炎嗜衣原体是引起社区获得性肺炎的主要病原体之一。

三、流行病学特征

肺炎嗜衣原体呼吸道感染是世界各地广泛存在的常见病，引起地方性和流行性肺炎，无显著的性别和地区差异，一年四季均可发生，几乎每人一生中均受过感染，而且常常反复感染；人类的肺炎嗜衣原体感染与人口密度有正向关系。儿童感染率在 20% 左右，随着年龄的增加，感染率迅速上升，青壮年可达 50%～60%，老年达 70%～80%。感染率没有性别差异，几乎每个人的一生中均有机会感染，且呈隐性、急性或慢性状况。感染呈双峰分布，第一个高峰在 8～9 岁，第二个高峰在 70 岁。潜伏期 10～65 天。

肺炎嗜衣原体的感染具有散发和流行交替出现的周期性，散发通常持续 3～4 年，有 2～3 年的流行期，在流行期间可有数月的短暂暴发。患者之间传播间隔期平均为 30 天，在密集人群中流行可持续 6 个月。无症状的感染者在本病的传播上比患者更为重要。

四、临床实验室检测策略

一般可采集痰、咽拭子标本、支气管肺泡灌洗液标本、患者外周血及其血清标本等进行鉴定。主要检测鉴定方法包括有以下几种。

（一）标本直接检查

痰液和咽拭子标本可直接制备涂片染色，观察包涵体。Giemsa 染色原体染成紫红色，网状体呈蓝色。还有免疫荧光法检查，用异硫氰酸荧光素标记的抗衣原体 LPS 单克隆抗体可检测上皮细胞内的衣原体抗原。

（二）分离培养鉴定

因痰液标本对细胞有毒性，通常用咽拭子标本或者支气管肺泡灌洗液标本进行分离培养，灌洗液宜用模式滤菌器去除杂质，不加抗生素。肺炎嗜衣原体易在 Hep-2 和 HL 细胞中生长，也可以采用组织培养或动物接种进行病原体分离。肺炎嗜衣原体经 48 h 培养后，再用单克隆抗体荧光染色观察，并计算包涵体的数目。盲传 3 代，每次镜检观察，根据出现包涵体与否做判断（阳性或阴性）。

（三）血清学检测

取患者外周血及其血清标本进行血清学检测。

1. 微量免疫荧光试验（microimmunofluorescence，MIF）

MIF 是目前检测肺炎嗜衣原体感染最常用且较敏感的血清学方法，被公认为肺炎嗜衣原体感染血清学诊断的金标准。人类感染肺炎嗜衣原体后会出现抗肺炎衣原体血清抗体，初次感染时，发病 3 周后出现 IgM 抗体，6～8 周出现 IgG 抗体，再次感染或重复感染后，常在 1～2 周内出现较高水平的 IgG 抗体。其原理是用肺炎嗜衣原体标准株（TWAR）制备抗原片，然后与患者血清反应，患者如为肺炎衣原体感染，其血清中抗肺炎衣原体 IgM 或 IgG 就会与抗原片上的肺炎嗜衣原体抗原结合，加入抗人 IgM 或 IgG 荧光标记抗体后，在荧光显微镜下可观察到肺炎嗜衣原体颗粒。MIF 的诊断标准为：①急性感染：双份血清抗体效价升高 4 倍以上，或 IgM≥1∶16，或 IgG≥1∶512。②既往感染：1∶16≤IgG<1∶512。③未感染过：IgG<1∶16。④慢性感染：IgA>1∶8。

2. 酶联免疫吸附试验（ELISA）

检测患者血清中肺炎嗜衣原体特异性抗体，此法能在数小时完成，并适用检测大量样本。

（四）分子生物学检查

根据肺炎嗜衣原体的 16S rRNA 基因或 MOMP 基因保守序列设计特异性引物，采用 PCR 技术检测核酸片段。此外，采用限制性内切酶 *Pst* I 对肺炎嗜衣原体酶切后，可获得一 474 bp 的核酸片段，这是肺炎嗜衣原体区分其他衣原体的片段。分子生物学检测衣原体的特异性强且快速、简便、灵敏是肺炎嗜衣原体诊断的发展方向。

五、预防和治疗

肺炎嗜衣原体目前尚无疫苗用于免疫接种。预防和控制手段主要是注重集体和个人卫生，避免直接或间接的接触传染。此外，应强化对环境公共卫生的管理和监督。

合理使用抗生素，以防病程迁延，转为慢性或长期带菌。肺炎嗜衣原体对四环素类、红霉素及氟喹诺酮类药物均极敏感,对磺胺耐药,故常用四环素或红霉素进行抗感染治疗。儿童(包括婴幼儿)可用克拉霉素,有较好的疗效。

参考文献

[1] BROOKS G F, Brutel J S, Morse S A, et al. Adelberg's Medical Microbiological [M]. 23th ed. New Yorks:McGraw-Hill Companies Inc., 2004.

[2] HENRY D I. Clinical Microbiology Procedures Handbook (Three Volume Set) [M]. 2nd ed. Washington:ASM Press, 2004.

[3] PARTRICK R M, Ellen J B, James H J, et al. Manual of clinical Microbiology:Clinical Microbiology (Manual of Clinical Microbiology) [M]. 9th ed. Washington:ASM Press, 2007.

[4] PANNEKOEK Y, Morelli G, Kusecek B, et al. Multi locus sequence typing of Chlamydiales:elonal groupings within the obligate in tracellular bacteria Chlamydia trachomatis [J]. BMC Microbiol, 2008, 28 (8):42.

(何振健　方丽珊　曹开源　郑丽舒　朱勋)

第二节　检　测　技　术

本节阐述发热呼吸道症候群肺炎嗜衣原体鉴定的方法和操作规程,适用于从全血、鼻咽拭子、痰液标本中肺炎嗜衣原体的分离、鉴定等相关操作。涉及菌株的相关操作应在生物安全二级(BSL-2)实验室的生物安全柜中进行。

发热呼吸道症候群肺炎嗜衣原体的检测和鉴定流程如图2-9-1所示。

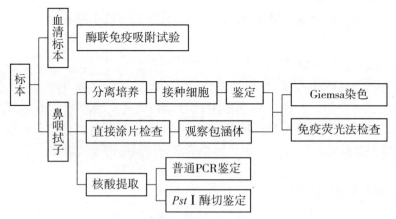

图2-9-1　发热呼吸道症候群肺炎嗜衣原体的检测和鉴定流程

一、方法与步骤

（一）标本直接检查

1. Giemsa 染色液配制

原液：将 1 g 的姬姆色素染料加入 66 mL 甘油，混匀，60 ℃保温溶解 2 h，再加入 66 mL 甲醇混匀。

工作液：将原液用 PBS（pH 6.8）稀释 10 倍。

检查步骤：加入与痰液等量的灭菌生理盐水，剧烈振荡 5～10 s，然后用棉拭子将沉淀于管底的脓痰小片沾出作涂片。涂片自然干燥后，通过火焰固定。用 Giemsa 染色 1 h，然后用 95% 的酒精洗脱，风干后置普通光学显微镜下观察。细胞浆为蓝色，胞核呈红色。肺炎嗜衣原体阳性标本中可见包涵体内可见较多颗粒，原体染成紫红色，网状体呈蓝色。

（二）分离培养鉴定

肺炎嗜衣原体是只能在细胞内生长的病原体，故只能在活细胞里培养、增殖和复制。常用细胞株有 McCoy、Hela-229 及 Hep-2 等。染色后在镜下观察细胞内包涵体，或以荧光标记单克隆抗体法检测。肺炎嗜衣原体的组织培养和分离鉴定对肺炎嗜衣原体感染的判断具有决定性的意义。但培养法操作烦琐、培养时间长、设备要求高与技术难度大，一般实验室难以具备。若培养阴性时仍需用其他一两种方法佐证确认，才能最终判断为阴性。

1. 试剂

（1）细胞培养试剂。

DMEM 基础培养基：13.5 g 高糖 DMEM 粉末溶于 800 mL 超纯水中，加入 3.7 g $NaHCO_3$，充分搅拌溶解后，调整 pH 至 7.4，加超纯水定容至 1 000 mL，经 0.22 μm 孔径滤膜真空泵负压抽滤除菌。

细胞生长液：取 860 mL DMEM 基础培养基，加入 100 mL 胎牛血清，10 mL 100× Penicilline/Streptomycin，10 mL 100× NEAA，10 mL 100× HEPES，10 mL 100× L-glutamine，1 mg 放线菌酮。

细胞维持液：把细胞生长液的血清浓度调整为 1%～2% 胎牛血清

磷酸盐缓冲液（1×PBS）：称取 8.0 g NaCl，0.2 g KCl，0.24 g KH_2PO_4，1.44 g Na_2HPO_4 粉末溶于 800 mL 双蒸水（double distilled water，ddH_2O）中，调 pH 至 7.4，加 ddH_2O 定容至 1 000 mL，高温高压蒸汽法灭菌，4 ℃保存。

0.25% 胰蛋白酶：2.5 g 胰蛋白酶溶于 1 000 mL PBS 中，4 ℃溶解，调 pH 至 7.6～7.8，0.22 μm 滤膜过滤，分装后 -20 ℃保存。

（2）细胞。喉癌细胞系 Hep-2、人宫颈癌细胞系 HeLa。

2. 标本处理

（1）在安全柜内打开装有鼻/咽拭子标本管子的管盖，用灭菌镊子或止血钳夹住拭子柄，搅拌数次并挤出棉拭子上的液体，在挤压过程中动作要轻柔勿剧烈，以防止产生气溶胶和液体溅出。

（2）将标本置离心机内，4 ℃，2 000 r/min 离心 20 min，以去除大部分杂质。离心后，在安全柜内轻轻地打开离心管，用 1 mL 的带滤芯 Tip 头，吸取 0.5 mL 上清液，接种事先准备的细胞。

3. 细胞准备

（1）预先使细胞在培养瓶中生长成致密单层。

（2）用 0.25% 胰蛋白酶消化 1 min，加入 5 mL 培养液，800 r/min 离心 5 min，去除上清液。

（3）加入适量的培养液后，反复吹打细胞，制成细胞悬液，计数细胞，配成终浓度为 2×10^5/mL 的细胞悬液。

（4）在预先放入圆形盖玻片于 24 孔板中，每个孔接种 1 mL 细胞悬液。置于 37 ℃、5% CO_2 培养箱中 24 h。

4. 接种程序

（1）轻轻吸出细胞生长液，用无菌的移液管吸取标本液 0.3 mL 加入细胞培养板中的 2 个孔，1 个孔有圆形盖玻片，用于 Giemsa 染色。另 1 个孔无盖玻片，作继续传代用，并加入等量的细胞培养基。

（2）整块板在室温以 2 400 r/min 离心 1 h

（3）取出置 37 ℃、5% CO_2 培养箱中 2 h。

（4）吸去上清液，每孔加入含放线菌酮的细胞培养基 1 mL。

（5）37 ℃、5% CO_2 培养箱中 48 h。

5. 染色观察

肺炎嗜衣原体经 48 h 培养后，Giemsa 染色观察，并计算包涵体的数目。盲传 3 代，每次镜检观察，以出现包涵体与否做判断（出现包涵体为阳性，否则为阴性）。

（三）血清学检测

虽然成年人群普遍存在高滴度 IgG，但缺乏标准的测试方法和高质量的试剂，因此血清学方法仍是目前流行病学及病因研究的最有用方法。

试剂盒：肺炎嗜衣原体 IgG 诊断试剂盒（ELISA）（Savyon Diagnostics）

1. 酶联免疫吸附试验

按照 Savyon Diagnostics 检测待测血清中的肺炎嗜衣原体 IgG 抗体

（1）试剂的准备。

1）在试验前将所有的测试成分和将要检测的临床血样标本放置在室温下，在使用之前摇匀阳性质控、阴性质控和临床标本。

2）从铝袋切断封条的一端收回微量板，在 96 孔支架中取出所需要的微量孔条（测试样本数、2 个阴性质控孔、1 个阳性质控孔）。

3）用双蒸去离子水或蒸馏水以 1/20 稀释浓缩清洗液。

（2）孵育血清样本和质控

1）用血清稀释液以 $1/10^5$ 的比例稀释患者血清：加 10 μL 血清到 200 μL 血清稀释液（1/21），然后加 25 μL 的 1/21 稀释液到 100 μL 血清稀释液中。

2）在相应孔中加入 50 μL 阳性质控、阴性质控和 $1/10^5$ 稀释的血清标本。阴性质控进行双孔检测。

3）盖上板盖在 37 ℃湿盒中孵育 1 h。

4）除去微孔中的液体，用清洗缓冲液清洗 3 次。

5）在干净的吸水纸上轻轻拍打，使微孔条干燥。

(3) 孵育结合物。

1）使用前用结合物稀释液按 1/300 稀释浓缩的 HRP 结合物抗人 IgG，于每孔中分别加入 50 μL 稀释后的酶结合物。

2）盖上板盖在 37 ℃湿盒中孵育 1 h。

3）除去液体，用清洗缓冲液清洗 3 次。

(4) 孵育 TMB-底物液。

1）每个孔中加入 100 μL TMB-底物液，盖上板盖，室温下孵育 15 min。

2）每孔中加入 100 μL 终止液（1 M H_2SO_4）以停止反应。

(5) 结果判读。在读取结果之前去除反应孔中的气泡，小心擦拭 ELISA 板底部。检测在终止颜色产生的 30 min 内进行。在 450 nm 波长下检测吸光度并记录结果，阳性质控吸光度应 >0.8；阴性质控的吸光度平均值为 0.1～0.4。待测标本 OD ≤2×阴性质控 OD，即为阴性结果；待测标本 OD ≥2.2×阴性质控 OD，即为阳性结果；如果待测 OD 值介于阴性与阳性结果之间，则再次复查，如果 OD 值还是在阴性和阳性结果之间，则认为其结果为阴性。

2. 标准化肺炎衣原体微量免疫荧光（MIF）检测

(1) 抗原。

泛影葡胺纯化的原生小体复溶于磷酸盐缓冲液中，其中含有 0.02% 福尔马林、0.5% 卵黄囊，用丙酮固定。

(2) 样本检测。

1）双份血清样本，取样间隔为 4～8 周。

2）筛选时选用 1：8 或 1：16 稀释液，滴度用双倍稀释。

3）测定 IgM 及 IgA 前，用 IgG 抗体对样本进行预吸收，以去除 IgG。

4）加入 Evan 蓝（0.05%）或罗丹明结合的牛血清蛋白染液（1/15 容量）作为荧光素结合的第二抗体计数染料。

(3) 解释结果。

用 10 倍目镜及 40 倍物镜观察结果。

1）IgM≥1：16 或 IgG 4 倍增高，提示为急性感染。

2）IgG≥1：512，提示可能为急性感染。

3）IgG≥1：16，提示为既往感染。

(4) 质量保证。

1）同时测试阳性和阴性血清，阳性血清再次利用，需重新检查滴度。

2）用高滴度血清滴定最佳结合度，分注未稀释的结合物，用前 -20 ℃保存。

（四）分子生物学检查

试剂盒：QIAamp DNA Mini Kit（Cat No.51306）。下文涉及的 AL、AW1、AW2、AVE 均为试剂盒提供。

普通 PCR 的引物：

上游引物序列：5′- TGACAACTGTAGAAATACAGC -3′；

下游引物序列：5′- CGCCTCTCTCCTATAAAT -3′。

1. 标本的处理

将采集到的支气管肺泡灌洗液标本和胸腔穿刺液标本置离心机内，4 ℃，2 000 r/min 离心 20 min，以去除大部分杂质。离心后，在安全柜内轻轻地打开离心管，用 1 mL 的带滤芯 Tip 头吸取上清液。如果呼吸道标本和胸腔穿刺液标本的黏液成分较重，可先进行液化［按 1∶1 体积比加入 1% pH 7.6 的胰蛋白酶溶液，室温（约 25 ℃）消化 15～30 min］等处理，再离心。取 200～400 μL 离心后的标本上清液（标本使用量最多不超过 1 mL）用于核酸的提取。

2. 核酸提取

对处理好的分装鼻/咽拭子标本按照 QIAamp DNA Mini Kit（Cat No.51306）试剂盒使用说明书提取 DNA。

步骤如下：

（1）第一次使用此试剂盒时，在 AW1 和 AW2 缓冲液中按照试剂瓶上提示体积加入 100% 乙醇，19 mL AW1 中加入 25 mL 无水乙醇，13 mL AW1 中加 30 mL 无水乙醇；在 AL 中加入 28 μg/mL carrier RNA。

（2）取 25 μL Qiagen Protease 放入 1.5 mL 离心管中。

（3）在生物安全柜内将标本（鼻/咽拭子标本、痰标本、胸腔穿刺液标本、支气管肺泡灌洗液标本）取 200 μL 加入此管中，充分混匀。若标本不足 200 μL，则用生理盐水补足至终体积为 225 μL。

（4）在每管分别加入 200 μL AL（内参需要提前加入 28 μg/mL carrier RNA），充分混匀振荡 15 s。56 ℃孵育 15 min。短暂离心，将管盖上的液体离到管底。

（5）加入 250 μL 无水乙醇，充分混匀振荡 15 s，室温（15～25 ℃）裂解 5 min。短暂离心，将管盖上的液体离到管底。

（6）将上述裂解液加入 QIAamp MinElute 离心柱上，8 000 r/min，室温离心 1 min，弃收集管中的离心液。滤柱仍放回收集管上，将步骤（3）剩余的混合液全部吸入滤柱中，离心后弃离心液。

（7）于滤柱中加入 500 μL AW1 液，12 000 r/min，室温离心 1 min，弃收集管中的离心液。

（8）从试剂盒中取一支干净的 2 mL 收集管，将离心后的滤柱移到新的收集管上，于滤柱中加入 500 μL AW2 液，8 000 r/min，室温离心 1 min。将滤柱移到一个干净的收集管中，加入 500 μL 无水乙醇，8 000 r/min，室温离心 1 min。

（9）将滤柱移到一个干净的收集管中，14 000 r/min，室温离心 3 min。建议将滤柱放在 56 ℃ 3 min 以干燥滤膜。

(10) 将滤柱放在 1.5 mL 无 RNA 酶管上,向滤柱中加入 20～150 μL 的 AVE 或 RNase-free Water,室温静置 1 min。14 000 r/min 室温离心 1 min,收集离心液即为提取的核酸。可立即用于检测或 −70 ℃ 保存。

(12) 核酸提取后直接分装 3 份至 0.2 mL PCR 管(或排管)中,1 份用于检测,其他保存,用于后续的研究。

3. 普通 PCR 方法检测

肺炎嗜衣原体要测定的是 16S *rRNA* 的基因,片段大小为 465 bp。

(1) 配制反应体系(20 μL)(见表 2 −9 −1)

表 2 −9 −1 PCR 方法检测反应体系(20 μL)

成分	体积/μL	终浓度
超纯水	7.2	
10 × PCR 缓冲液	2	1 ×
dNTPs(2.5 mmol/L)	1.6	0.2 mmol/L
上游引物(10 ×)	2	0.5 μmol/L
下游引物(10 ×)	2	0.5 μmol/L
Taq DNA 聚合酶(5 U/μL)	0.2	5 U/100 μL
DNA	5	

(2) 94 ℃ 预变性 10 min;94 ℃ 60 s,50 ℃ 60 s,72 ℃ 90 s,40 个循环;72 ℃ 10 min。同时设置无模板阴性对照、无酶阴性对照,以及无引物阴性对照和阳性对照组。

(3) 用 2% 的琼脂糖凝胶电泳 PCR 产物,电压 5 V/cm。在 Gel Doc EQ 凝胶成像系统中读取片断长度。

(4) 结果分析和判断标准。

阳性:出现明显的扩增条带且片断长度符合(约 465 bp)。

阴性:未出现扩增条带或虽然出现扩增条带但片断长度不符。

如果出现扩增条带但不清晰,应考虑将模板量加倍重新检测一次。

4. 限制性内切酶酶切鉴定

采用限制性内切酶 *Pst* Ⅰ 对肺炎嗜衣原体酶切后,可获得一条 474 bp 的核酸片段,这是肺炎嗜衣原体区分其他衣原体的片段。

(1) 配制反应体系(20 μL)(表 2 −9 −2)。

表 2 −9 −2 限制性内切酶酶切鉴定反应体系(20 μL)

成分	体积/μL	终浓度
超纯水	13	
内切酶缓冲液	2	1 ×
限制性内切酶 *Pst* Ⅰ(20 U/μL)	1	1 U/μL
DNA	5	

同时应设置无模板阴性对照、无酶阴性对照和阳性对照组。阳性对照由一个实验室统一制备。

（2）用2%的琼脂糖凝胶电泳PCR产物，电压5 V/cm。在Gel Doc EQ凝胶成像系统中读取片断长度。

（3）结果分析和判断标准。

阳性：出现明显的扩增条带且片断长度符合（约474 bp）。

阴性：未出现扩增条带或虽然出现扩增条带但片断长度不符。

如果出现扩增条带但不清晰，应考虑将模板量加倍重新检测一次。

5. 分子分型

（1）*omp*A VD$_4$ 基因分型。以 *omp*A 基因的 VD$_4$ 区为目的基因的分型方法，因为有报道称在非人类分离株和人类分离株中此区域存在可变性。根据在 *omp*A 基因上 VD$_4$ 位点的差异，可分成 A、B、C、D4 个基因型。

（2）*yge-urk* 基因分型

根据肺炎衣原体塑性带中23 bp的可倒转区域的方向进行基因分型。正向的肺炎衣原体菌株为Ⅰ型，反向肺炎衣原体菌株为Ⅱ型。

6. 报告结果

各监测实验室的检测结果，应及时录入到"发热呼吸道病原检测结果登记表"（表1-3-1）中。在各项目牵头单位的组织和协调下，各监测相关单位按照本方案的要求，负责将"呼吸道症候群病例信息调查表"的临床和流行病学信息录入到信息系统中。

7. 菌株保存和上送

对于所有分离到的菌株，无论是否得到明确的鉴定结果，都应有完整的菌株背景资料，并保存在菌种保存管中，至少一式三份。

（五）注意事项

（1）PCR反应液配制区应与DNA加样区有物理隔离。

（2）如果阴性质控出现问题，应对标本中的阳性结果样本进行重复检测。

（3）如果阳性质控出现问题，对全部样本均应进行重复检测。

（4）各项工作结束后，均应注意对相应操作区域进行清洁处理，可采用含氯消毒剂和75%乙醇擦拭方法。

（5）操作过程中如果有液体溅出或污染手套，应及时用75%乙醇擦拭污染区域或及时更换手套。

参考文献

[1] GEO F B, KAREN C C, JANET S B, et al. Jawetz, Melnick, & Adelberg's Medical Microbiology [M]. 26th ed. New Yorks：The McGraw-Hill Companies, Inc., 2013.

[2] KENNETH J. R, RAY C G, NAFEES A, et al. Sherris Medical Microbiology [M]. 6th ed. New Yorks：The McGraw-Hill Companies, Inc., 2014.

[3] PERILLA M, AJELLO G, BOPP C, et al. Manual for the laboratory identification and antimicrobial susceptibility testing of bacterial pathogens of public health importance in the developing world. Haemophilus influenzae, Neisseria meningitidis, Streptococcus pneumoniae, Neisseria gonorrhoeae, Salmonella serotype Typhi, Shigella, and Vibrio cholerae [M]. Atlanta, Georgia: United States Centers for Disease Control and Prevention [CDC]. National Center for Infectious Diseases, 2003.

[4] DOWELL S F, PEELING R W, BOMAN J, et al. Standardizing Chlamydia pneumoniae assays: recommendations from the Centers for Disease Control and Prevention (USA) and the Laboratory Centre for Disease Control (Canada) [J]. Clin Infect Dis, 2001, 33 (4): 492-503.

[5] COCHRANE M, WALKER P, GIBBS H, et al. Multiple genotypes of Chlamydia pneumoniae identified in human carotid plaque [J]. Microbiology, 2005, 151 (Pt 7): 2285-2290.

(何振健　方丽珊　曹开源　郑丽舒　朱勋)

第十章 肺炎支原体

第一节 基本特征

肺炎支原体（*Mycoplasma pneumoniae*，MP）属暗细菌门柔膜体纲支原体目支原体科支原体属。是一类目前所知能独立生活、自行繁殖的最小微生物。1944年，Eaton等从一个急性肺炎患者痰液中分离到一种病原体，可引起棉鼠和地鼠肺炎，称为Eaton因子；1963年正式命名为肺炎支原体。肺炎支原体基因组是环状双股DNA，基因组大小约为816 kb，G+C含量为39%~41%。1996年，首次对肺炎支原体进行了全基因组测序，测序株全长816 394 bp，编码687个基因，其基因组大小约为大肠杆菌的1/5。肺炎支原体寄居正常人或动物呼吸道黏膜表面，当局部抵抗力降低时可导致原发性非典型肺炎，是下呼吸道重要的条件致病菌。

一、病原学特征

（一）基本生物学特性

肺炎支原体为革兰氏染色阴性，缺乏细胞壁、仅有细胞膜的原核细胞微生物，形态高度多形性，主要呈短细丝状和哑铃状，顶端有烧瓶状特殊结构，大小为0.2~0.3 μm，可通过滤菌器。

肺炎支原体基因组全长816 kb，含688个开放阅读框，C+G的摩尔百分含量为40%。所有肺炎支原体株均有相对分子质量170kDa的P_1膜蛋白和43kDa菌体蛋白，是肺炎支原体的主要特异性免疫原，也是目前血清学诊断的主要抗原，能刺激机体产生持久的抗体。部分肺炎支原体菌株有荚膜结构，主要成分为多糖，并具有一定的抗原性。

（二）理化特性

由于支原体无细胞壁，因此肺炎支原体对理化的抵抗力较细菌弱，可被脂溶剂和消毒剂灭活，几乎不能独立生活于自然界。支原体对紫外线、干燥、高温和低渗透压敏感，加热55℃ 15 min可被杀死。耐低温，-70℃或液氮条件下可长期冻存。肺炎支原体对干扰蛋白合成及作用于胆固醇的抗菌药物敏感，对干扰细胞壁合成的抗生素有耐药性。对铊盐、亚碲酸盐、结晶紫的抵抗能力大于细菌。

（三）培养特性

肺炎支原体所需营养高，培养基中必须添加10%~20%的血清和10%的酵母浸膏以提供胆固醇与其他长链脂肪酸。生长的最适 pH 为 7.6，pH 7.0 以下可致其死亡，最适温度为 36～37 ℃。肺炎支原体生长尚需要葡萄糖作能源，培养基中除含动物血清及酵母浸液外，尚需加葡萄糖及酚红指示剂。肺炎支原体生长时代谢葡萄糖产酸，pH 下降，使培养基出现颜色变化，可利用这一特点作为观察肺炎支原体生长的初步指征。肺炎支原体兼性厌氧，故在含 5% CO_2 的微氧环境生长最佳。由于肺炎支原体对亚甲蓝、醋酸铊、青霉素不敏感，将其添加培养基内防止杂菌的污染有利于初次分离培养。初次分离培养时菌落呈细小的草莓状，反复传代后呈典型的"油煎蛋"样菌落；半固体培养基中呈肉眼可见的细小粒状菌落。

二、致病性

肺炎支原体是人类支原体肺炎的病原体，病理改变以间质性肺炎为主，有时并发支气管肺炎，称为原发性非典型性肺炎。其传染源为患者或者带菌者，主要通过密切接触带支原体的飞沫在人群中传播。青少年是高发人群。潜伏期 2～3 周（8～35 天）。临床症状有发热、咳嗽、头痛、胸骨下疼痛等；X 线可见两侧肺部呈羽毛状浸润；并可伴发肺外组织器官病变。感染后症状轻重不一、起病缓慢、咳嗽剧烈而持久、病程长（自然病程数天至 2～4 周不等，大多数在 8～12 天退热，恢复期需 1～2 周）。发病与体液免疫和细胞免疫均有密切关系，人体感染肺炎支原体后体内先产生 IgM，而后产生 IgG 和 sIgA，初次感染时抗体效价低，且无临床症状，此为隐性感染，随年龄的增长，可因反复感染致特异性 IgM 抗体效价逐渐升高，且出现临床症状。

三、流行病学特征

肺炎支原体感染呈全球性分布，以温带为主，平时散在发病，3～5 年出现一次地区性流行，流行年发病数增加 3～5 倍。肺炎支原体主要通过飞沫传人传播，主要在学校、家庭和军队流行，长期密切接触才能感染发病。流行特点：大多发生于夏末秋初，呈间歇性流行，长期缓慢播散，可持续数月至 1 年。患者以儿童和青年人居多。支原体肺炎好发年龄为 5～20 岁，男女之间发病率无明显区别。该病传染源为急性期患者及痊愈后支原体携带者，健康人很少携带。患者痊愈后肺炎支原体可在咽部存留 1～5 个月。

四、临床实验室检测策略

一般可采集痰、咽拭子标本或者血清标本进行检测，主要检测鉴定方法包括以下几种。

（一）分离培养

取痰或咽拭子标本，分别接种于肺炎支原体固体培养基和液体培养基中。培养基中含血清和酵母浸膏，用青霉素、醋酸铊抑制杂菌的生长。液体培养物可通过观察培养基颜色变化判断支原体生长情况，如有疑似支原体生长可用滤菌器过滤培养物后接种于固体培养基。肺炎支原体新分离时呈杨梅状或桑葚状菌落，经多次传代可呈典型的油煎蛋菌落。通过其形态、染色后镜检、红细胞吸附、生化反应可做初步鉴定，进一步鉴定需采用特异性抗血清做生长抑制实验（growth inhibition test，GIT）、代谢抑制试验（metabolic inhibition test，MIT）等方法。

分离培养法是目前鉴定肺炎支原体感染的金标准。由于肺炎支原体在固体培养基中培养需20天以上，操作复杂，检出阳性率低，影响病原体的快速诊断。临床上患者检测前若已使用了肺炎支原体敏感的药物，会导致检出率下降，故须结合其他检测方法加以判断。

（二）血清学检测

血清学检测同直接检查患者血清标本内的抗体及其效价。肺炎支原体感染时，约50%患者血清会产生IgM型自身抗体血清凝集素。将患者血清与人O型红细胞混合，4℃孵育过夜后观察红细胞凝集现象，37℃时该红细胞凝集现象可消失。虽然临床上常用冷凝集试验进行检测，但此为非特异性反应，故仅能作为辅助诊断指标。

此外，还可用酶联免疫吸附试验、补体结合试验及间接血凝试验等进行检测。人体感染肺炎支原体后，能产生特异性IgM和IgG类抗体。本法具有较高的敏感性，但其特异性一般，存在抗原交叉反应。

（三）快速诊断法

目前，实验室应用快速液体培养法，利用液体指示剂的颜色发生改变来判断肺炎支原体的生长，操作简单，缩短培养时间，为目前诊断肺炎支原体感染的常用快速方法。

分子生物学技术：采用普通PCR或特异性核酸探针检测患者痰液中肺炎支原体16S rRNA或P1蛋白基因。此法实验质控条件要求高，但灵敏度高、特异性强，适宜大批量标本的检测。

五、预防和治疗

肺炎支原体尚没有人用疫苗，预防主要是早期发现和隔离治疗患者，避免与患者的密切接触，增强机体的抵抗力，保持室内空气流通。

儿童患者的治疗可用罗红霉素、克拉霉素、阿奇霉素、利福平。成年患者的治疗也可用左氧氟沙星、多西环素及其他大环内酯类抗生素等。

参考文献

[1] BROOKS G F, BRUTEL J S, MORSE S A, et al. Adelberg's Medical Microbiological [M]. 23th ed. New Yorks：McGraw-Hill, 2004.

[2] HENRY D I. Clinical Microbiology Procedures Handbook（Three Volume Set）[M]. 2nd ed. Washington：ASM Press, 2004.

[3] PARTRICK R M, ELLEN J B, JAMES H J, et al. Manual of clinical Microbiology：Clinical Microbiology（Manual of Clinical Microbiology）［M］. 9th ed. Washington：ASM Press, 2007.

[4] WAITES K B, CRABB D M, BING X, et al. In vitro susceptibilities to and bactericidal activities of garenoxacin（BMS-284756）and other antimicrobial agents against human mycoplasmas and ureaplasmas［J］. Antimicrob Agents Chemother, 2003, 47（1）：161-165.

[5] HIMMELREICH R, HILBERT H, PLAGENS H, et al. Complete sequence analysis of the genome of the bacterium Mycoplasma pneumoniae［J］. Nucleic Acids Res, 1996, 24（22）：4420-4449.

（朱勋　方丽珊　曹开源　何振健）

第二节　检测技术

本节阐述发热呼吸道症候群肺炎支原体鉴定的方法和操作规程，适用于全血、鼻/咽拭子标本中肺炎支原体的分离、鉴定等相关操作。涉及菌株的相关操作应在生物安全二级（BSL-2）实验室的生物安全柜中进行。

发热呼吸道症候群肺炎支原体的检测和鉴定流程如图 2-10-1 所示。

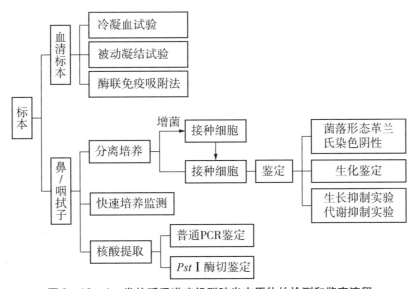

图 2-10-1　发热呼吸道症候群肺炎支原体的检测和鉴定流程

一、检测方法与步骤

肺炎支原体培养基：

（1）SP-4 培养基。支原体肉汤粉 3.5 g、葡萄糖 5.5 g、Bacto 大豆胨 10 g、去离子水 560 mL。调节 pH 7.5～7.6，121 ℃下灭菌 15 min。无菌添加 1640 组织培养液 50 mL，25% 新鲜酵母浸出物 35 mL，2% 酵母提取物 100 mL，胎牛血清 170 mL，青霉素 G（1×10^5 U/mL）10 mL，多黏菌素 B（1×10^5 U/mL）5 mL，酚红（0.1%）20 mL，最后，pH 为 7.4～7.5。

（2）Hayflic 固体培养基。牛心消化液（或浸出液）1 000 mL、氯化钠 5 g、蛋白胨 10 g、琼脂粉 14 g。调 pH 7.8～8.0，分装每瓶 70 mL，121 ℃下灭菌 15 min 备用。用前溶解琼脂，冷却至 60 ℃左右加入无菌马血清 20 mL，25% 新鲜酵母浸出液 10 mL，青霉素（20 万 U/mL）0.5 mL，混合后倾注平板，每 100 mL 倒入 8 只平板（内径 9 cm）。

（一）快速培养检测

试剂盒：肺炎支原体快速检测培养基购自珠海迪尔生物有限公司。

将肺炎支原体快速检测培养基从冷冻的冰箱取出，置室温下解冻至液体，将采集的咽拭子标本置于肺炎支原体检测培养基瓶内，搅动数次，再将咽拭子标本对着瓶壁尽量挤出其中的液体，取出拭子弃之；盖好瓶盖，将接种好的培养基置于 37 ℃恒温培养 24 h。采用试剂盒提供肺炎支原体标准菌株做阳性对照，用相同体积的生理盐水做阴性对照。

结果判定：小瓶内的培养基从原来的红色变成黄色为肺炎支原体阳性反应，小瓶内的培养基仍保持原来的红色则为肺炎支原体阴性反应。培养基变为浑浊或生有片状、絮状物的黄色判定为无效，应重新取样培养。

（二）分离培养

分离培养法是目前鉴定肺炎支原体感染的金标准。

将鼻/咽拭子标本插入肺炎支原体的 SP-4 培养基中，在液面下反复振荡几次，旋转挤去多余液体后取出拭子。增菌后，观察培养基颜色变化判断支原体生长情况，若液体颜色由红变黄，可用滤孔直径为 0.45 μm 的滤菌器过滤，采取分区划线的方式接种到选择性 Hayflic 固体培养基上，37 ℃、5% CO_2 分离培养。

新分离时呈杨梅状或桑葚状菌落，经多次传代可呈典型的油煎蛋菌落。挑取 5 个可疑菌进行染色后镜检，革兰氏染色阴性。并通过全自动快速微生物鉴定智能分析系统，对病原菌特异的生化反应做初步鉴定，肺炎支原体特异的生化反应包括能分解葡萄糖，产酸不产气；不能分解尿素和精氨酸。

进一步鉴定，需采用生长抑制实验（growth inhibitor test，GIT）和代谢抑制试验（metabolic inhibition test，MIT）。

生长抑制试验：应用特异性抗体浸润的滤纸片，贴在接种了可疑菌落的固体培养基上，孵育后观察是否有抑菌环，若出现则表明可疑菌落是肺炎支原体。

代谢抑制试验：将可疑菌落接种在含特异性抗体、葡萄糖和酚红的液体培养基中，若抗体与支原体相对应，则可与支原体结合，其生长代谢被抑制，不能分解葡萄糖产酸，pH 不降低，酚红颜色不变。

（三）血清学检测

1. 颗粒间接凝集试验

采用日本富士瑞必欧株式会社 SERODIA-MYCO II 肺炎支原体检测试剂盒，按照试剂盒说明书要求进行测试，下文所涉及的致敏粒子、未致敏粒子、阳性对照、血清稀释液耗材均为试剂盒提供，具体实验步骤如下。

（1）操作步骤。

试验准备试验前 30 min，用规定量的血清稀释液复溶致敏粒子和未致敏粒子。

1）用一支经校准的滴管，向第 1 孔中滴加 100 μL（25 μL/滴××4 滴）向第 2～8 孔中各滴加 25 μL（25 μL/滴××1 滴）血清稀释液。

2）用微量移液管吸取致敏粒子向第 1 孔中滴加 25 μL 样品。

3）用加样器或微量移液管，从第 1～8 孔进行对倍稀释。

4）用试剂盒中提供的一支滴管向第 2 孔中滴加 25 μL 未致敏粒子，用试剂盒中提供的另一支滴管向第 2～8 孔各滴加 25 μL 致敏粒子。

5）用平板混合器彻底混合各孔中内容物约 30 s，以便充分混匀（小心不要将孔中内容物溅出）。给反应板加盖，在室温下（15～30 ℃）静置 3 h，然后在平板观测器上读取凝集图像。

（2）对照试验。

1）确认每份样品和未致敏粒子的反应（最终稀释度 1：20）均是阴性。

2）确认每次检测时血清稀释液和致敏粒子以及未致敏粒子的反应均是阴性。

3）确认每个试剂盒中阳性对照的抗体滴度均是 1：320。阳性对照已预先稀释到 1：10。向第 3 孔～第 12 孔中各滴加 25 μL 血清稀释液，再向第 2 孔中滴加 50 μL 阳性对照，再按上述试验过程进行试验。

（3）结果判定。

样品与未致敏粒子（最终稀释倍数 1：20）的反应图像判定为阴性；而与致敏粒子（最终稀释倍数 1：40）的反应图像判定为（+）或（++），则结果判定为阳性，将显示出反应图像为（+）时的稀释倍数作为抗体滴数。不论样品与未致敏粒子呈现何种反应图像，只要与致敏粒子（最终稀释倍数 1：40）的反应图像显示为（-），则结果判定为阴性。

1）反应图像：颗粒纽扣状凝集，呈现外周边缘均匀且平滑的圆形，判定结果为阴性。

2）反应图像：粒子形成小环状，呈现外周边缘均匀且平滑的圆形，判定结果为弱阳性。

3）反应图像：粒子环明显变大，外周边缘不均匀且杂乱凝集在周围，判定结果为阳性。

4）反应图像：产生均一的凝集，凝集粒子在底部整体上呈膜状延展，判定结果为强阳性。

2. 酶联免疫吸附法

采用肺炎支原体 ELISA 检测试剂盒（购于陕西瑞凯生物科技有限公司），严格按试剂盒操作说明书进行。

将采集的咽拭子标本放入采样管，加入 1 mL 标本稀释液，充分搅动咽拭子，使标本充分游离到稀释液中。然后按以下步骤操作：

（1）将采集有标本的小管按顺序编号。

（2）取出 24 孔板，用滴管将各采样管的标本液按顺序分别滴加到培养板的小孔内，每孔分别加 100 μL。设置阳性对照和阴性对照。在室温下静置 40～60 min，甩去孔内液体；

（3）向培养板各小孔加入 pH 7.3 的磷酸盐缓冲液各 5 滴，静置 2～3 min，甩去孔内液体，再重复 2 次，拍干孔内的残留液体。

（4）向各小孔加入肺炎支原体单克隆抗体（腹水型单克隆抗体浓度 1∶3 000）100 μL，在室温下静置 20～40 min，甩去孔内液体。

（5）向培养板各小孔加入 pH 7.3 的磷酸盐缓冲液各 5 滴，静置 2～3 min，甩去孔内液体，再重复 2 次，拍干孔内的残留液体。

（6）向各小孔加入辣根过氧化物酶标记的抗鼠 IgG 抗体 100 μL，在常温下静置 30～40 min，甩去孔内液体。

（7）重复步骤（3）5 次。

（8）将显色剂 A 液倒入显色剂 B 液内，拧紧盖子，振荡 B 管，待粉剂邻苯二胺完全溶解后，分别加入到培养板各小孔内，每孔 100 μL，室温下避光静置 15～20 min。

（9）结果判定：将培养板放在白纸上观察，阳性对照孔应呈橙黄色，阴性对照孔应呈无色或接近无色。样品如呈橙黄色，表明该标本为肺炎支原体阳性反应，如为无色或接近无色，表明该标本为肺炎支原体阴性反应。

3. 冷凝集试验

在 37 ℃分离血清，并用生理盐水对倍稀释 9 管，每管 0.5 mL，第 10 管为生理盐水对照。每管加入 0.25% 红细胞悬液 0.5 mL（O 型红细胞用生理盐水洗 3 次，再用生理盐水调配）混匀，放于 0～4 ℃过夜后观察结果。

结果判定：血清最高稀释度呈阳性凝集为其凝集价。参考值：正常人绝大多数呈阴性反应，个别阳性者凝集价甚低（一般不超过 1∶16），75% 的支原体肺炎患者，于发病后第 2 周血清中冷凝集素效价达 1∶32 以上，一次检查凝集价超过 1∶64 或动态检查升高 4 倍以上时，有诊断意义。

（四）核酸检测方法

PCR 技术在快速检测肺炎支原体中具有非常重要的作用，其可以检测到微量的支原体 DNA，方法快速、简便、特异且敏感。对于肺炎支原体感染的早期诊断有极其重要的意义。目前，肺炎支原体检测的基因主要为 *pl* 基因、ATPase operon 基因和 tuf 基因。

1. 核酸提取

用 QIAprep Spin Miniprep Kit 抽提质粒，按照试剂盒说明书要求，下文所涉及的

Buffer P1，Buffer P2，Buffer N3，Rnase A，Elution Buffer 试剂及 QIAprep Spin Column 耗材均为试剂盒提供，具体实验步骤如下。

（1）第一次使用此试剂盒时，在 AW1 和 AW2 缓冲液中按照试剂瓶上提示体积加入 100% 乙醇，19 mL AW1 中加入 25 mL 无水乙醇，13 mL AW1 中加 30 mL 无水乙醇；在 AL 中加入 28 μg/mL carrier RNA。

（2）取 25 μL Qiagen Protease 放入 1.5 mL 离心管中。

（3）在生物安全柜内将标本（鼻/咽拭子标本、痰标本、胸腔穿刺液标本、支气管肺泡灌洗液标本）取 200 μL 加入此管中，充分混匀。若标本不足 200 μL，则用生理盐水补足至终体积为 225 μL。

（4）在每管分别加入 200 μL AL（内参需要提前加入 28 μg/mL carrier RNA），充分混匀振荡 15 s。56 ℃ 孵育 15 min。短暂离心，将管盖上的液体离到管底。

（5）加入 250 μL 无水乙醇，充分混匀振荡 15 s，室温（15～25 ℃）裂解 5 min。短暂离心，将管盖上的液体离到管底。

（6）将上述裂解液加入 QIAamp MinElute 离心柱上，8 000 r/min，室温离心 1 min，弃收集管中的离心液。滤柱仍放回收集管上，将步骤（3）剩余的混合液全部吸入滤柱中，离心后弃离心液。

（7）于滤柱中加入 500 μL AW1 液，12 000 r/min，室温离心 1 min，弃收集管中的离心液。

（8）从试剂盒中取一支干净的 2 mL 收集管，将离心后的滤柱移到新的收集管上，于滤柱中加入 500 μL AW2 液，8 000 r/min，室温离心 1 min。将滤柱移到一个干净的收集管中，加入 500 μL 无水乙醇，8 000 r/min，室温离心 1 min。

（9）将滤柱移到一个干净的收集管中，14 000 r/min，室温离心 3 min。建议将滤柱放在 56 ℃ 3 min 以干燥滤膜。

（10）将滤柱放在 1.5 mL 无 RNA 酶管上，向滤柱中加入 20～150 μL 的 AVE 或 RNase-free Water，室温静置 1 min。14 000 r/min 室温离心 1 min，收集离心液即为提取的核酸。可立即用于检测或 -70 ℃ 保存。

（12）核酸提取后直接分装 3 份至 0.2 mL PCR 管（或排管）中，一份用于检测，其他保存，用于后续的研究。

2. 普通 PCR 方法检测

肺炎支原体要测定的目的基因是 ATPase operon 基因，片段大小为 144 bp：

上游引物序列：5′- GAAGCTTATGGTACAGGTTGG - 3′；

下游引物序列：5′- ATTACCATCCTTGTTGTAAGG - 3′。

配制反应体系（20 μL）（见表 2 - 10 - 1）。

表 2-10-1 PCR 检测方法反应体系（20 μL）

成分	体积/μL	终浓度
超纯水	11.2	
10×PCR 缓冲液	2	1×
dNTPs（2.5 mmol/L）	1.6	0.2 mmol/L
上游引物（10×）	2	0.25 μmol/L
下游引物（10×）	2	0.25 μmol/L
Taq DNA 聚合酶（5 U/μL）	0.2	5 U/100 μL
DNA	1	

注意：因加样过程中，液体可能沾在 EP 管壁上而损失部分，所以在实际需要的基础上多配制 1～2 个 PCR 体系，以保证每个反应管中液体的体积。

94 ℃ 预变性 5 min；94 ℃ 30 s，56 ℃ 30 s，72 ℃ 30 s，30 个循环；72 ℃ 2 min。同时设置无模板阴性对照、无酶阴性对照、无引物阴性对照和阳性对照组。

用 2% 的琼脂糖凝胶电泳 PCR 产物，电压 5 V/cm。在 Gel Doc EQ 凝胶成像系统中读取片断长度。

3. 结果分析和判断标准

阳性：出现明显的扩增条带且片断长度符合（约 144 bp）。

阴性：未出现扩增条带或虽然出现扩增条带但片断长度不符。

如果出现扩增条带但不清晰，应考虑将模板量加倍重新检测一次。

4. 注意事项

（1）PCR 反应液配制区应与 DNA 加样区有物理隔离。

（2）如果阴性质控出现问题，应对标本中的阳性结果样本进行重复检测。

（3）如果阳性质控出现问题，对全部样本均应进行重复检测。

（4）各项工作结束后，均应注意对相应操作区域进行清洁处理，可采用含氯消毒剂和 75% 乙醇擦拭方法。

（5）操作过程中如果有液体溅出或污染手套，应及时用 75% 乙醇擦拭污染区域或及时更换手套。

（五）分子分型

肺炎支原体分子分型多采用限制性内切核酸酶法、随机引物法和 PI 蛋白基因或 16S rRNA 基因 PCR 扩增方法。由于其基因组小，序列较为保守，目前多种分子生物学分型方法能够将其分为 2 个型：Type Ⅰ（典型代表菌株为 ATCC 29342）和 Type Ⅱ（典型代表菌株为 ATCC 15531）。这种分子分型与肺炎支原体的毒力、流行趋势的关系还有待进一步研究。

1. PCR-RFLP

扩增参考株肺炎支原体 M129（ATCC 29342）-Ⅰ型和 FH（ATCC 15531）-Ⅱ型的 *pl* 基因，产生的片段用限制性内切核酸酶进行酶切分析。对 78 份临床分离株使用两套引物进行扩增,扩增片段用以上不同的限制酶处理,所有产生的酶切模式结果均相应于两个参考株之一。

使用扩展的一套 6 种限制性内切核酸酶对 pl 基因的 PCR 产物进行 RFLP 分析,取得更精确的肺炎支原体分子生物学分型结果。

2. 脉冲场凝胶电泳(PFGE)分型

肺炎支原体菌株在 Edward 缓冲介质液中培养离心收集菌落,用缓冲液洗涤后保存,在琼脂糖凝胶块中制备 DNA,最后经 Apal、Aval、Ncil、Bgll、Nael、Sacl、Smal、Xhol 和 Sstl 限制性酶消化后进行检测。利用 M129 和 FH 两个参考株,以 9 种限制性内切核酸酶进行 PFGE 分析。其中只有 Apal 有区别肺炎支原体株的作用,在 2 个参考株中产生 9 个以上的酶切 DNA 片段。在 M129 株中出现 3 个条带,相应于 242.5 kb、120 kb 和 82 kb 片段,而在 FH 株中没有。在 FH 株中出现 2 个条带,相应于 210 kb 和 189 kb 片段,而在 M129 株中没有出现。

参考文献

[1] GEO F B, KAREN C C, JANET S B, et al. Jawetz, Melnick, & Adelberg's Medical Microbiology [M]. 26th ed. New Yorks:The McGraw-Hill Companies, Inc., 2013.

[2] KENNETH J R, RAY C G, NAFEES AHMAD, et al. Sherris Medical Microbiology [M]. 6th ed. New Yorks:The McGraw-Hill Companies, Inc., 2014.

[3] PERILLA M, AJELLO G, BOPP C, et al. Manual for the laboratory identification and antimicrobial susceptibility testing of bacterial pathogens of public health importance in the developing world. Haemophilus influenzae, Neisseria meningitidis, Streptococcus pneumoniae, Neisseria gonorrhoeae, Salmonella serotype Typhi, Shigella, and Vibrio cholerae [M]. Atlanta, Georgia:United States Centers for Disease Control and Prevention [CDC]. National Center for Infectious Diseases, 2003.

[4] BERNET C, GARRET M, DE BARBEYRAC B, et al. Detection of Mycoplasma pneumoniae by using the polymerase chain reaction [J]. Journal of clinical microbiology, 1989, 27:2492-2496.

[5] MATAS L, DOMINGUEZ J, DE OF, et al. Evaluation of Meridian ImmunoCard Mycoplasma test for the detection of Mycoplasma pneumoniae-specific IgM in paediatric patients [J]. Scand J Infect Dis, 1998, 30 (3):289-293.

[6] BEERSMA M F, DIRVEN K, VAN DAM A P, et al. Evaluation of 12 commercial tests and the complement fixation test for Mycoplasma pneumoniae-specific irnmunoglobulin G (IgG) and IgM antibodies, with PCR used as the "gold standard" [J]. J Clin Microbiol, 2005, 43 (5):2277-2285.

[7] BASEMAN J B, BANAI M, KAHANE I. Sialic acid residues mediate Mycoplasma pneumoniae attachment to human and sheep erythrocytes [J]. Infect Immun, 1982, 38 (1):389-391.

[8] URSI D, IEVEN M, VAN B H, et al. Typing of Mycoplasma pneumoniae by PCR-mediated DNA fingerprinting [J]. J Clin Microbiol, 1994, 32 (11): 2873-2875.

[9] DUMKE R, LUCK P C, NOPPEN C, et al. Culture-independent molecular sub typing of Mycoplasma pneumoniae in clinical samples [J]. J Clin Microbiol, 2006, 44 (7): 2567-2570.

[10] SASAKI T, KENRI T, OKAZAKI N, et al. Epidemiological study of Mycoplasma pneumoniae infections in japan based on PCR-restriction fragment length polymorphism of the Pl cytadhesin gene [J]. J Clin Microbiol, 1996, 34 (2): 447-449.

[11] COUSIN-ALLERY A, CHARRON A, DE BARBEYRAC B, et al. Molecular typing of Mycoplasma pneumoniae strains by PCR-based methods and pulsed-field gel electrophoresis. Application to French and Danish isolates [J]. Epidemiol Infect, 2000, 124 (1): 103-111.

[12] DORIGO-ZETSMA J W, DANKERT J, et al. Genotyping of Mycoplasma pneumoniae clinical isolates reveals eight Pl sub-types within two genomic groups [J]. J Clin Microbiol, 2000, 38 (3): 965-970.

(朱勋 方丽珊 曹开源 何振健)

第十一章 卡他莫拉菌

第一节 基本特征

卡他莫拉菌（moraxella catarrhalis，MC）属于莫拉菌属。1896年，该菌首次由瑞士眼科医生从结膜炎患者的眼、鼻分泌液中分离出。"catarrh"从希腊语而来，形容的便是这种渗出物沿着黏膜表面顺势下流的"卡他"症状，而"moraxella"则是为了纪念这名医生Victor Morax。卡他莫拉菌曾先后因为形态和生化反应特性被归入奈瑟菌属以及布兰汉菌属，1984年的伯杰分类细菌学手册中才根据16S rRNA测序结果将其归于莫拉菌属，随着对本属细菌的深入研究，其命名还可能会发生变化。卡他莫拉菌常定植在人类和其他温血脊椎动物上呼吸道黏膜，长期以来被认为对人体并无致病性，直到20世纪80年代，才明确其不仅可引起健康儿童和老年人的上下呼吸道感染，也是儿童耳鼻喉感染的重要致病菌之一。根据其细胞外膜类脂寡聚糖抗原的不同，卡他莫拉菌可分为3个血清型，但仍有5%的分离菌无法确定血清型。

一、病原学特征

（一）基本生物学特性

卡他莫拉菌为革兰氏染色阴性球杆菌，在痰涂片中，卡他莫拉菌多位于中性粒细胞中，呈双咖啡豆形或成双短链状排列，具有多形性，幼龄培养物为细杆状，老龄培养物多呈球形。菌体大小2.0 μm×1.2 μm，无芽孢，无鞭毛，无荚膜，从形态上本菌易与奈瑟菌混淆。

卡他莫拉菌的主要抗原包括：①外膜蛋白（outer membrane protein，OMP）。主要有8种蛋白，这些蛋白含有暴露的抗原表位，具有免疫原性。②类脂寡聚糖抗原（lipooligosaccharide，LOS）。位于细胞外膜，由一个类脂A核与高度保守的低聚糖偶联而成，根据低聚糖分支和长度的不同，卡他莫拉菌可分为A型、B型、C型3个确定的血清型，但还有5%的分离菌仍无法确定其血清型。LOS是重要的表面抗原，可诱导宿主免疫系统产生具有杀菌活性的特异性IgG抗体。③四型菌毛（type IV pili，TFP）。位于卡他莫拉菌表面的丝状附属物，主要由一个单一菌毛蛋白亚基构成，具有抗原特性。

（二）理化特性

生化反应不活泼，不分解任何糖类，氧化酶、触酶试验阳性，能产生DNA酶，亚硝酸盐及硝酸盐还原试验均为阳性，无动力，吲哚试验阴性。β-内酰胺酶试验阳性。卡他莫拉菌抵抗力较强，可在干痰中存活 27 天，65 ℃时可存活 30 min。

（三）培养特性

卡他莫拉菌的最适生长温度为 32～35 ℃，在血琼脂平板上生长良好，部分菌株可在普通培养基或麦康凯培养基上生长，但无法在 SS 培养基上生长。在血琼脂平板上 35 ℃ 培养 18～24 h，形成灰白色或红棕色、光滑、圆凸、不透明、不溶血的菌落；培养 48 h 后，形成表面干燥、坚韧、不平、边缘不整齐的灰白色菌落，如用接种环推移，整个菌落可移动（有特殊手感）。在心肌浸液琼脂或 5% 兔血琼脂平板上经上述条件培养，除可见圆形凸起、光滑、半透明、边缘整齐、不溶血的菌落外，还可在菌落周围见到绿色渐变区，时间延长可见柠檬色素至黄色素。在肉汤培养基中形成颗粒状沉淀。

二、致病性

卡他莫拉菌的毒力因子已有详细的描述，但其与细菌的黏附、侵袭、耐药、感染与免疫等作用尚未阐明。目前发现卡他莫拉菌的致病物质主要包括外膜蛋白、四型菌毛、LOS 和 β-内酰胺酶等。其中，外膜蛋白 TbpB 参与到了病原菌摄取铁离子的过程，有利于细菌的定植；外膜 OMPCD 可作为黏附因子与人体鼻咽部、中耳腔以及支气管黏蛋白特异性结合；此外，外膜 MID 蛋白也能调控细菌黏附；而近年来新发现的高分子量的 OMP 即 UspA 引起人们的重视，UspA 不仅能结合细胞外基质蛋白，如上皮细胞的纤连蛋白和细胞薄膜上的层粘连蛋白，调控卡他莫拉菌的黏附，还可以通过结合补体蛋白 C3 和 C4b 结合蛋白从而阻碍固有免疫系统中补体系统的调理杀菌作用，也有阻碍杀菌抗体作用于致病菌的性能，即对抗血清具有抗性。四型菌毛有利于病原菌黏附于宿主细胞，且有助于卡他莫拉菌生物膜的形成；LOS 能通过 TLR4 和 CD14 依赖的途径引起过度的炎症反应，导致细胞组织受损；β-内酰胺酶在 90% 以上的临床分离株中可检测到，其不仅使卡他莫拉菌对抗 β-内酰胺类药物的作用，而且使得其他严重呼吸道合并感染病原菌如肺炎链球菌、未分型流感嗜血杆菌对青霉素治疗无效。

卡他莫拉菌常寄居在人或其他哺乳动物的上呼吸道，在人体中定植高峰在 2 岁左右，而成人呼吸道卡他莫拉菌定植比例低。该菌可通过呼吸道传播，但仅对人致病。可引起多种感染，最常见的是儿童中耳炎、上颌窦炎、咽喉炎和婴儿的角膜炎。在患有慢性阻塞性肺气肿（chronic obstructive pulmonary disease，COPD）的老年患者中，可引起支气管肺炎等下呼吸道感染，加重 COPD 进程。在其他患有心衰、糖尿病等基础疾病或免疫系统缺陷的患者中，卡他莫拉菌亦可引起下呼吸道感染。目前已成为导致呼吸道感染的第三重要病原菌。此外，卡他莫拉菌偶尔可引起菌血症、心内膜炎、脓胸、脑膜炎、尿道炎等。

三、流行病学特征

人体内卡他莫拉菌带菌率与年龄有关，高峰在 2 岁左右，健康儿童带菌率约为

50%，老年人群带菌约为 26.5%，而健康成人带菌率低，为 1%～5%。有慢性肺部疾病者痰培养卡他莫拉菌阳性率明显高于健康成人。季节对于菌定植也有影响，一般秋冬季的携带率要高于春夏季。根据流行病学调查，婴儿鼻咽部卡他莫拉菌定植率在不同地区也有较大差别，如在美国纽约为 66%，而在澳大利亚的某些原住民中则高达 100%，此差异可能与环境卫生条件、人种基因、宿主因素的不同等有关。抗生素、激素及免疫抑制剂的广泛应用，使人体寄生菌与宿主之间的关系发生了变化，COPD、久病体弱、长期应用广谱抗生素和激素等可使呼吸道防御功能及机体免疫力降低，定植的细菌进入下呼吸道引起感染，在条件适宜时致病。卡他莫拉菌在痰液中可生存 3 个星期以上，可导致医院感染流行，尤其在呼吸科病房易造成人与人之间的传播。根据欧洲范围内的流行病学调查，从血清型分布来看，A 型、B 型、C 型分别约占临床分离的卡他莫拉菌的 60%、30% 和 5%，此外尚有 5% 仍不能确定分型。

四、临床实验室检测策略

（一）涂片染色镜检

直接涂片镜检，镜下可见革兰氏染色阴性球杆菌，呈双咖啡豆状或双短链状排列，无芽孢，无鞭毛，无荚膜。易与奈瑟菌属混淆。

（二）分离培养

卡拉莫他菌的营养要求高，首次培养最好加入兔血或其他动物血清及心脑浸液。在血琼脂平板上 35 ℃培养 18～24 h，可见灰白色或红棕色、光滑、圆凸、不透明、不溶血的菌落。培养 48 h，形成表面干燥、坚韧、不平、边缘不整齐的菌落；如用接种环推移，整个菌落可移动，并有特殊手感。在肉汤培养基中形成颗粒状沉淀。标本中培养到卡他莫拉菌为确诊依据。

（三）生化鉴定

卡他莫拉菌葡萄糖降解试验阴性，氧化酶试验、触酶试验阳性，硝酸盐还原试验阳性，能产生 DNA 酶。其中能否分解糖类和能否产生 DNA 酶可作为与奈瑟菌属鉴别的依据之一。此外，细菌过夜培养后，可在菌落上滴加头孢硝噻吩溶液，以检测该菌是否产生 β-内酰胺酶。

（四）核酸鉴定

利用 PCR 法可快速、高特异性地检测出卡他莫拉菌，16S rRNA 基因测序可精确鉴定卡他莫拉菌。菌株特异性 DNA 探针也已适用于临床。此外核酸多态性的限制酶分析、脉冲场凝胶电泳技术、片段长度多态性分析和自动化核型分析系统等基于核酸的检测方法正在发展中。但应用核酸检测卡他莫拉菌较少，多通过细菌分离培养和生化反应进行鉴定。

五、预防和治疗

儿童和成人感染后会产生特异性 IgG 抗体，可能具有保护作用。卡他莫拉菌感染的动物模型表明小鼠经黏膜免疫较之全身免疫效果更好。目前，针对卡他莫拉菌的疫苗研究主要是集中在 OMP（如 UspA，CopB 等）和 LOS 上，有部分正在验证和进行临床试验。但由于受到抗原异质性的限制以及血清型的局限性，研制出临床有效的疫苗仍需时间。

90% 以上的卡他莫拉菌分离株能产生 β-内酰胺酶，耐药率高，对青霉素、氨苄西林、万古霉素、克林霉素和林可霉素耐药。对于能产生 β-内酰胺酶的卡他莫拉菌株，即使药敏实验对氨苄西林敏感也要避免应用氨苄西林，因为氨苄西林可诱导卡他莫拉菌产生 β-内酰胺酶。卡他莫拉菌所致许多感染均可口服抗生素治疗。该菌对以下药物通常敏感：阿莫西林-克拉维酸、复方磺胺甲噁、四环素、第二代口服头孢菌素、大环内酯类、氟喹诺酮类、氨基糖苷类、哌拉西林等。但在长期服用氟喹诺酮类药物的患者，标本中已分离到耐药菌株。对于卡他莫拉菌感染者，建议首选头孢唑林和氨基糖苷类抗生素。此外，对于原发病的治疗，增加抵抗力和加强营养支持疗法也十分重要。

参考文献

[1] VANEECHOUTTE M, VERSCHRAEGEN G, CLAEYS G, et al. Serological typing of Branhamella catarrhalis strains on the basis of lipopolysaccharide antigens [J]. J Clin Microbiol, 1990, 28 (2): 182-187.

[2] LUKE N R, JURCISEK J A, BAKALETZ L O, et al. Contribution of Moraxella catarrhalis type IV pili to nasopharyngeal colonization and biofilm formation [J]. Infect Immun, 2007, 75 (12): 5559-5564.

[3] LUKE-MARSHALL N R, SAUBERAN S L, CAMPAGNARI A A. Comparative analyses of the Moraxella catarrhalis type-IV pilus structural subunit PilA [J]. Gene, 2011, 477 (1-2): 19-23.

[4] CHEN D, MCMICHAEL J C, VANDERMEID K R, et al. Evaluation of a 74-kDa transferrin-binding protein from Moraxella (Branhamella) catarrhalis as a vaccine candidate [J]. Vaccine, 1999, 18 (1-2): 109-118.

[5] MYERS L E, YANG Y P, DU R P, et al. The transferrin binding protein B of Moraxella catarrhalis elicits bactericidal antibodies and is a potential vaccine antigen [J]. Infect Immun, 1998, 66 (9): 4183-4192.

[6] LIU D F, MCMICHAEL J C, BAKER S M. *Moraxella catarrhalis* outer membrane protein CD elicits antibodies that inhibit CD binding to human mucin and enhance pulmonary clearance of *M. catarrhalis* in a mouse model [J]. Infect Immun, 2007, 75 (6): 2818-2825.

[7] BULLARD B, LIPSKI S L, LAFONTAINE E R. Hag directly mediates the adherence of *Moraxella catarrhalis* to human middle ear cells [J]. Infect Immun, 2005, 73 (8): 5127-5136.

[8] TAN T T, FORSGREN A, RIESBECK K. The respiratory pathogen moraxella catarrhalis binds to laminin via ubiquitous surface proteins A1 and A2 [J]. J Infect Dis, 2006, 194 (4): 493-497.

[9] RIESBECK K, TAN T T, FORSGREN A. MID and UspA1/A2 of the human respiratory pathogen Moraxella catarrhalis, and interactions with the human host as basis for vaccine development [J]. Acta Biochim Pol, 2006, 53 (3): 445-456.

[10] XIE H, GU X X. Moraxella catarrhalis lipooligosaccharide selectively up regulates ICAM-1 expression on human monocytes and stimulates adjacent naive monocytes to produce TNF-alpha through cellular cross-talk [J]. Cell Microbiol, 2008, 10 (7): 1453-1467.

[11] MCGREGOR K, CHANG B J, MEE B J, et al. Moraxella catarrhalis: clinical significance, antimicrobial susceptibility and BRO beta-lactamases [J]. Eur J Clin Microbiol Infect Dis, 1998, 17 (4): 219-234.

[12] GEO F, JAWETZ. Melnick and Adelberg's Medical Microbiology [M]. 25th ed. New Yorks: the McGraw-Hill Companies Inc., 2013.

[13] LEVINSON W. Review of Medical Microbiology and Immunology [M]. 13th ed. New Yorks: the McGraw-Hill Companies, 2014.

[14] GIBNEY K B, MORRIS P S, CARAPETIS J R, et al. The clinical course of acute otitis media in high-risk Australian Aboriginal children: a longitudinal study [J]. BMC Pediatr, 2005, 5 (1): 16.

[15] FADEN H, HARABUCHI Y, HONG J J. Epidemiology of Moraxella catarrhalis in children during the first 2 years of life: relationship to otitis media [J]. J Infect Dis, 1994, 169 (6): 1312-1317.

[16] PENG D, HONG W, CHOUDHURY B P, et al. Moraxella catarrhalis bacterium without endotoxin, a potential vaccine candidate [J]. Infect Immun, 2005, 73 (11): 7569-7577.

[17] REN D, YU S, GAO S, et al. Mutant lipooligosaccharide-based conjugate vaccine demonstrates a broad-spectrum effectiveness against Moraxella catarrhalis [J]. Vaccine, 2011, 29 (25): 4210-4217.

（朱勋　刘蕾　曹开源　毛乃颖　彭质斌）

第二节 检测技术

本节阐述发热呼吸道症候群卡他莫拉菌鉴定的方法和操作流程，适用于从痰、支气管肺泡灌洗液及胸腔穿刺液标本等呼吸道抽取液中卡他莫拉菌的分离、鉴定的相关操作。涉及活菌株的相关操作应在生物安全二级（BSL-2）实验室的生物安全柜中进行。

发热呼吸道症候群卡他莫拉菌的检测和鉴定流程如图 2-11-1 所示。

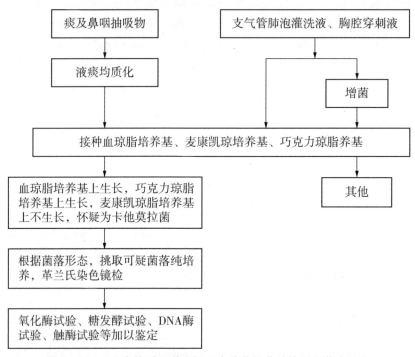

图 2-11-1　发热呼吸道症候群卡他莫拉菌的检测和鉴定流程

一、检测步骤

检测流程如图 2-11-1 所示。按照细菌检测总体策略的规定，相关标本接种至血琼脂培养基、巧克力琼脂培养基、麦康凯琼脂培养基，观察菌落形态及染色，挑取疑为卡他莫拉菌的菌落，进行手工鉴定或用全自动细菌生化鉴定仪鉴定。

（一）主要溶液

（1）1%胰蛋白酶溶液。称取胰蛋白酶 1 g，用蒸馏水 100 mL 溶解，浓度为 1%，pH 7.6。

（2）血琼脂培养基。称取牛肉膏蛋白胨琼脂 33.0 g，加热溶解于 1 000 mL 超纯水中，调节 pH 7.6，分装并 121 ℃高压灭菌 15 min，取 100 mL 加入 10 mL 脱纤维羊血，倾注平板，存 4 ℃冰箱备用。

（3）麦康凯琼脂培养基。将 Tryptone 20.2 g、乳糖 10 g、NaCl 5 g、Agar 14 g、中性红 0.03 g 以及牛胆盐 5 g 溶解于 1 000 mL 蒸馏水中，调节 pH 7.2，分装并 121 ℃ 高压灭菌 15 min，倾注平板，存 4 ℃ 冰箱备用。

（4）巧克力琼脂培养基。配方同血琼脂培养基，但在加入羊血混匀后，须再置 85 ℃ 水浴 10～15 min，使血液颜色由鲜红色转变为巧克力色，取出并冷至 50 ℃ 左右，倾注平板，存 4 ℃ 冰箱备用。

（5）DNA 琼脂培养基。取甲苯胺蓝-DNA 琼脂 27.58 g 溶解于 1 000 mL 蒸馏水中，分装后 121 ℃ 高压灭菌 15 min，倾注平板，存 4 ℃ 冰箱备用。

（6）LB 液体培养基。取 Yeast Extract 5 g、Tryptone 10 g、NaCl 10 g 溶解于 1 000 mL 蒸馏水中，调节 pH 7.2，121 ℃ 高压灭菌 15 min，存 4 ℃ 冰箱备用。

（二）标本的处理与保存

1. 痰标本与鼻咽抽吸物

痰标本直接进行革兰氏染色镜检，随机选取 1 个低倍镜视野，计白细胞数和鳞状上皮细胞数，鳞状上皮细胞 <10 个/低倍视野、白细胞 >25 个/低倍视野，或二者比例 <12.5 的痰标本为合格标本。凡不符合上述合格标准的痰标本应重新采集。确认痰标本合格后将痰标本或鼻咽抽吸物标本分为 3 份，1 份放 -20 ℃ 保存用于 PCR 检测，1 份保存于 -20 ℃ 备用，1 份用于培养。用于培养的 1 份加 5 mL 生理盐水稀释，再加入 5 mL 1% 的 pH 7.6 的胰蛋白酶溶液，消化 90 min 后接种，以三区划线法接种到血琼脂培养基、麦康凯琼脂培养基和巧克力琼脂培养基。经过三区划线法，细菌数量逐渐减少，获得单个菌落，划线完毕后置于 5%～10% CO_2 培养箱中，35 ℃ 培养 18～24 h。

2. 胸腔穿刺液

采集得到的胸腔穿刺液标本应首先分成 4 份进行处理。第 1 份提取核酸进行 PCR 检测，所需胸腔穿刺液应不少于 500 μL。第 2 份应与第 1 份等量，并在分装后作为留样即刻置于 -70 ℃ 储存。第 3 份应直接以三区划线法接种，接种到血琼脂培养基、麦康凯琼脂培养基、巧克力琼脂培养基，置于 5%～10% CO_2 中，35 ℃ 培养 18～24 h。第 4 份按 1:3 接种到肉汤培养基在 37 ℃ 条件下增菌培养，每天观察培养基是否有浑浊，若无浑浊，继续培养，培养时间应不少于 1 周；若培养基发生浑浊，取少量标本三区划线法接种到血琼脂培养基、麦康凯琼脂培养基和巧克力琼脂培养基，置于 5%～10% CO_2 中，35 ℃ 培养 18～24 h。

（三）鉴定步骤

1. 血琼脂培养基上卡他莫拉菌菌落的形态观察及革兰氏染色

标本接种到血琼脂培养基上培养 18～24 h，卡他莫拉菌为灰白色或红棕色、光滑、圆凸、不透明、不溶血的菌落。培养 48 h，形成表面干燥、坚韧、不平、边缘不整齐的菌落，如用接种环推移，整个菌落可移动，并有特殊手感。涂片进行革兰氏染色可见革兰氏染色阴性，呈双咖啡豆状或双短链状排列的菌体，无芽孢、无鞭毛、无荚膜。

2. 菌落的纯培养

挑取 2～3 个疑似菌落分别接种 5% 羊血琼脂平板上，35 ℃ 培养 18～24 h。可见灰白色或红棕色、光滑、圆凸、不透明、不溶血的菌落。

3. 疑似菌落的鉴定

有条件的单位可采用 VITEK 等全自动细菌鉴定仪 [操作见相应的仪器使用 (SOP) 相关操作规程] 参照试剂说明书或仪器操作 SOP 进行操作。如无条件可采用以下流程进行卡他莫拉菌的生化鉴定。

（1）触酶试验。挑取血琼脂培养基上的单个菌落（注意：不可刮到培养基），置于洁净玻片上，然后滴加 3% H_2O_2 溶液 1～2 滴。静置，1 min 内产生大量气泡的为阳性，不产生气泡的为阴性。卡他莫拉菌能产生过氧化氢酶，触酶试验阳性，培养物可见气泡。

（2）氧化酶试验。取洁净的滤纸一小块，涂抹菌苔少许，加 1 滴 10 g/L 对苯二胺溶液于菌落上，观察颜色变化。亦可采用青岛海博生物有限公司生产的氧化酶试纸片，直接将菌落涂抹于试纸片上，若 10 s 内颜色转变为蓝色则为阳性。但要注意涂菌时需用白金环或是塑胶环，含铁的接种环会产生伪阳性的结果。卡他莫拉菌能产生氧化酶，氧化酶试验阳性。

（3）糖发酵试验。用接种环取少量血琼脂平板上的纯培养物于糖发酵管培养基中（即含 0.5% 或 1% 的糖和指示剂溴甲酚紫的 LB 液体培养基），在 35 ℃ 培养，一般观察 2～3 天，若颜色变为黄色，则表示能分解糖类产酸，若有气泡则提示能产气。卡他莫拉菌糖发酵试验阴性。

（4）DNA 酶试验。挑取血琼脂平板上的纯培养菌接种在 DNA 琼脂平板上，35 ℃ 孵育 18～24 h 后，用适量 1 mol/L 盐酸倾注平板，观察结果。某些细菌能产生 DNA 酶，水解外源性 DNA 使之成为寡核苷酸。DNA 可被酸沉淀，而寡核苷酸则不会。故能产生 DNA 酶的细菌在 DNA 琼脂平板上加盐酸后，可在菌落周围形成透明区。卡他莫拉菌可产生 DNA 酶，故在菌落周围可见透明区。

参考文献

[1] GEO F, et al. Jawetz, Melnick, & Adelberg's Medical Microbiology [M]. 26th ed. New Yorks: The McGraw-Hill Companies Inc., 2013.

[2] KENNETH J, et al. Sherris Medical Microbiology [M]. New Yorks: The McGraw-Hill Companies Inc., 2014.

（朱勋　刘蕾　曹开源　毛乃颖　彭质斌）

第十二章 鲍曼不动杆菌

第一节 基本特征

鲍曼不动杆菌（*Acinetobacter baumannii*，Ab）为非发酵革兰氏阴性杆菌，广泛存在于自然界，属于条件致病菌。该菌是医院感染的重要病原菌，主要引起呼吸道感染，也可引发菌血症、泌尿系感染、继发性脑膜炎、手术部位感染、呼吸机相关性肺炎等。近年来的鲍曼不动杆菌感染病例在增多，且其耐药性日益严重，已引起临床和微生物学者的关注。鲍曼不动杆菌在医院的环境中分布很广且可长期存活，对危重患者和 ICU 中的患者威胁很大，因此，也将此类感染称为 ICU 获得性感染。国内耐碳青霉烯类抗生素的鲍曼不动杆菌发展很快，"泛耐药"的鲍曼不动杆菌在台湾以及大陆均已出现，应引起高度警惕。

一、病原学特征

（一）基本生物学特性

鲍曼不动杆菌属于不动杆菌属，为革兰氏阴性杆菌，多为球杆菌，常见成对排列，可单个存在，有时形成丝状或链状，革兰氏染色不易脱色，无芽孢，无鞭毛，黏液型菌株有荚膜。鲍曼不动杆菌的抗原结构复杂，有菌体抗原和荚膜抗原。

全基因组测序的鲍曼不动杆菌有多重耐药株 AYE、AB0057、ACICU 敏感株 SDF、ATCC 17978、AB307-0294。多重耐药株 AYE 染色体中共有 52 个基因被预测与抗性相关，其中有 45 个抗性基因紧密地集合在一个 86 kb 的抗性岛中，是目前发现的最大的抗性岛。该抗性岛打断了一个"putative ATPase"可读框，该插入位点在 SDF 也发现伴有插入（19.6 kb 基因岛），都伴随着"ACCGC"的同向重复，提示该位点可能为外来基因插入热点。

根据 DNA 杂交技术，不动杆菌属分为 25 个 DNA 同源群（或基因型）。但临床微生物实验室很难将不动杆菌鉴定到种水平，准确将不动杆菌鉴定到种常需使用分子生物学方法。目前，临床微生物实验室采用传统的生化试验和自动化细菌鉴定系统（如 API 20NE、Vitek2、Phoenix 和 Micro Scan Walk Away 等）鉴定不动杆菌，由于鲍曼不动杆菌、醋酸钙不动杆菌、不动杆菌基因型 3 和不动杆菌基因型 13TU 的生化表型十分接近，很难区分，通常都鉴定并报告为醋酸钙不动杆菌-鲍曼不动杆菌复合体，部分医院则直接报告为鲍曼不动杆菌。因此，目前临床报告的鲍曼不动杆菌实际为"鲍曼不动杆菌群"。鲍曼不动杆菌群的四种菌种致病力、耐药性相近，临床诊断和治疗相似。

（二）理化特性

鲍曼不动杆菌对湿热紫外线及化学消毒剂有较强抵抗力，常规消毒只能抑制其生长而不能杀灭，而抵抗力弱或有创伤的患者可能被从医务人员的手或消毒不彻底的医疗器械所携带的细菌感染。

（三）培养特性

鲍曼不动杆菌为专性需氧菌，对营养要求一般，在普通培养基上生长良好，最适生长温度为 35 ℃，42 ℃时也能生长。在血琼脂平板上 35 ℃培养 18～24 h 后，形成圆形、灰白色、光滑、边缘整齐的菌落，部分菌落呈黏液状。鲍曼不动杆菌在麦康凯琼脂等平板上 35 ℃过夜培养后，可形成粉红色不透明的菌落，48 h 后菌落呈深红色。

二、致病性

鲍曼不动杆菌可产生脂多糖等毒力因子，引起炎症反应。鲍曼不动杆菌可引起医院获得性肺炎、烧伤感染、伤口感染、脑膜炎、尿路感染、腹膜炎、心内膜炎、骨髓炎、关节炎等。鲍曼不动杆菌院内感染最常见的部位是肺部，是医院获得性肺炎（hospital acquired pneumonia，HAP），尤其是呼吸机相关肺炎（ventilator associated pneumonia，VAP）重要的致病菌。近年来，由于多重耐药菌株的迅速增加，鲍曼不动杆菌引起的医院感染已经在全世界成为最难以治疗和控制的院内获得性感染。

三、流行病学特征

鲍曼不动杆菌感染的流行没有明显发病季节，一年四季均可发病。绝大多数为医院获得性感染。危险因素主要与患者病情严重程度、治疗干预强度、免疫力、基础心肺功能、接受多种侵袭性操作、机械通气、广谱抗生素使用等有关，这些因素决定了它在院内的分布以 ICU、血液、移植、烧伤等病房多见。该菌主要引起医院获得性肺炎，尤其是呼吸机相关性肺炎、菌血症、尿路感染、脑膜炎等，其中在机械通气患者中引起的下呼吸道感染已越来越受临床的关注。

鲍曼不动杆菌已成为我国医院感染的主要致病菌之一。2010 年中国 CHINET 细菌耐药性监测网数据显示，我国 10 省市 14 家教学医院鲍曼不动杆菌占临床分离革兰氏阴性菌的 16.11%，仅次于大肠埃希菌与肺炎克雷伯菌。鲍曼不动杆菌具有在体外长期存活的能力，易造成播散。

鲍曼不动杆菌耐药情况日趋严重。国外的研究发现，该菌对多黏菌素 E 的敏感性最高，国内研究也显示了类似结果。2010 年中国 CHINET 细菌耐药率监测网数据显示，鲍曼不动杆菌对头孢哌酮/舒巴坦耐药率为 30.7%、米诺环素为 31.2%，其他药物如亚胺培南、美罗培南、头孢吡肟、头孢他啶、头孢西丁、哌拉西林/他唑巴坦、氨苄西林/舒巴坦、阿米卡星、庆大霉素、环丙沙星等耐药率均在 50% 以上，鲍曼不动杆菌耐药性在不同地区和医院存在差异。

四、临床实验室检测策略

鲍曼不动杆菌实验室检测一般采集痰液、肺泡灌洗液、血液、脑脊液和胸腹水等各种临床微生物标本，可对标本直接涂片革兰氏染色镜检。痰液和肺泡灌洗液标本接种血琼脂平板和麦康凯平板；血液、脑脊液和胸腹水等无菌体液标本应先用营养肉汤或血培养瓶进行增菌，然后转种血琼脂平板，挑取纯培养菌落进行下一步鉴定。主要检测鉴定方法包括以下几种。

（一）分离培养和鉴定

分离培养和鉴定是目前诊断鲍曼不动杆菌感染的金标准，也是目前临床实验室检测鲍曼不动杆菌的常规和最广泛采用的检测方法。临床微生物标本增菌培养或直接接种培养后，观察麦康凯琼脂培养基上菌落生长形态，选取粉红色不透明的革兰氏阴性杆菌，初步疑为鲍曼不动杆菌，然后通过细菌的生化反应特性，利用半自动或全自动微生物鉴定仪进行种属鉴定。

（二）蛋白质指纹检测

每个种群的细菌均具有其特征性的蛋白质组，通过精密检测其蛋白质组指纹谱，并与数据库中的标准蛋白质组指纹谱进行比较，可以实现对未知细菌的快速检测、鉴定、分型和溯源等。可采用质谱仪进行鲍曼不动杆菌的蛋白质组学检测，根据所获得的标签性蛋白指纹用于鉴定，已逐步在一些临床实验室开展。

（三）同源性分析和分子分型

不同菌株间的同源性分析能够对鲍曼不动杆菌的水平传播和暴发流行提供判断依据，为医院感染的预防和控制提供实验室检测数据。目前，可用于鲍曼不动杆菌同源性分析的实验方法主要包括 RAPD、RFLP、PFGE 和 MLST。其中，PFGE 和 MLST 两种方法被公认为金标准。二者不同之处在于 PFGE 基于不同菌株之间的基因组 DNA 片段存在酶切位点差异，能够通过脉冲场凝胶电泳得以区分；MLST 则是通过 PCR 扩增测序检测不同菌株之间管家基因的碱基序列变异，对每一个菌株赋予不同的基因型，利用系统进化树判断不同菌株间的亲缘关系。

五、预防和治疗

鲍曼不动杆菌医院感染大多为外源性医院感染，其传播途径主要为接触传播；耐药鲍曼不动杆菌的产生是抗菌药物选择压力的结果。因此，其医院感染的预防与控制至关重要，需要从以下几个方面考虑：①加强抗菌药物临床管理，延缓和减少耐药鲍曼不动杆菌的产生。②严格遵守无菌操作和感染控制规范。③阻断鲍曼不动杆菌的传播途径，包括加强手卫生管理、实施接触隔离、加强环境清洁与消毒以及筛查耐药菌等。

鲍曼不动杆菌感染的抗菌治疗原则是：应综合考虑感染病原菌的敏感性、感染部位及严重程度、患者病理生理状况和抗菌药物的作用特点。主要原则有：①根据药敏试验结果选用抗菌药物：鲍曼不动杆菌对多数抗菌药物耐药率达 50% 或以上，经验选用抗菌药物困难，故应尽量根据药敏结果选用敏感药物。②联合用药，特别是对于多重耐药鲍曼不动杆菌或泛耐药鲍曼不动杆菌感染常需联合用药。③通常需用较大剂量。④疗程常需较长。⑤根据不同感染部位选择组织浓度高的药物，并根据药代动力学与药效动力学（Pharmacokinetics/ Pharmacodynamics，PK/PD）理论制定合适的给药方案。⑥肝、肾功能异常者及老年人，抗菌药物的剂量应根据血清肌酐清除率及肝功能情况作适当调整。⑦该菌混合感染比例高，选择抗菌药物时常需结合临床覆盖其他感染菌。⑧治疗时需结合临床给予支持治疗和良好的护理。

参考文献

[1] 倪语星，尚红. 临床微生物学与检验 [M]. 5 版. 北京：人民卫生出版社，2014.

[2] 周庭银. 临床微生物学诊断与图解 [M]. 3 版. 上海：上海科学技术出版社，2012.

[3] 陈佰义，何礼贤，胡必杰，等. 中国鲍曼不动杆菌感染诊治与防控专家共识 [J]. 中华医学杂志，2012，92（2）：76-85.

[4] RAFEI R, KEMPF M, EVEILLARD M, et al. Current molecular methods in epidemiological typing of Acinetobacter baumannii [J]. Future Microbiol, 2014, 9 (10): 1179-1194.

[5] LAHMER T, MESSER M, SCHNAPPAUF C, et al. Acinetobacter baumannii sepsis is fatal in medical intensive care unit patients: six cases and review of literature [J]. Anaesth Intensive Care, 2014, 42 (5): 666-668.

[6] BOUVET P J, JEANJEAN S. Delineation of new proteolytic genomic species in the genus Acinetobacter [J]. Res Microbiol, 1989, 140 (4, 5): 291-299.

[7] TJERNBERG I, URSING J. Clinical strains of Acinetobacter classified by DNA-DNA hybridization [J]. APMIS, 1989, 97 (7): 595-605.

[8] LEE J S, LEE K C, KIM K K, et al. Acinetobacter antiviralis sp. nov., from Tobacco plant roots [J]. J Microbiol Biotechnol, 2009, 19 (3): 250-256.

[9] NEMEC A, MUSILEK M, MAIXNEROVA M, et al. Acinetobacter beijerinckii sp. nov., haemolytic organisms isolated from humans. Int J Syst Evol Microbiol, 2009, 59 (Pt1): 118-124.

[10] FOURNIER P E, VALLENET D, BARBE V, et al. Comparative genomics of multidrug resistance in Acinetobacter baumannii [J]. PLoS Genet, 2006, 2 (1): e7.

[11] SMITH M G, GIANOULIS T A, Pukatzki S, et al. New insights into Acinetobacter baumannii pathogenesis revealed by high-density pyrosequencing and transposon mutagenesis [J]. Genes Dev, 2007, 21 (5): 601-614.

[12] JAIN R, DANZIGER L H. Multidrug-resistant Acinetobacter infections: an emerging

challenge to clinicians [J]. Ann Pharmacother, 2004, 38 (9): 1449 – 1459.

(余广超 曹开源 王铸 张定梅)

第二节 检 测 技 术

本节阐述发热呼吸道症候群鲍曼不动杆菌鉴定的方法和操作规程,适用于从全血、痰标本、支气管肺泡灌洗液及胸腔穿刺液标本中鲍曼不动杆菌的分离、鉴定的相关操作。根据《人间传染的病原微生物名录》的危害程度划分,鲍曼不动杆菌属于危害程度第三类,涉及大量活菌操作和临床样品检测相关实验活动,需要在生物安全二级(BSL-2)实验室的生物安全柜中进行,感染性动物实验也需要在二级生物安全实验室的生物安全柜中进行。

发热呼吸道症候群鲍曼不动杆菌的检测和鉴定流程如图 2 – 12 – 1 所示。

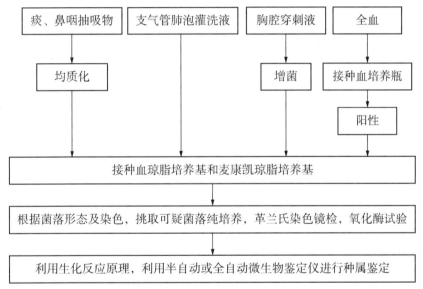

图 2 – 12 – 1 发热呼吸道症候群肺炎链球菌的检测和鉴定流程

一、检测步骤

检测流程如图 2 – 12 – 1 所示。按照细菌检测总体策略的规定,相关标本接种至血琼脂培养基、麦康凯琼脂培养基,观察菌落形态及染色,挑取疑为鲍曼不动杆菌的菌落,进行手工鉴定或用全自动细菌生化鉴定仪鉴定。

(一) 标本的处理与保存

1. 痰与鼻咽抽吸物

稀痰直接进行标本的染色镜检,浓痰用痰消化液消化后进行标本的染色镜检,确认痰标本或鼻咽抽吸物标本的合格与否(详见本书第二部分第一章相关内容)。验证合格后将痰标本或鼻咽抽吸物标本分为 2 份,1 份保存于 – 20 ℃ 备用,1 份用于培养。用于培养的 1 份加 5 mL 生理盐水稀释，再加入 5 mL 1% 的 pH 7.6 的胰蛋白酶溶液，消化 90 min 后接种，以三区划线法接种到血琼脂培养基和麦康凯琼脂培养基，置于 5%～10% CO_2 环境中，35 ℃ 培养 18～24 h。

2. **胸腔穿刺液**

采集得到的胸腔穿刺液应首先分成 3 份进行处理。第 1 份应与第 2 份等量，并在分装后作为留样即刻置于 -70 ℃ 储存。第 2 份应直接以三区划线法接种，接种到血琼脂培养基和麦康凯琼脂培养基，置于 5%～10% CO_2 环境中，35 ℃ 培养 18～24 h。第 3 份按 1:3 接种到肉汤培养基 37 ℃ 增菌培养，每天观察培养基是否有浑浊，若无浑浊，继续培养，培养时间应不少于 1 周；若培养基发生浑浊，取少量标本三区划线法接种到血琼脂培养基和麦康凯琼脂培养基，置于 5%～10% CO_2 环境中，35 ℃ 培养 18～24 h。

3. **支气管肺泡灌洗液**

取得的支气管肺泡灌洗液标本应分为 2 份。第 1 份应与第 2 份等量，并在分装后作为留样即刻置于 -70 ℃ 储存。第 2 份支气管肺泡灌洗液应首先 3 000 r/min 离心 15 min，弃上清液，振荡后悬浮沉淀，取 10 μL 密涂于血琼脂培养基和麦康凯琼脂培养基，置于 5%～10% CO_2 环境中，35 ℃ 培养 18～24 h。

4. **全血标本**

全血在采样时即已接种入血培养瓶，将接种过的血培养瓶放入血培养仪或培养箱中 35 ℃ 进行培养，全自动培养仪 5 天内报警即进行细菌接种和鉴定，5 天后仍未报警则视培养结果为阴性；手工培养则 5 天内每天观察培养情况，如培养液出现混浊，则接种培养液并进行鉴定。从阳性血培养瓶取出 0.5 mL 培养物，在血琼脂培养基和巧克力琼脂培养基上分别接种 100 μL 培养物，35 ℃ 5% CO_2 环境下倒置培养 24 h（或直到长出菌落为止）。原始的血培养瓶保存于室温，至少应保留 1 星期，直到分离培养得到细菌并通过革兰氏染色证实。如果无法从阳性血培养瓶中分离到微生物，采用 real-time PCR 方法检测鲍曼不动杆菌核酸。

（二）鉴定步骤

1. **菌落形态观察**

标本接种到血琼脂培养基和麦康凯琼脂培养基上后，同时观察血琼脂培养基和麦康凯琼脂培养基上菌落的生长形态，选取同时在血琼脂培养基和麦康凯培养基生长并且麦康凯培养基上菌落呈现淡粉色不透明的革兰氏阴性球杆菌，初步疑为鲍曼不动杆菌。

2. **菌落的纯培养**

挑取 2～3 个疑似菌落分别接种血琼脂培养基，于 35 ℃、5%～10% CO_2 环境中培养 18～24 h。

3. **疑似菌落的鉴定**

各实验室根据各自的条件，可选择手工鉴定，或用全自动细菌生化鉴定仪进行鉴定。

（1）手工鉴定步骤。

1）革兰氏染色。鲍曼不动杆菌为革兰阴性菌，球杆状，无芽孢、无鞭毛，有时很难脱色，通常成对排列，类似奈瑟菌属细菌。在静止生长和非选择性琼脂的培养物，以球杆状形态为主，而在液体培养基中的早期培养物和在含抗细胞壁的抗生素平板上的培养物中多为杆状。菌落光滑，不透明，无色或略带粉色，比肠杆菌科细菌的菌落略小一些。

2）氧化酶试验。取一条滤纸，蘸取纯培养菌苔少许。然后加 1 滴四甲基对苯二胺试剂，仅使滤纸湿润，不可过湿，在 10 s 内出现红色者为阳性，10～60 s 呈现红色者为延迟反应，60 s 以上出现红色者，按阴性处理。铁可催化试剂，不能使用，可用白金丝或玻璃棒取菌。鲍曼不动杆菌为氧化酶阴性。

（2）VITEK 全自动细菌生化鉴定仪鉴定步骤：

1）配制菌悬液。选取经纯培养 18～24 h 后的待测菌落 2～3 个，置于装有 3.0 mL 0.45% 生理盐水的试管中进行稀释，用标准比浊计测菌液浓度（如浊度高加生理盐水，浊度低加菌落）。使最后的菌液浓度为 0.5 麦氏浊度。将试管放到载卡架上。

2）选择鉴定卡片。从冰箱中取出革兰氏阴性细菌鉴定卡（GN 卡），放置 2～3 min，待其温度与室温平衡后备用。

3）卡片充样。将鉴定卡片放在载卡架上，使其输样管浸入装有待测菌液的标准管中，将载卡架缓慢推入填充仓中，点击"FILL"，仪器自动填充鉴定卡片。

4）读卡并孵育。鉴定卡片填充完毕后将载卡架从填充仓中取出，缓慢推入测试仓中，仪器对鉴定卡片自动读卡并将输样管与鉴定卡切断，使鉴定卡留在仪器孵育箱培养观察。

5）经过 6～8 h 孵育检测后，仪器自动报告鉴定结果。

6）对于同批次所做的实验，应以标准菌株进行质量控制，标准菌株可选择 Aeromonas hydrophilia（嗜水气单胞菌）ATCC 35654、Pseudomonas aeruginosa（绿脓假单胞菌）ATCC 27853、Alcaligenes faecalis（粪产碱菌）ATCC 35659、Sphingobacterium multivorum（多食鞘氨醇杆菌）ATCC 35656 中的一种。

（三）鲍曼不动杆菌检测的其他参考方法

1. PCR 鉴定

目前还没有发现公认的可用于特异鉴定鲍曼不动杆菌的 PCR 方法，近期有文献报道 OXA-51 可用于鉴定鲍曼不动杆菌。具体方法如下。

引物序列：5′-TAATGCTTTGATCGGCCTTG-3′
　　　　　5′-TGGATTGCACTTCATCTTGG-3′

反应条件：预变性 94 ℃ 3 min；94 ℃ 45 s、57 ℃ 45 s、72 ℃ 1 min，35 个循环；72 ℃ 5 min。

2. 分子分型

（1）PFGE 技术

PFGE 是目前鲍曼不动杆菌菌株分型中较成熟、较常见的分型方法，常用于确定疫情的暴发以及传染源。PulseNet 的 PFGE 标准化程序可直接从网上（http://www.cdc.gov/PULSENET/protocols.htm）下载。2005 年 9 月，德国和挪威的学者发表了鲍曼不动杆菌 PFGE 的标准化方法。

1）菌悬液的制备。

（A）在 Falcon 2054 管上标记样品名称和空白对照，分别加入约 1 mL TE 缓冲液。

（B）在 1.5 mL 离心管上标记好对应样品的名称。

（C）用棉棒从培养皿上刮取适量细菌，悬浊于菌悬液中（100 mmol/L Tris，100 mmol/L EDTA，pH 8.0），调整浓度到 10^9 个细胞/mL。（注：如果样品数量多，调完 OD 后先存放于 4 ℃。）

（D）取 500 μL 菌悬液于相应的 1.5 mL 离心管申，55 ℃水浴 10 min。

（E）加入 25 μL 溶菌酶（20 mg/mL），轻柔颠倒 2～4 次混匀。不需振荡摇匀。

（F）37 ℃水浴、10 min。

2）准备胶块（1% SKG：1% SDS）

（A）准备 10 mL 的 1.2% SeaKem Gold 琼脂糖（SKG）（称取 0.12 g SKG 溶于纯水，用微波炉加热至完全溶解，放在 53～56 ℃水浴中）。

（B）准备 10 mL 的 TE 溶解的 SDS（10%）[称取 1 g SDS 溶于 10 mL TE 缓冲液中（10 mmol/L Tris，1 mmol/L EDTA，pH 8.0）]。

（C）根据所做的菌株数准备所需体积的胶块溶液。先加 10% SDS 于 50 mL screw-captube 中，试管放在水浴摇床中，温度为 53～56 ℃。然后加入 1.2% SKG 与 10% SDS 混合，并摇匀，试管不离开水浴。

3）胶块的制备。

（A）从 37 ℃水浴拿出菌悬液。

（B）取 300 μL 预热（53～56 ℃）的胶块溶液，与 300 μL 菌悬液混合，轻柔转换试管 10～12 次至液体混匀，避免产生气泡；混合前菌悬液可在水浴里预热 10 s，并摇匀。

（C）将混合物立即加入模具，避免产生气泡，在室温下凝固 5 min 后置于 4 ℃冰箱 5 min。

4）细胞的裂解。

（A）茌 50 mL 的旋帽离心管上做好标记。

（B）根据所做菌株数配制需要的细胞裂解液 [50 mmol/L Tris，50 mmol/L EDTA（pH 8.0），1% Sarcosyl]。

（C）每个管子加入 5 mL 细胞裂解液和 25 μL 蛋白酶 K（20 mg/mL），蛋白酶 K 原液须放在冰上或冰盒里。

（D）如果想使胶块平齐，可以用刀片削去模具表面多余的部分。① 可重复利用的模具：打开模具，用小铲的宽头部分将胶块移入相应的螺帽离心管中。② 一次性模具：撕掉模具下面的胶带，用小铲将胶块捅进相应的螺帽离心管中，将模具、胶带、小铲放入废弃物容器中。

（E）保证胶块在液面下而不在管壁上。

（F）将管子放在 55 ℃水浴摇床中振荡孵育 2 h，转速约 170 r/min（150～200 r/min）。

（G）将纯水和 TE 放在 55 ℃水浴中预热。

5）洗胶块。

（A）从水浴摇床中拿出螺帽离心管，盖上绿色的筛帽，轻轻倒掉细胞裂解液。
（B）每管中加入 10 mL 预热的纯水。
（C）确保胶块在液面下而不在管壁或盖子上，放回 55 ℃ 水浴摇床中，摇 15 min。
（D）倒掉水，用纯水再洗一次。
（E）倒掉水，加入 15 mL 预热的 TE，在 54 ℃ 的水浴摇床中摇 15 min。
（F）倒掉 TE，用 TE 重复洗 3 次，时间分别为 15 min、30 min、30 min 至 1 h。
（G）倒掉 TE，加入 10 mL TE，放在 4 ℃ 冰箱中保存备用。（注意：要确保胶块在液面下而不在管壁或盖子上。）

6）胶块内 DNA 的酶切。
（A）准备好 30 ℃ 和 37 ℃ 水浴箱。
（B）在 1.5 mL 微型离心管上标记好相应样品的名称。
（C）配制 ApaI 的 1×酶切缓冲液，混匀（含 100 μg/mL BSA）。（注意：须戴手套操作，缓冲液和 BSA 置于冰上。）
（D）在每只 1.5 mL 离心管中加入 200 μL 酶切缓冲液。
（E）小心从 TE 中取出胶块放在干净的培养皿上。
（F）用刀片切下 2mm 宽的胶块放入 1.5 mL 离心管中，确保胶块在液面下面。将剩余的胶块放回原来的 TE 中。
（G）将管子放在 25 ℃ 水浴中孵育 15 min。
（H）电泳分子质量标准为：bacteriophage lambda ladder PFGE marker（CHEF DNAsize standard；货号 170-3035；Bio-Rad Laboratories）。
（I）将管子放在 37 ℃ 水浴中孵育 10～15 min。
（J）孵育完，用移液枪吸出液体，吸液时枪头应贴到管底，注意避免破坏胶块。
（K）每管加入 200 μL 酶切缓冲液（含 30U ApaI），确保胶块在液面的下面，轻柔振荡混匀。
（L）样品 25 ℃ 孵育 2 h，标准株 H9812，37 ℃ 水浴，孵育 3～4 h。

7）制备 1% 胶。
（A）称取 1 g SKG，溶于 100 mL 0.5×TBE 缓冲液中（10×TBE 为 0.89 mol/L Tris，0.89 mol/L 硼砂，20 mmol/L EDTA，pH 8.3）。
（B）微波炉加热约 2 min，每 20 s 混匀，直至完全溶解。
（C）放在 53～56 ℃ 水浴，孵育 5～6 min。

8）加样。
（A）将胶块直接粘在梳子齿上，调整梳子的高度，使梳子齿与胶槽的底面相接触。用水平仪调整胶槽使其水平。
（B）从 37 ℃ 水浴中取出胶块，平衡到室温。
（C）用枪头吸出酶切混合液，枪头应贴至管底，避免损伤或吸出胶块。
（D）每管加入 200 μL 0.5×TBE，用枪头冲洗胶块。
（E）梳子平放在胶槽上，将胶块加在梳子齿上。如果用的是 10 个齿的梳子，将标准菌株 H9812 加在第 1、第 5 和第 10 个齿上，若为 15 个齿的梳子则放在第 1、第 8 和第 15 个齿上。

（F）用吸水纸的边缘吸去胶块附近多余的液体，在室温下风干约 3 min。

（G）将梳子放入胶槽，确保所有的胶块在一条线上，并且胶块与胶槽的底面相接触。从胶槽的下部中央缓慢倒 100 mL 熔化的在 53～56 ℃ 平衡的 1% SKG。避免气泡的生成；如果有气泡，用枪头消除。在室温下凝固 30 min 左右。

（H）记录加样顺序。

2）将胶块直接加在加样孔内。

（A）调整梳子的高度，使梳子齿与胶槽的底面有一定间距。用水平仪调整胶槽使其水平。

（B）将梳子放入胶槽，从胶槽的中央缓慢倒入 100 mL 熔化的在 55～60 ℃ 平衡的 1% SKG。避免气泡的生成；如果有气泡，用枪头消除。在室温下凝固 30 min 左右。小心拔出梳子。

（C）从 37 ℃ 水浴中取出胶块，平衡到室温。

（D）用枪头吸出酶切混合液，避免损伤或吸出胶块。

（E）每块胶加入 200 μL 0.5×TBE 平衡。

（F）用小铲将胶块加入加样孔。

（G）用溶化的胶封闭加样孔。

注意：可以在加样孔中加入 0.5×TBE，利用毛细作用将胶块沉在加样孔底，尽量避免气泡生成，并记录加样顺序。

9）电泳。

（A）确保电泳槽是水平的。如果不水平，调整槽底部的旋钮。

注意：不要触碰电极。

（B）加入 2.2L 0.5×TBE，关上盖子。

（C）打开主机和泵的开关，泵设在"70"（这时缓冲液的流速约 1 L/min），使缓冲液在管道中循环。

（D）打开冷凝机，预设温度在 14 ℃（缓冲液达到该温度通常需要 15 min 左右）。

（E）打开胶槽的旋钮，取出凝固好的胶，用吸水纸清除胶四周和底面多余的胶，小心地把胶放入电泳槽，盖上盖子。

（F）设置电泳参数。初始转换时间为 5.0 s；终末转换时间为 20.0 s，线性模式，电压 6 V/cm。14 cm×13 cm（宽×长）的胶电泳时间为 19 h。启动"Start Run"。

（G）记录电泳初始电流（通常 120～145 mA）。

（H）结束电泳：关机顺序为冷凝机—泵—主机。

10）图像的获取。

（A）取出胶，放在盛放 400 mL EB 溶液的托盘内（EB 储存液浓度为 10 mg/mL，1∶10 000 稀释，即在 400 mL 水中加入 40 μL 储存液）。（注意：EB 是致畸剂。储存在棕色瓶中的 EB 稀释液可以用 5 次。废弃的 EB 溶液应妥善处理。）

（B）将托盘放在摇床上摇 20～30 min。

（C）放掉电泳槽中的 TBE，用 1～2L 纯水清洗电泳槽，并倒掉液体。

(D) 戴上手套，将用后的 EB 溶液小心倒入做有标记的棕色瓶中，在托盘中加入 400～500 mL 纯水，放在摇床上脱色 60～90 min，如果可能每 20～30 min 换一次纯水。

(E) 用 Gel Doc 2000 拍摄图像。

注意：如果背景干扰分析，可进一步脱色 30～60 min。

(F) 转换成 *.lsc 文件用于处理分析。

11) 图像的读取。电泳图像通常用 BIO-RAD 的 Gel Doc 2000 或其他成像系统来获取。图像需为 IBM 兼容的未压缩的 TIFF 格式，且分辨力≥768×640 像素。

(2) MLST 技术。MLST 不仅可以应用于分子流行病学研究，还可以用来研究微生物的种群遗传结构（population genetic structure）。鲍曼不动杆菌的 MLST 方法是通过扩增 7 个管家基因的内部片段，进行序列比对，并通过不同等位基因的排列组合来确定基因型。鲍曼不动杆菌的 MLST 标准化方法和数据库资料均可通过网站（http://pubmlst.org/abaumannii/info/primers.shtml）获得。

1) 管家基因的扩增。用于 MLST 分型用的鲍曼不动杆菌的 7 个管家基因及其扩增引物如表 2-12-1 所示。

表 2-12-1 鲍曼不动杆菌 MLST 使用的 7 个管家基因的引物序列

基因	上游序列	下游序列
$gltA$	gltA – F ACCTGGTGTACGCCTCGCTGAC	gltA – R GACATAGATGCCCTGCCCCTTGAT
$gyrB$	gyrB – F TGGGCTATGACTGGAAACC	gyrB – R TAACCCGGTTTTGTGATTCCTACA
$gdhB$	gdhB – F CGGCCTCGACGTGTGGATGA	gdhB – R GAACGCCTGGCTGGTCTTGTGGTA
$recA$	recA – F CCAGATCGCCGCCGGTGAGGTG	recA – R CAGGGTGCCATAGAGGAAGTC
$cpn60$	cpn60 – F ACCGCCACCCGTACTG	cpn60 – R TCTCGCCCATCTTGACCA
gpi	gpi – F GGTCGCTCGGTCAAGGTAGTGG	gpi – R GGGTTCTCTTCTTCCGGCTCGTAG
$rpoD$	rpoD – F GCGGCCCAGGGTCGTGAG	rpoD – R CCCGGCGCTTGTTGATGGTT

PCR 参数：94 ℃预变性 2 min；94 ℃ 1 min、55 ℃ 1 min、72 ℃ 2 min；30 个循环；最后延伸 2 min。

2) 等位基因的比对。由于等位基因的鉴定是通过 7 个管家基因内部片段的序列比对来进行，所以扩增产物经测序后得到的序列必须经过剪切才能在数据库中进行比对。由于单碱基变异也能产生新的等位基因，所以基因序列必须通过双向测序获得，并保证 100% 正确。

剪切后的 7 个管家基因序列可以单独或同时进行网上数据库比对，如果序列对应于数据库的已知等位基因，将会得到相应的等位基因号（allele number），如果鉴定为新的等位基因，需进一步与最相近的等位基因进行人工比对，确认差异是否确实存在。经确认后，把测序彩图提交给数据库管理员（karen.mcgregor@tvu.ac.uk），验证后将会得到新的等位基因号。

任何与数据库菌株具有相同或相近等位基因谱（allele profile）的菌株信息可直接点击数据库结果中的菌株名而获得。

当菌株数量较多时，也可用"batch query"菜单同时输入多个菌株的数据来进行搜库。

二、注意事项

（1）盐酸二甲基对苯二胺溶液容易氧化，溶液应装在棕色瓶中，并在冰箱内保存，如溶液变为红褐色，即不宜使用。

（2）铁、镍铬丝等金属可催化二甲基对苯二胺呈红色反应，若用它来挑取菌苔，会出现假阳性，故必须用白金丝或玻璃棒（或牙签）来挑取菌苔。

（3）在滤纸上滴加试剂，以刚刚打湿滤纸为宜，如滤纸过湿，会妨碍空气与菌苔接触，从而延长了反应时间，造成假阴性。

（4）每一批试剂均用阳性对照铜绿假单胞菌（ATCC 27853）和阴性对照大肠埃希氏菌（ATCC 25922）检测其有效性。

参考文献

[1] 萨姆布鲁克 J，拉塞尔 D W. 分子克隆实验指南［M］. 黄培堂，译. 3 版. 北京：科学出版社，2008.

[2] KENNETH J R, RAY C C, NAFEES AHMAD, et al. Sherris Medical Microbiology［M］. 6th ed. New Yorks：The McGraw-Hill Companies, Inc., 2014.

[3] BRAUN G, VIDOTTO M C. Evaluation of adherence, hemagglutination, and presence of genes codifying for virulence factors of Acinetobacter baumannu causing urinary tract infection［J］. Mem Inst Oswaldo Cruz, 2004, 99（8）：839–844.

[4] SEIFERT H, DOLZANI L, BRESSAN R, et al. Standardization and interlaboratory reproducibility assessment of pulsed-field gel electrophoresis-generated fingerprints of Acinetobacter baumannii［J］. J Clin Microbiol, 2005, 43（9）：4328–4335.

[5] BARTUAL S G, SEIFERT H, HIPPLER C, et al. Development of a multilocus sequence typing scheme for characterization of clinical isolates of Acinetobacter baumannii［J］. J Clin Microbiol, 2005, 43（9）：4382–4390.

[6] PRASHANTH K, BADRINATH S. Epidemiological investigation of nosocomial Acinetobacter infections using arbitrarily primed PCR & pulse field gel electrophoresis [J]. Indian J Med Res, 2005, 122 (5): 408-418.

[7] TURTON J F, WOODFORD N, GLOVER J, et al. Identification of Acinetobacter baumannii by detection of the blaOXA-51-like carbapenemase gene intrinsic to this species [J]. J Clin Microbiol, 2006, 44 (8): 2974-2976.

（余广超　曹开源　王铸　张定梅）

第三部分 发热呼吸道症候群主要病毒病原体检测技术

第一章 病毒学检测总体策略

一、标本病毒学检测流程

本监测网络实验室针对发热呼吸道症候群的检测标本包括呼吸道标本（鼻/咽拭子标本、痰标本、鼻咽抽吸物标本、支气管肺泡灌洗液标本等）、胸腔穿刺液标本和急性期血清、恢复期血清。检测同时引起呼吸道症状和腹泻的腺病毒也可采集尿液标本和粪便标本。不同类型标本的病毒学检测流程不同。

（一）呼吸道标本和胸腔穿刺液标本的病毒学检测流程

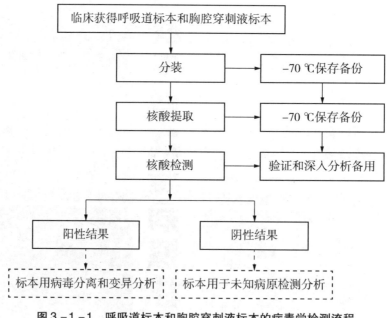

图 3-1-1 呼吸道标本和胸腔穿刺液标本的病毒学检测流程

（二）血标本病毒学检测流程

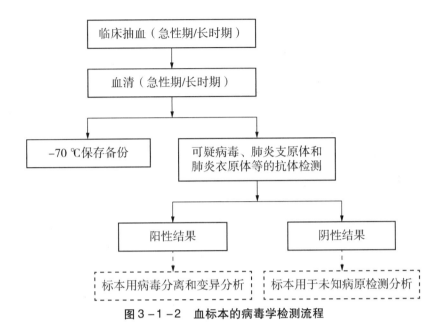

图 3-1-2　血标本的病毒学检测流程

二、标本的采集与处理

（一）采样原则

（1）标本采集：对急性期标本，要尽早采样。

（2）标本处理：呼吸道标本用抗生素（"双抗"或两性霉素B）处理（通常采用运送和储存液中加抗生素的方式）。

（3）低温保存，尽快送检，避免反复冻融灭活病毒。

（4）血标本：血清学诊断采双份血清，效价升高4倍，有诊断价值。

（二）采集方案

1. 血标本的采集

（1）皮肤消毒程序：按常规方法进行。

（2）采血操作程序。按常规方法进行，操作步骤如下。

1）通常采血部位为肘静脉，将止血带扎在静脉取血部位的上方，采血部位的局部皮肤用消毒液由采血部位向外周严格消毒，消毒后不可接触采血部位，待消毒液挥发后，进行取血操作。

2）采用商品化的一次性注射器或真空采血管（如BD公司Vacutainer®真空采血管）采血。

3）拿下止血带，用无菌棉压迫止血。

4）用过的采血针不要回盖针帽，直接将其放在锐器垃圾桶内。

（3）采血量。

成人：每次至少采血 8 mL。

儿童（3 岁以上）：每次至少采血 5 mL。

（4）采样分装。

成人：所采 8 mL 血中，5 mL 注入准备好的血培养瓶（见注 1）；剩余 3 mL 注入真空采血管（制备血清用，见注 2）。分别贴上所规定的标签，包括患者编号。

儿童（3 岁以上）：所采血 5 mL 中，3 mL 注入准备好的血培养瓶（见注 1）；剩余 2 mL 注入真空采血管（制备血清用，见注 2）。分别贴上所规定的标签，包括患者编号。

注 1：用 75% 酒精消毒血培养瓶橡皮塞子，酒精作用 60 s，在血液注入血培养瓶之前，用无菌纱布或棉签清除橡皮塞子表面剩余的酒精，然后注入血液。抽取血液后，不要换针头，直接注入血培养瓶中，轻轻颠倒混匀，以防血液凝固。

注 2：采集的全血注入真空采血管中，不加抗凝剂。待血液凝固后，离心后吸取血清，放置到 -20 ℃ 冰箱中冷冻保存。

2. 鼻拭子标本的采集

嘱患者坐下，头后倾。从无菌包装中取出拭子，轻柔地以平行于上腭的方向插入鼻孔，在鼻腔内侧黏膜上转动 3～5 次。将拭子旋转着慢慢退出鼻孔。双侧鼻孔用同一根拭子进行采集。将拭子头插入病毒传送管中送检。

3. 咽拭子标本的采集

患者坐下，头后倾，张大嘴，由检查者用压舌板固定舌头。拭子越过舌根到咽后壁及扁桃体隐窝、侧壁等处，反复擦拭 3～5 次，收集黏膜细胞，避免触及舌、口腔黏膜和唾液。将拭子头插入病毒传送管中送检。

4. 支气管肺泡灌洗液（bronchoalveolar lavage fluid，BALF）标本的采集

由临床医生按相应操作规程，采集标本置入无菌采集容器中，标本量应≥5 mL，立即送检，但必须注意采集标本时尽可能避免咽喉部正常菌群的污染。支气管肺泡灌洗液标本的采集操作规程如下：患者局部麻醉后，将纤维支气管镜插入右肺中叶或左肺舌段的支气管，将其顶端切入支气管分支开口，经气管活检孔缓缓注入 37 ℃ 灭菌生理盐水，每次 30～50 mL，总量 100～250 mL，不应超过 300 mL。每次注液后以 -13.3～19.95 kPa 负压吸出，要防止负压过大、过猛。分别收集于用硅油处理过的容器中，容器周围宜用冰块包围，并及时送检。记录回收液量，至少应回收 30%～40% 以上，BALF 标本方能进行分析。分次注入的液体每次回收后混合在一起进行检测。第一份回收的标本往往混支气管内成分，为防止其干扰，也可将第一份标本与其他标本分开检测。标本采集须严格遵守无菌操作。符合检测标准的 BALF 标本需要：①达到规定的回收比例；②不应混有血液，红细胞数小于 10%；③不应混有多量的上皮细胞（一般小于 3%）。

5. 痰标本的采集

（1）自然咳痰法。晨痰最佳，患者清晨起床后，用清水或冷开水反复漱口，用力深咳，直接吐入无菌采集容器中，标本量应≥1 mL，立即送检。

（2）诱导咳痰法。对于痰量少、无痰或咳痰困难者可雾化吸入，使痰液易于排出。于超声雾化器雾化杯中加入 4% 的 NaCl 溶液 40 mL，吸入高渗盐溶液 15～25 min，嘱患

者漱口，用力咳出深部痰，收集入无菌采集容器中送检。

（3）支气管镜采集法。按常规支气管镜检的方法进行，在有痰和病变部位用导管吸引直接取得标本，置于无菌采集容器中。

（4）小儿取痰法。用弯压舌板向后压舌，将拭子伸入咽部，小儿经压舌刺激咳嗽时，可喷出肺部或气管分泌物，将粘在拭子上的分泌物置于无菌采集容器中。幼儿还可用手指轻叩胸骨柄上方，以诱发咳痰。

以上痰标本应进行合格痰液的判定：采用痰涂片观察法，选取 5 个低倍镜视野，计鳞状上皮细胞（SC）和白细胞（WBC）平均数，鳞状上皮细胞 <10 个/低倍视野、白细胞 >25 个/低倍视野，或二者比例 <12.5 的痰标本为合格标本。凡不符合上述标准的痰标本应重新采集。

6. 鼻咽抽吸物标本的采集

鼻咽抽吸物通过商品化的黏液抽吸器［如 Pennine 6 型黏液抽吸器（Pennine Healthcare，Derby，UK）］从双侧鼻孔中抽吸获得，导管在鼻尖到外耳道中间的位置连接，不停地转动导管，采用负压 100 mmHg 持续 15 s 的间歇性抽吸后慢慢退出。另一鼻孔重复上述操作。粘在导管腔内的分泌物用无菌采集容器收集，另一管通过 1 mL VTM 冲洗转移到黏液收集管中。

7. 胸腔穿刺液标本的采集

由临床医师进行常规穿刺术抽取。抽取 5～10 mL 穿刺液置于无菌采集容器中，立即送检或置于 4 ℃冰箱中保存。

8. 尿液标本的采集

经食入或吞咽呼吸道分泌物中的腺病毒可随尿液和粪便排出。为了检测尿液中的腺病毒，可选择下述方法中任一种，取 10～15 mL 尿标本于无菌容器中，立即送检，于 1 h 内接种。

（1）清洁中段尿。不中止排尿，在排去数毫升尿液后用无菌宽口容器收集第二段尿，即为所需中段尿。

（2）耻骨上膀胱穿刺。使用无菌注射器直接从耻骨上经皮穿入膀胱吸取尿液。

（3）直接导尿。按常规方法对会阴部进行清洗消毒后，用导尿管直接经尿道插入膀胱，获取膀胱尿液。

（4）小儿收集包。对于无控制能力的小儿可应用收集包收集尿液。

（5）留置导尿管收集尿液。

9. 粪便标本的采集

为了检测粪便标本中的腺病毒，可选择以下方法采集粪便标本。

（1）自然排便采集法。自然排便后，选取有脓血黏液部位的粪便 2～3 g，液状粪便取絮状物盛于无菌的容器内或置于保存液或增菌液中送检。

（2）直肠拭子法。如不易获得粪便时或对排便困难的患者及幼儿，可采用直肠拭子方法采集，取出后置于灭菌容器内送检。

三、实验室病毒检测的策略和方法

本监测网络对临床标本进行实验室检测的目的，是发现检测对象体内与本症候群的发生相关的病毒，所采用的策略主要包括以下四种的一种或多种：①检测病毒组成成分（病毒核酸和/或病毒蛋白抗原）的存在；②分离、培养出所感染的病毒；③病毒感染的血清学检测；④病毒的形态学检查和分析。其中，病毒核酸检测逐渐成为病毒感染的实验室诊断方法中的首选，病毒蛋白抗原的快速检测也已在临床上广泛使用。病毒的分离培养仍然是实验室诊断病毒感染的金标准，但更多的用于可疑病毒的确诊和深入的科学研究，也往往需要结合病毒组成成分检测、功能学检测和病毒形态学检测等进一步鉴定。有不少病毒目前还缺乏适宜有效的培养体系。由于大多数病毒的血清型缺乏共同的免疫显性决定簇，以及在临床门诊中常常难以获得双份血清，因此病毒感染的血清学检测往往有一定难度。病毒学检测的方法包括以下几种。

（一）病毒组成成分检测

1. 病毒核酸检测

病毒核酸检测包括核酸扩增技术、核酸杂交技术、基因芯片技术、基因测序技术等。选择病毒保守区的特异性片段或者变异区片段作为靶序列，利用 PCR 扩增技术，可以快速诊断病毒感染，以及研究病毒基因分型和突变。目前应用最多的是实时荧光定量 PCR 和普通 RT-PCR。

2. 病毒蛋白抗原检测

采用免疫学标记技术直接检测标本中的病毒抗原，常用方法主要包括酶免疫测定、荧光免疫测定、放射免疫测定和蛋白免疫印迹。这些技术具有操作简单、特异性强和敏感性高等优点。

（二）病毒的分离培养与鉴定

1. 病毒的分离培养

病毒的分离培养包括细胞培养、鸡胚培养和动物接种。病毒接种后如果未观察到病变指标，仍然需要按照正常的接种方法继续进行接种感染，如此重复操作即为病毒分离培养过程中的盲传。一般情况下，活性较低的病毒经过盲传活性会逐渐增加，从而产生病变指标，而经过盲传三代以后仍然没有出现病变指标往往视为无病毒存在。

（1）细胞培养。

细胞培养是病毒分离鉴定中最常用的方法，根据细胞生长方式分为单层细胞培养和悬浮细胞培养。根据细胞来源、染色体特征及传代次数，细胞分为原代细胞、二倍体细胞和传代细胞系。

病毒在细胞培养中增殖的最常用指征是细胞病变效应（cytopathic effect，CPE），即病毒在敏感细胞内增殖时引起特有的细胞病变。CPE 常常在未固定和未经染色的情况下即可用低倍普通光学显微镜观察到。常见的 CPE 包括细胞变圆、聚集、坏死、溶解或脱落等现象，形成多核巨细胞或称融合细胞以及在培养细胞中形成包涵体。有些包涵体经特殊的固定、染色后更能显示出病毒特异性的形态和染色特征。

(2) 鸡胚培养。鸡胚对多种病毒敏感。通常采用孵化 9～14 天的鸡胚，接种部位包括绒毛尿囊膜、尿囊腔、羊膜腔和卵黄囊等。鸡胚培养具有易管理，无微生物，成本较低等优点，但是操作程序复杂。目前，除用来分离流感病毒，鸡胚培养基本已被细胞培养所取代。

(3) 动物接种。动物接种是最早的病毒分离方法，目前应用于尚无敏感细胞进行培养的病毒培养。动物接种分离有饲养条件和较高生物安全要求，费用高，而且可能受动物体内已有的潜伏病毒的干扰。

2. 病毒的鉴定

(1) 病毒形态学鉴定。电子显微镜下可进行病毒形态观察和病毒大小的测定，对于能形成包涵体的病毒，可用普通光学显微镜观察，作为病毒感染的辅助诊断。

(2) 病毒血清学鉴定。用已知抗体对病毒进行种、型和亚型的鉴定，方法包括免疫标记法、血凝抑制试验等。

(3) 病毒分子生物学鉴定。主要包括核酸扩增、核酸杂交、基因芯片和基因测序等分子生物学技术，能快速鉴定抗原变异的病毒基因。

3. 病毒数量与感染性测定

(1) 50% 组织细胞感染量。一般是将病毒悬液作 10 倍的系列稀释，分别接种细胞，经一定时间后观察 CPE、血细胞吸附等指标，以能使 50% 细胞感染的病毒的最高稀释度作为终点。最后用统计方法计算出 50% 组织细胞感染量的病毒滴度。

(2) 红细胞凝集试验。将具有血凝素的病毒接种敏感细胞或鸡胚后，收集细胞培养液或鸡胚羊膜腔液、尿囊液，加入动物红细胞，观察红细胞凝集情况。制备不同稀释度的病毒悬液，以发生血凝反应的最高病毒稀释度作为血凝效价，可半定量检测病毒含量。该试验方法不限于具有感染性的病毒颗粒。

(3) 空斑形成试验。将适当稀释度的病毒液接种一定量于敏感的单层细胞，培养一定时间后，覆盖薄层未凝固的琼脂于细胞上，待其凝固后继续培养。病毒增殖促使单层细胞病变脱落，即可形成肉眼可见的空斑。由一个感染性病毒颗粒增殖而形成的一个空斑称为空斑形成单位（plaque forming unit，PFU），计算空斑数可推算出样品中活病毒的数量，以 PFU/mL 为单位。

(三) 病毒感染的血清学检测

血清学检测是用已知病毒抗原检测患者血清中是否存在相应病毒抗体，用于病毒感染的辅助诊断，应用于以下情况：采取标本分离病毒为时已晚；目前尚无分离此病毒的方法或难以分离的病毒；为证实所分离的病毒的临床意义和进行血清流行病学调查等。检测方法主要包括中和试验、血凝抑制试验、补体结合试验和凝胶免疫扩散试验等。此外，检测病毒感染 IgM 早期抗体以及针对早期抗原的抗体是快速诊断的另一途径。

(四) 形态学检查

1. 电镜及免疫电镜检查

利用电子显微镜负染标本检测病毒，其原理是病毒标本比染液里的重金属离子的电子密度低，电子束对重金属离子和病毒标本穿透能力不同，从而使病毒呈现明亮清晰的结构。该方法优点是：可直接检测标本并能观察组织或细胞内的病毒颗粒，而且病毒仍然可以保持活性。缺点是：设备昂贵，技术要求高，不适用于常规病毒学诊断或者大样本量的病毒检测，对病毒颗粒含量要求高，而且不能用来鉴别病毒的血清型。此外，电镜负染很多情况下难以区分病毒颗粒与标本中的混杂颗粒，可借助免疫电镜技术加以区分。免疫电镜技术利用抗血清与病毒颗粒特异性结合，使病毒颗粒大量凝聚，从而可以特异性观察病毒颗粒，而且能观察病毒含量较少的标本。

2. 普通光学显微镜检查包涵体

普通光学显微镜主要用来观察一些病毒感染细胞后形成的包涵体，但受病毒种类限制。

四、病毒学检测注意事项

（1）病毒感染检测必须严格注重质量控制。

（2）每次试验都必须设立完整的阳性和阴性对照。

（3）避免假阳性或假阴性结果干扰诊断；须避免标本之间的交叉污染，特别是使用分子生物学检测技术时尤应注意。

（4）注意某些病毒存在血清学交叉反应（例如副流感病毒与腮腺炎病毒、埃可病毒与柯萨奇病毒、乙型脑炎病毒和登革热病毒等）。

（5）不同检测方法测得的病毒滴度可能差异较大，应结合临床表现做出诊断。

（6）不宜无目的地做过多的病毒学试验。

（7）应用病毒诊断试剂盒时应注意是否经过有效的验证。

（8）病毒检测的过程需要时刻遵循生物安全的规范和要求，避免对人体和环境造成污染。

五、检测所需基本工作条件

（一）发热呼吸道症候群病毒学检测所需平台

发热呼吸道症候群标本的病毒学检测需要在生物安全二级（BSL-2）实验室进行，并设置细胞培养操作室和分子生物学操作室。一旦检出可疑病毒种类，应按照该可疑病毒所对应的生物安全级别进行操作。细胞培养操作室主要用于病毒的分离培养，包括细胞水平和鸡胚水平的病毒接种。分子生物学操作室主要用来进行病毒的核酸检测和蛋白抗原检测。需要特别指出的是，分子生物学操作室应该设置专门的配液室、核酸加样区和PCR扩增区，以避免交叉污染。

（二）发热呼吸道症候群病毒学检测推荐的通用试剂、耗材和仪器

由于发热呼吸道症候群中病毒种类多样，所用的病毒学检测方法多样，各呼吸道病毒的检测将会使用到不同的试剂、耗材和仪器。这里根据病毒的核酸检测、病毒分离培

养和病毒蛋白抗原检测三种病毒学检测主要方法，推荐针对九种呼吸道病毒检测所需的通用试剂、耗材和仪器（见本书书后附表）。对于各呼吸道病毒的具体检测需要的特定专用的试剂、耗材和仪器将在相应各章节分别介绍。

主要溶液包括以下几种。

1. 细胞生长液配制

（1）Vero、MDCK、Hep-2、HeLa、RD、tMK、Huh7、NCI-H292、Calu3、PHEK 和 PMK 细胞生长液配制：在 DMEM 培养基中，加入终浓度10%胎牛血清、100 U/mL 青霉素、100 μg/mL 链霉素、1%谷氨酰胺，pH 7.2。

（2）LLC-MHK2 和 PMK 细胞生长液配制：在培养基 MEM Hank's + MEM Earle's（体积比2∶1）中，加入终浓度为100 U/mL 青霉素、100 μg/mL 链霉素，3%的胎牛血清，pH 7.2。

2. 细胞维持液配制

（1）Vero、MDCK、Hep-2、HeLa、RD、tMK、Huh7、NCI-H292、Calu3、PHEK 和 PMK 细胞维持液配制：在 DMEM 液中，加入终浓度为1%~2%胎牛血清、100 U/mL 青霉素、100 μg/mL 链霉素、1%谷氨酰胺，pH 7.2。

（2）LLC-MHK2 和 PMK 细胞维持液配制：在培养基 MEM Hank's + MEM Earle's（体积比2∶1）中，加入终浓度为100 U/mL 青霉素、100 μg/mL 链霉素，0.6%的胎牛血清，pH 7.2。

3. 病毒孵育液配制

（1）病毒在 Vero、MDCK、Hep-2、HeLa、RD、tMK、Huh7、NCI-H292、Calu3、PHEK 和 PMK 细胞中孵育液配制：D-MHEM 液中加入终浓度为100 U/mL 青霉素、100 μg/mL 链霉素、1%谷氨酰胺，pH 7.2，不需要加入血清。

（2）病毒在 LLC-MHK2 和 PMK 细胞中孵育液配制：在培养基 MEM Hank's + MEM Earle's（体积比2∶1）中加入终浓度为100 U/mL 青霉素、100 μg/mL 链霉素，不需要加入血清。

参考文献

[1] GEO F B, KAREN C C, JANET BUTEL, et al. Jawetz, Melnick, & Adelberg's Medical Microbiology [M]. 26th ed. New Yorks: the McGraw-Hill Companies, Inc., 2013.

[2] KENNETH J R, RAY C C. Sherris Medical Microbiology [M]. 6th ed. New Yorks: the McGraw-Hill Companies, Inc., 2014.

[3] DENNIS KASPER, ANTHONY S. Fauci. Harrison's Principles of Internal Medicine [M]. 18th ed. New Yorks: the McGraw-Hill Companies, Inc., 2012.

[4] WARREN LEVINSON. Review of Medical Microbiology and Immunology [M]. 13th ed. New Yorks: the McGraw-Hill Companies, Inc., 2014.

[5] DAVID L H. Control of Communicable Diseases Manual [M]. 19th ed. Washington

D. C.：American Public Health Association，2008.
[6] JEREMY HAWKER, NORMAN BEGG. Communicable Disease Control and Health Protection Handbook［M］. 3rd ed. New Jersey：John Wiley & Sons, Ltd.，2012.
[7] 里奇曼 D D，惠特利 R J，海登 F G. 临床病毒学［M］. 陈敬贤，等，译. 3 版. 北京：科学出版社，2012.
[8] WARRELL D A, TIMOTHY M C, JOHN D F. 牛津传染病学［M］. 李宁，译. 4 版. 北京：人民卫生出版社，2011.

（黎孟枫　蔡俊超　吴珏珩　朱勋　何振健）

第二章 流行性感冒病毒

第一节 基本特征

流行性感冒病毒（influenza virus）（简称"流感病毒"）是流行性感冒（简称"流感"）的病原体。人流感病毒最早是在 1933 年由英国科学家 Wilson Smith 发现，当时被称作 H1N1。流感病毒属于正黏液病毒科（*Orthomyxoviridae*），呈球形或丝状，直径 80～120 nm，有包膜，是一种 RNA 病毒。与其他 RNA 病毒不同的是，流感病毒的核酸为单链分节段的 RNA，其抗原容易发生变异。根据人流感病毒的抗原性，可分为甲、乙、丙三型。根据表面两个主要刺突蛋白——血凝素（hemagglutinin，HA）和神经氨酸酶（neuraminidase，NA），甲型流感病毒可分为多个亚型，迄今已发现 HA 有 18 种抗原，NA 有 11 种抗原。所有人类的流感病毒都可以引起禽类流感，但不是所有的禽流感病毒都可以引起人类流感，现在已经确认能够感染人的禽流感病毒共有 9 种，包括 H5N1、H5N2、H7N2、H7N3、H7N7、H9N2、H10N7、H10N8，以及 2013 年新出现的 H7N9。其中，人感染 H5N1 禽流感病毒为高致病性禽流感病毒，1997 年首次从中国香港一名 3 岁儿童的流感死亡病例标本中分离鉴定出。而人感染 H7N9 型禽流感病毒则是一种低致病性禽流感病毒，于 2013 年 3 月底在上海和安徽两地率先发现。

一、病原学特征

（一）基本生物学特性

流感病毒颗粒呈球状或短杆状，直径为 80～120 nm。流感病毒由核衣壳与外膜两部分组成。病毒核衣壳含核蛋白（NP）、多聚酶和 RNA。流感病毒的基因组为单链分节段的 RNA，人流感病毒根据其 NP 及基质蛋白（matrix protein，M 蛋白）的抗原性不同，分为甲型流感病毒（A 型）、乙型流感病毒（B 型）和丙型流感病毒（C 型）。根据 HA 和 NA 的抗原性，甲型流感病毒又可分为不同的亚型。甲型、乙型流感病毒 RNA 共分 8 个节段，从 1～8 节段分别编码以下蛋白：PB2、PB1、PA、HA、NP、NA、M、NS。而丙型流感病毒只有 7 个 RNA 节段，缺乏 NA 基因-ENREF-10。目前研究认为，流感病毒各片段间可发生基因重配，其抗原性容易发生变异，进而导致了新亚型的出现。流感病毒外膜由脂质双分子层与基质（M）蛋白组成，后者又分为 M1、M2 两型，M1 蛋白为外膜内层，M2 蛋白为外膜上的氢离子通道。基质蛋白抗原性较稳定，具有型特异性。

脂质双层除了磷脂分子外，还包含两型以辐射状突出于病毒体外的糖蛋白，即血凝素（HA）和神经氨酸酶（NA）。HA 因能引起血红细胞凝集而得名，其水解产物通过与宿主细胞膜上的唾液酸受体作用，协助病毒吸附于宿主细胞表面并进一步进入细胞内，是流感病毒致病的重要因素。NA 具有水解唾液酸的作用，能水解宿主细胞表面唾液酸受体特异性糖蛋白末端的 N-乙酰神经氨酸，协助与宿主细胞结合的新病毒颗粒释放，感染未受染的细胞，因此其也是抗流感药物的一个重要作用靶点。

流感病毒最大的特点就是极易发生抗原变异。抗原变异的形式主要有抗原性漂移（sntigenic drift）与抗原性转变（antigenic shift）两种。甲型流感病毒的抗原变异频繁，传染性大，传播速度快，2~3 年可发生一次小变异，每隔十几年会发生一次抗原大变异，并产生一个新的强毒株。由于人群对抗原性转变后出现的新亚型病毒缺少免疫力，所以每 10~50 年会引起流感的世界性大流行。研究表明，人流感病毒的新亚型病毒株均来源于禽类，如 1918 年流行的 H1N1 流感病毒株的 8 个节段均来自于禽类；而 2009 年流行的 H1N1 病毒株有 5 个片段来源于猪，2 个片段来源于禽类，1 个片段来源于人。猪和某些哺乳类动物在流感病毒新亚型的产生上起着关键作用。

1997 年，首次从中国香港一名 3 岁流感死亡儿童标本中分离鉴定出高致病性禽流感病毒 H5N1 后，类似的禽流感感染人的病例逐渐增多，截至目前，已经确认能够感染人的禽流感病毒共有 9 种（见前文所述）。2013 年发现的 H7N9 禽流感病毒是一种新型的重配病毒，其内部基因来自于 H9N2 禽流感病毒。研究表明，H7N9 禽流感病毒基因来自于东亚地区野鸟和中国上海、浙江、江苏鸡群的基因重配。而病毒自身基因变异可能是 H7N9 型禽流感病毒感染人并导致高死亡率的原因。目前认为，感染人的禽流感病毒还只能通过人与禽类的直接密切接触而受染，但如果禽流感病毒与人流感病毒进行基因重配，则有可能形成人与人之间直接传播的新病毒株，那将会对人类健康造成巨大的威胁。

（二）理化特性

流感病毒不耐热、酸和乙醚，100 ℃ 1 min 或 56 ℃ 30 min 可灭活，对常用消毒剂（1%甲醛、过氧乙酸、含氯消毒剂等）、紫外线敏感，耐低温和干燥，真空干燥或 -20 ℃ 以下仍可存活。

（三）培养特性

目前有三种方式可用于流感病毒的分离培养。

（1）动物接种培养。常用的动物模型是雪貂。同样也可以应用小鼠模型进行流感病毒的培养，并且流感病毒在小鼠体内连续传代后其毒力会得到明显增强。

（2）鸡胚培养。流感病毒可在鸡胚尿囊膜腔及羊膜腔中生长繁殖，流感病毒用鸡胚尿囊膜传代培养后需进行血凝试验（hemagglutination test）测定流感病毒滴度。

（3）组织细胞培养。目前最常用于流感病毒分离培养的细胞模型包括狗胚肾细胞（MDCK）和猴胚肾细胞（PMK）。

二、致病性

人流感病毒的传染源主要是急性期患者，主要经由飞沫和气溶胶传播，所以传染性很强，并且人群普遍易感。流感病毒侵入后可刺激机体产生干扰素和免疫细胞释放淋巴因子，引起呼吸道黏膜组织的炎症反应。

人季节性流感的潜伏期一般为 1～4 天。患者起病急，表现为发热、头痛、畏寒、全身肌肉酸痛等全身症状，还伴有鼻塞、流涕和咳嗽等呼吸道症状。流感患者发热可达 38～40 ℃，持续 1～5 天。流感病毒属于自限性疾病，无并发症发生的患者通常在 5～7 天后即可恢复。年老体弱、免疫力低下和婴幼儿等流感患者易出现并发症。

禽流感病毒的致病机制尚不明了。目前认为，呼吸道黏膜上皮细胞是禽流感病毒的靶细胞，禽流感病毒经呼吸道进入并侵犯纤毛柱状上皮细胞，并在其中复制繁殖，引起周围免疫细胞释放大量炎性因子，进而导致上呼吸道的炎症反应，重症患者甚至会有严重的病理改变。同时，禽流感病毒也可侵犯到气管、支气管，一直到肺泡。半数的患者会出现肺部炎症，X 光结果显示肺部实质炎性病变及胸腔积液。

三、流行病学特征

流感病毒流行范围很广，在全球范围内均可流行，并能造成强度不一的暴发性流行。流感病毒具有突然暴发和感染性传播的特点，是因为流感潜伏期相对短（一般为 1～4 天）和病程初期的呼吸道分泌物中病毒滴度高。

飞沫或气溶胶通过呼吸道传播是人际间流感病毒传播的主要途径，有极小一部分动物源性病毒除了通过呼吸道传播外，还通过胃肠感染。流感病毒的最主要传染源为流感患者和隐性感染者。而禽流感病毒的主要传染源为禽类。动物也可称为中间宿主。人们对于流感病毒普遍易感，婴幼儿、年老体弱者、免疫力低下者更易感染。流感病毒的抗原性在持续变化，导致其在人类中不断传播并难以预测。流感大流行的出现没有明确的规律性，明显的特征为发生突然、蔓延迅速，发病率高和流行过程短。现今的研究发现，禽流感病毒一般不能直接感染人类，但是猪能够同时被人类和禽类的流感病毒感染，被认为是中间宿主，发挥着重配这些病毒的作用。流感病毒的流行四季均可发生，以秋冬季为主，而南方部分地区也可在夏秋季流行。

四、临床实验室检测策略

（一）血液常规

患者白细胞总数正常或降低，分类正常或淋巴细胞相对增高，若继发细菌感染，白细胞以及中心粒细胞可增多；重症患者可有乳酸脱氢酶（LDH）、肌酸磷酸激酶（CK）等增高。

(二) 病毒分离与鉴定

确诊流感的基本方法就是分离培养和鉴定流感病毒。一般的做法是取急性期患者咽漱液或咽拭子，用抗生素处理后接种于鸡胚尿囊膜或猴胚肾细胞培养，3～4天后取鸡胚尿囊液或细胞上清液做血凝试验以确定流感病毒的有无。如获阳性结果，需进一步确定病毒亚型，仍需通过实时荧光定量PCR病毒核酸检测来确定。此方法灵敏度高，但是实验操作要求高，且费时。

(三) 血清学诊断

一般的做法是采集患者急性期（发病5日内）和恢复期（病程2～4周）双份血清，在相同的条件下做血凝抑制试验（hemagglutination inhibition，HI）。当抗体效价有4倍或以上时才可诊断为阳性。但血清学的诊断试验灵敏度以及特异性均较差。

(四) 实时荧光定量PCR快速检测病毒核酸

通过检测病毒的核酸以达到快速诊断流感病毒感染的目的。做法是取急性期患者（发病5日内）的咽拭子并提取其中的RNA，采用实时荧光定量PCR的方法，检测流感病毒的不同亚型。此方法快速且灵敏度高，适合用于疫情暴发早期快速诊断以及精密分型和变异分析，可在患者感染24～72 h内就做出辅助诊断。同时也适用于病原体日常监测。但此方法对实验操作环境要求较高，操作不当易造成实验室核酸污染。

(五) 影像学等检查

影像学等检查为辅助性的诊断方法，对于重症肺炎患者的诊断有一定的辅助作用。

五、预防和治疗

(一) 预防

（1）接种疫苗。目前为止，使用灭活疫苗是用于减少流感发病率与死亡率的重要手段。接种时间为每年流感流行前季节，每年1次。

（2）切断传播途径：①每年流感病毒流行季节，相关部门应加强对公共场所进行消毒，并应减少公共场所的集体活动。②相关部门应加强对季节性毒株变异的监测，预测流行趋势，并加强对新型流感病毒和禽流感病毒疫情的监测。③医院是流感暴发的高危区域，医院应强调严格规范医护人员的各项操作，尽量避免院内交叉感染。

（3）易感人群应常锻炼身体，增强自身体质。在流感高发季节应尽量避免到人多、空气流通不好的公共场所活动。

(二) 治疗

（1）一般对症治疗。重症流感患者应尽可能隔离治疗，适当饮食，注意休息；高热患者给予解热镇静剂；高热且呕吐剧烈者应适当补液及支持治疗；吸氧治疗。

（2）早期抗病毒治疗。抑制病毒在体内的复制，减少患者排毒量，并减轻患者临床症状，有利于防止并发症的发生。

参考文献

[1] TONG S, et al. New world bats harbor diverse influenza A viruses [J]. PLoS pathogens, 2013, 9: e1003657. doi: 10.1371/journal.ppat.1003657.

[2] TONG, S., et al. A distinct lineage of influenza A virus from bats [J]. Proceedings of the National Academy of Sciences of the United States of America, 2012, 109: 4269 – 4274. doi: 10.1073/pnas.1116200109.

[3] ZHOU J, et al. Biological features of novel avian influenza A (H7N9) virus [J]. Nature, 2013, 499: 500 –503. doi: 10.1038/nature12379.

[4] ZHANG Q, et al. H7N9 influenza viruses are transmissible in ferrets by respiratory droplet [J]. Science, 2013, 341, 410 –414. doi: 10.1126/science.1240532.

[5] COHEN J. INFLUENZA: New flu virus in China worries and confuses [J]. Science, 2013, 340: 129 – 130. doi: 10.1126/science.340.6129.129.

[6] TO K K W, et al. Emergence in China of human disease due to avian influenza A (H10N8) -Cause for concern [J]. J Infection, 2014, 68: 205 – 215. doi: 10.1016/j.jinf.2013.12.014.

[7] WU H S, et al. Influenza A (H5N2) virus antibodies in humans after contact with infected poultry, Taiwan, 2012 [J]. Emerging Infectious Diseases, 2014, 20: 857 – 860. doi: 10.3201/eid2005.131393.

[8] WU S, Wu F, He J. Emerging risk of H7N9 influenza in China [J]. Lancet, 2013, 381: 1539 – 1540. doi: 10.1016/S0140 – 6736 (13) 60767 –9.

[9] LI Q, et al. Epidemiology of human infections with avian influenza A (H7N9) virus in China [J]. The New England Journal of Medicine, 2014, 370: 520 – 532. doi: 10.1056/NEJMoa1304617.

[10] ZHU H, et al. Infectivity, transmission, and pathology of human – isolated H7N9 influenza virus in ferrets and pigs [J]. Science, 2013, 341: 183 – 186. doi: 10.1126/science.1239844.

[11] VAN RANST M, LEMEY P. Genesis of avian-origin H7N9 influenza A viruses [J]. Lancet, 2013, 381: 1883 – 1885. doi: 10.1016/S0140 – 6736 (13) 60959 –9.

[12] DAWOOD F S, et al. Estimated global mortality associated with the first 12 months of 2009 pandemic influenza A H1N1 virus circulation: a modelling study [J]. The Lancet. Infectious Diseases, 2012, 12: 687 – 695. doi: 10.1016/S1473 – 3099 (12) 70121 –4.

[13] VIBOUD C, SIMONSEN L. Global mortality of 2009 pandemic influenza A H1N1 [J]. The Lancet. Infectious diseases 2012, 12: 651 – 653. doi: 10.1016/S1473 – 3099 (12) 70152 –4.

[14] Chen Y, et al. Human infections with the emerging avian influenza A H7N9 virus from

wet market poultry: clinical analysis and characterisation of viral genome [J]. Lancet, 2013, 381: 1916 - 1925. doi: 10. 1016/S0140 - 6736 (13) 60903 - 4.

[15] GILBERT M, et al. Predicting the risk of avian influenza A H7N9 infection in live-poultry markets across Asia [J]. Nature Communications, 2014, 5: 4116. doi: 10. 1038/ncomms5116.

[16] FANG L Q, et al. Mapping spread and risk of avian influenza A (H7N9) in China [J]. Scientific Reports, 2013, 3: 2722. doi: 10. 1038/srep02722.

[17] WANG H, et al. Probable limited person-to-person transmission of highly pathogenic avian influenza A (H5N1) virus in China [J]. Lancet, 2008, 371: 1427 - 1434. doi: 10. 1016/S0140 - 6736 (08) 60493 - 6.

[18] UNGCHUSAK K, et al. Probable person-to-person transmission of avian influenza A (H5N1) [J]. The New England Journal of Medicine, 2005, 352: 333 - 340. doi: 10. 1056/NEJMoa044021.

[19] RODRIGUEZ-FRANDSEN A, ALFONSO R NIETO A. Influenza virus polymerase: Functions on host range, inhibition of cellular response to infection and pathogenicity [J]. Virus Research, 2015. doi: 10. 1016/j. virusres. 2015. 03. 017.

[20] GU J, et al. H5N1 infection of the respiratory tract and beyond: a molecular pathology study [J]. Lancet, 2007, 370: 1137 - 1145. doi: 10. 1016/S0140 - 6736 (07) 61515 - 3.

[21] GAMBOTTO A, BARRATT-BOYES S M, DE JONG M D, et al. Human infection with highly pathogenic H5N1 influenza virus [J]. Lancet, 2008, 371: 1464 - 1475. doi: 10. 1016/S0140 - 6736 (08) 60627 - 3.

[22] CHAN M C, et al. Tropism and innate host responses of a novel avian influenza A H7N9 virus: an analysis of ex-vivo and in-vitro cultures of the human respiratory tract [J]. The Lancet. Respiratory Medicine, 2013, 1: 534 - 542. doi: 10. 1016/S2213 - 2600 (13) 70138 - 3.

[23] MILLER M A, VIBOUD C, BALINSKA M, et al. The signature features of influenza pandemics - implications for policy [J]. The New England Journal of Medicine, 2009, 360: 2595 - 2598. doi: 10. 1056/NEJMp0903906.

[24] LEE R V. Transmission of influenza A in human beings [J]. The Lancet. Infectious Diseases, 2007, 7: 760 - 761. doi: 10. 1016/S1473 - 3099 (07) 70270 - 0.

[25] BRANKSTON G, GITTERMAN L, HIRJI Z, et al. Transmission of influenza A in human beings [J]. The Lancet. Infectious Diseases, 2007, 7: 257 - 265. doi: 10. 1016/S1473 - 3099 (07) 70029 - 4.

[26] ROBERTS K L, SHELTON H, STILWELL P, et al. Transmission of a 2009 H1N1 pandemic influenza virus occurs before fever is detected, in the ferret model [J]. PLoS One, 2012, 7: e43303. doi: 10. 1371/journal. pone. 0043303.

[27] STEEL J, PALESE P, LOWEN A C. Transmission of a 2009 pandemic influenza virus

shows a sensitivity to temperature and humidity similar to that of an H3N2 seasonal strain [J]. Journal of virology, 2011, 85: 1400 – 1402. doi: 10.1128/JVI.02186 – 10.

[28] STEEL J, et al. Transmission of pandemic H1N1 influenza virus and impact of prior exposure to seasonal strains or interferon treatment [J]. Journal of Virology, 2010, 84: 21 – 26. doi: 10.1128/JVI.01732 – 09.

[29] BOWMAN A S, et al. Swine-to-human transmission of influenza A (H3N2) virus at agricultural fairs, Ohio, USA, 2012 [J]. Emerging Infectious Diseases, 2014, 20: 1472 – 1480. doi: 10.3201/eid2009.131082.

[30] Cunha B A. Swine infuenza (H1N1) pneumonia: bacterial airway colonization common but fatalities due to bacterial pneumonia remain relatively rare [J]. Journal of Clinical Virology: the Official Publication of the Pan American Society for Clinical Virology, 2010, 47, 199 – 200. doi: 10.1016/j.jcv.2009.11.002.

（朱勋　文维韬　陈嘉慧　安树　高荣宝　汪立杰）

第二节　检 测 技 术

本节所描述的实验方法可用于流行性感冒病毒的核酸检测、病毒分离培养和抗原检测。各种方法将在下面分别进行描述。需要注意的是，疑似感染了流感病毒的呼吸道标本和胸腔穿刺液的标本处理应当在生物安全二级（BSL-2）实验室中进行，直至确认标本中的病毒被灭活。

按照病毒学检测总体策略所规定的呼吸道标本和胸腔穿刺液的采集与处理原则，流感病毒的快速检测首先可以通过提取病毒核酸的方法，再针对流感病毒特异性序列合成引物进行实时荧光定量 PCR（qRT-PCR）或普通 RT-PCR 扩增进行流感病毒的核酸检测。其次，可以采用荧光标记抗体，通过直接或间接的免疫学反应检测流感病毒抗原。同时，根据需要可采用病毒分离培养的方法，并结合核酸检测和抗原检测进一步鉴定流感病毒感染。另外，可尽量采集患者急性期和恢复期双份血清进行血清学检测。

一、核酸检测程序

（一）标本的处理

1. 气管肺泡灌洗液标本处理

（1）将用于核酸提取的支气管肺泡灌洗液标本移入 1.5 mL EP 管中，15 000 r/min 离心 5 min。

（2）用移液器移弃大部分上清液，留取约 200 μL 包括管底沉淀物的洗涤液备用。

2. 胸腔穿刺液标本的处理

对用于核酸提取的胸水标本应 15 000 r/min 离心 5 min，取沉淀物提取核酸。

3. 痰/鼻咽抽吸物标本的处理

（1）向鼻咽抽吸物内加入约标本量 2 倍体积的蛋白酶 K 消化液，尽可能混匀，

52 ℃ 放置 60 min。

(2) 将上述液体转移至 1.5 mL EP 管中，15 000 r/min 离心 5 min，取上清液备用。

4. 鼻/咽拭子标本的处理

在安全柜内打开装有鼻、咽拭子管子的管盖，用灭菌镊子或止血钳夹住拭子柄，搅拌数次并挤出棉拭子上的液体，在挤压过程中动作要轻柔勿剧烈，以防止产生气溶胶和液体溅出。将标本置离心机内 4 ℃ 2 000 r/min 离心 20 min，以去除大部分杂质，取上清液备用。

(二) 病毒核酸提取程序

核酸提取的方法有多种，包括自动核酸提取设备、商品化试剂（盒）等。本章以 QIAGEN 公司各种核酸提取试剂盒（包括 QIAmp MiniElute Virus Spin 的病毒 DNA/RNA 提取试剂盒、QIAamp Viral RNA Mini 试剂盒、RNeasy Mini 试剂盒）为例，说明商品化试剂盒的操作流程。同时简要叙述 Trizol 提取 RNA 的方法。病毒核酸提取程序涉及使用可疑活病毒感染的呼吸道标本和胸腔穿刺液标本，这部分的操作应注意生物安全规定，需要在 BSL-2 实验室中进行。

1. QIAmp MiniElute Virus Spin 病毒 DNA/RNA 提取试剂盒

用该试剂盒提取血浆、血清和无细胞体液中 DNA/RNA，按照试剂盒说明书要求。具体实验步骤如下。

下列操作中使用到的 AW1 缓冲液、AW2 缓冲液、AL 裂解液、carrier RNA、QIAGEN Protease、Protease 重悬缓冲液及 QIAamp MinElute 滤柱、收集管及 AVE 洗脱液均由本试剂盒提供。

(1) 第一次使用此试剂盒时，在 AW1 和 AW2 缓冲液中按照试剂瓶上提示体积加入 100% 乙醇，19 mL AW1 中加入 25 mL 无水乙醇，13 mL AW1 中加 30 mL 无水乙醇；在 AL 中加入 28 μg/mL carrier RNA。

(2) 取 25 μL Qiagen Protease 放入 1.5 mL 离心管中。

(3) 在生物安全柜内将标本（鼻/咽拭子、液化的痰液、胸水、灌洗液等）取 200 μL 加入此管中，充分混匀。若标本不足 200 μL，则用生理盐水补足至终体积为 225 μL。

(4) 每管分别加入 200 μL AL（内参需要提前加入 28 μg/mL carrier RNA），充分混匀振荡 15 s，56 ℃ 孵育 15 min。短暂离心，将管盖上的液体离到管底。

(5) 加入 250 μL 无水乙醇，充分混匀振荡 15 s，室温（15～25 ℃）裂解 5 min。短暂离心，将管盖上的液体离到管底。

(6) 将上述裂解液加入 QIAamp MinElute 离心柱上，6 000 g（8 000 r/min）室温离心 1 min，弃收集管中的离心液。滤柱仍放回收集管上，将步骤（3）剩余的混合液全部吸入滤柱中，离心后弃离心液。

(7) 建议：于滤柱中加入 500 μL AW1 液，12 000 r/min，6 000 g（8 000 r/min），室温离心 1 min，弃收集管中的离心液。

(8) 从试剂盒中取一支干净的 2 mL 收集管，将离心后的滤柱移到新的收集管上，于滤柱中加入 500 μL AW2 液，6 000 g（8 000 r/min）室温离心 1 min。将滤柱移到一个干净的收集管中，加入 500 μL 无水乙醇，6 000 g（8 000 r/min）室温离心 1 min。

（9）将滤柱移到一个干净的收集管中，20 000 g（14 000 r/min），室温离心 3 min。建议将滤柱放在 56 ℃ 3 min 以干燥滤膜。

（10）将滤柱放在 1.5 mL EP 管上，向滤柱中加入 20～150 μL 的 AVE 或 RNase-free Water，室温静置 1 min。20 000 g（14 000 r/min）室温离心 1 min，收集离心液即为提取的核酸。可立即用于检测或 -70 ℃ 保存。

建议核酸提取后直接分装 3 份至 0.2 mL PCR 管（或排管）中，1 份用于检测，其他保存，用于后续的研究。

2. QIAamp Viral RNA Mini 试剂盒

用该试剂盒取血浆、血清、无细胞体液和细胞培养上清液中 RNA，按照试剂盒说明书要求，具体实验步骤如下。

（1）第一次使用试剂盒时，在 AW1 和 AW2 缓冲液中按照试剂瓶上提示体积加入 100%乙醇；将 carrier RNA 溶解在 AVE 缓冲液中终浓度 1 μg/mL，分装后保存于 -20 ℃。检测前将待检标本自冰箱取出使其检测时达到室温，将含 carrier RNA 的 AVE 缓冲液按照 1:100 稀释加到适量的 AVL 裂解缓冲液中，并平衡到室温。

（2）吸取 560 μL 包含 carrier RNA 的 AVL 缓冲液至 1.5 mL 的离心管中。

（3）向上述的液体中加入 140 μL 标本以及至少 1 份相应的阴性和阳性对照标本，充分混匀后，室温（15～20 ℃）孵育 10 min。短暂离心使离心管顶端液体到底部。

（4）在标本中加入 560 μL 100%的乙醇，混匀 15 s，再短暂离心使离心管顶端液体落到底部。

（5）小心将 630 μL 液体加入未浸湿的 QIAamp 滤柱中，盖好盖，8 000 r/min 离心 1 min，弃去收集管，将柱子置于一新的 2 mL 收集管上。

（6）打开 QIAamp 滤柱的盖子，重复步骤（5），直至标本全部离心。

（7）打开盖子，向滤柱中加入 500 μL AW1 缓冲液，盖好盖，8 000 r/min 离心 1 min，弃去收集管，将滤柱置于一新的 2 mL 收集管上。

（8）打开盖子，向滤柱中加入 500 μL AW2 缓冲液，盖好盖，13 000 r/min 离心 5 min。将滤柱置于一新的 2 mL 收集管上，离心 1 min。

（9）将柱子置于一新的 1.5 mL 离心管上，加入 50 μL AVE 洗脱缓冲液，室温孵育 1 min，8 000 r/min 离心 1 min，收集离心液即为提取的病毒 RNA，立即进行后续检测或 -70 ℃ 保存；

建议核酸提取后直接分装 3 份至 0.2 mL PCR 管（或排管）中，1 份用于检测，其他保存，用于后续的研究。

3. RNeasy Mini Kit 试剂盒

用该试剂盒提取细胞中 RNA，按照试剂盒说明书要求，具体实验步骤如下。

（1）从试剂盒中取出 RLT 液，根据标本数量分装适量 RLT 液按照 1:100 体积比分别加入 β-巯基乙醇，分装至相应的预先标记好的微量离心管中，每管 600 μL。

（2）将 140 μL 待检标本或适量的培养细胞（不多于 1×10^7）以及至少 1 份相应的阴性和阳性对照样本分别加入相应的 RLT 液管中，充分混匀。

（3）混匀后加入与上述裂解液同体积的（600～750 μL）70% 的乙醇，充分混匀。再短暂离心使离心管顶端液体落到底部。

（4）从试剂盒中取出带滤柱的 2 mL 收集管，打开包装做好标记。取步骤（2）中的混合液 750 μL 加入滤柱中，12 000 r/min 离心 30 s，弃收集管中的离心液。

（5）滤柱仍放回收集管上，将步骤（2）剩余的混合液全部吸入滤柱中，12 000 r/min 离心 30 s，弃离心液。

（6）于滤柱中加入 700 μL 冲液缓冲液 RW1 液，12 000 r/min 离心 15 s，将离心后的滤柱移到新的收集管上。

（7）于滤柱中加入 500 μL 冲液缓冲液 RPE 液，12 000 r/min 离心 30 s。弃收集管中的离心液，再于滤柱中加入 500 μL Wash Buffer RPE 液，13 000～14 000 r/min，离心 2 min。

（8）将滤柱移到一个无 RNA 酶的 1.5 mL EP 管上，向滤柱中加入 30～50 μL 的 RNase-free Water，室温静置 1～3 min。12 000 r/min 离心 1 min，收集离心液即为提取的病毒 RNA，立即试验或 -70 ℃ 保存。

建议核酸提取后直接分装 3 份至 0.2 mL PCR 管（或排管）中，1 份用于检测，其他保存，用于后续的研究。

4. Trizol 法提取 RNA

（1）标本处理。

培养细胞：细胞不多于 1×10^7，放入 1.5 mL 离心管中，加入 1 mL Trizol，混匀，冰上放置 30～60 min。

其他标本（血液标本、鼻/咽拭子、液化的痰液、胸水、灌洗液和病毒培养上清液等）：取适当体积（200 μL）血液标本、鼻/咽拭子、液化的痰液、胸水、灌洗液和病毒培养上清液，加 800 μL Trizol，混匀，冰上放置 30～60 min。

至少 1 份相应的阴性和阳性对照样本。

（2）以 1 mL 裂解液加入 0.2 mL 的比例加入氯仿，盖紧离心管，用手剧烈摇荡离心管 15 s，室温静置 10 min，4 ℃ 12 000 g 离心 10 min。

（3）小心吸取上层水相于一新的离心管，按每毫升 Trizol 液加 0.5 mL 异丙醇的比例加入异丙醇，室温放置 10 min，4 ℃ 12 000 g 离心 10 min。

（4）弃去上清液，按每毫升裂解液加入 1 mL 的 75% 乙醇洗涤沉淀，混匀，4 ℃ 12 000 g 离心 10 min。

（5）小心弃去上清液，然后室温干燥 5～10 min（干燥后的核酸变为透明，没有液滴残留），注意不要过分干燥，以免 RNA 不易溶解。

（6）加 50 μL RNase-free Water 重悬。立即实验或 -70 ℃ 保存。

建议核酸提取后直接分装 3 份至 0.2 mL PCR 管（或排管）中，1 份用于检测，其他保存，用于后续的研究。

(三) RNA 病毒核酸的逆转录程序

RNA 病毒的检测通常需要先将提取的病毒 RNA 逆转录为 cDNA，再进行 PCR 检测。以 Thermo Fisher Scientific 公司的 RevertAid First Strand cDNA Synthesis Kit 逆转录试剂盒为例说明逆转录合成 cDNA 程序。

按照操作说明书，逆转录要求总量 RNA 为 1pg～5 μg。以下为 1 个反应的体系组成，多个反应的体系请倍加。

（1）将试剂盒内的每一管溶液混匀并短暂离心，按照表 3-2-1 配制反应体系 1，将体系 1 在 0.2 mL 管中混匀；

表 3-2-1 反应体系

组 分	体积/μL
少于 5 μg 的总 RNA	n
50ng/μL 随机引物	1
10mM dNTP Mix	1
加无 DNase 无 RNase 水至	10

（2）65 ℃孵育 5 min，置于冰上至少 1 min。

（3）取一空管配制体系 2，在管中依次加入 2 μL 10×RT 缓冲液，4 μL 25mM MgCl$_2$，2 μL 0.1M DTT，1 μL RNaseOUT（40 U/μL），1 μL SuperScript Ⅲ RT（200 U/μL）。

（4）将步骤（3）配制的 10 μL 的 cDNA 反应体系 2 加入到体系 1 中，总反应体系为 20 μL，轻轻混匀，短暂离心收集可能存在于管壁上的液滴。

（5）25 ℃孵育 10 min，50 ℃孵育 50 min。85 ℃终止 5 min，置于冰上。

（6）短暂离心收集反应物，每管加 1 μL RNase H 并于 37 ℃孵育 20 min，反应结束即为 cDNA 混合物，可以置于 -20 ℃保存或用于后续 PCR 检测。

（四）流感病毒核酸的 PCR 检测程序

1. 探针法实时荧光定量 RT-PCR 程序

（1）引物探针序列及扩增片段见表 3-2-2。

表 3-2-2 引物探针序列及扩增产物信息

病毒	引物	序列（5'→3'）	5'标记	3'标记	片段长度/bp	靶基因
FluA	FluA-F	GACCRATCCTGTCACCTCTGAC				
	FluA-R	AGGGCATTYTGGACAAAKCGTCTA			82	M
	FluA-Probe	TGCAGTCCTCGCTCACTGGGCACG	FAM	BHQ1		

续表 3-2-2

病毒	引物	序列（5'→3'）	5'标记	3'标记	片段长度/bp	靶基因
FluB	FluB – F	TGCCTACCTGCTTTMMYTRACA				
	FluB – R	CCRAACCAACARTGTAATTTTCTG			75	M
	FluB – Probe	TGCTTTGCCTTCTCCA	FAM	BHQ1		
季节性 H1N1	Sea-H1 – F	CGAAATATTCCCCAAAGARAGCT				
	Sea-H1 – R	CCCRTTATGGAGCATGATG			76	HA
	Sea-H1 – Probe	TGGCCCAACCACACCGTAACCG	FAM	BHQ1		
	Sea – N1 – F	GATGGGCTATATACACAAAAGACAACA				
	Sea – N1 – R	TGCTGACCATGCAACTGATT			257	NA
	Sea – N1 – Probe	TATAGGGCCTTAATGAGCTGTCCTCTAGG	FAM	BHQ1		
季节性 H3N2	H3 – F	ACCAGAGAAACAAACTAGAGGCATATT				
	H3 – R	TGTCCTGTGCCCTCAGAATTT			120	HA
	H3 – Probe	CGGTTGGTACGGTTTCAGGCA	FAM	BHQ1		
	N2 – F	TGTATCTGACCAACACCACCATAGA				
	N2 – R	TTGCGGCTTTGACCAATTTC			77	NA
	N2 – Probe	AAGGAAATATGCCCCAAACTAGCAGAATAC	FAM	BHQ1		
2009 流行性 H1N1	H1 – 09Novel – F	TTATCATTTCAGATACACCAGT				
	H1 – 09Novel – R	AATAGACGGGACATTCCT			179	HA
	H1 – 09Novel – Probe	CCACGATTGCAATACAACT	FAM	BHQ1		
	N1 – 09Novel – F	CAGAGGGCGACCCAAAGAGA				
	N1 – 09Novel – R	GGCCAAGACCAACCCACA			93	NA
	N1 – 09Novel – Probe	CACAATCTGGACTAGCGGGAGCAGCAT	FAM	BHQ1		
H5N1	H5 – New – F2	GGAACTTACCAAATACTGTCAATTTATTCA				
	H5 – New – R2	CCATAAAGATAGACCAGCTACCATGA			84	HA
	H5 – New – Probe – 2	TTGCCAGTGCTAGGGAACTCGCCAC	FAM	BHQ1		
2013 H7N9	H7 – Lancet – F	AGAGTCATTRCARAATAGAATACAGAT				
	H7 – Lancet – R	CACYGCATGTTTCCATTCTT			159	HA
	H7 – Lancet – Probe	AAACATGATGCCCCGAAGCTAAAC	FAM	BHQ1		
	N9 – Lancet – F	GTTCTATGCTCTCAGCCAAGG				
	N9 – Lancet – R	CTTGACCACCCAATGCATTC			153	NA
	N9 – Lancet – Probe	TAAGCTRGCCACTATCATCACCRCC	FAM	BHQ1		

注：K = G 或 T，M = A 或 C，R = A 或 G，S = G 或 C，Y = C 或 T，W = A 或 T，D = A 或 G 或 T，N = A 或 C 或 G 或 T。

（2）流感病毒每一个型别的检测对应一个独立反应，每一个反应体系见表 3-2-3 如下。

表 3-2-3　反应体系配置

组成	体积/μL
cDNA	1
上游引物	0.5
下游引物	0.5
探针	1
2×iQ Supermix（Bio-rad）	10
DEPC-ddH$_2$O	7
共总	20

在体系配制室配制反应体系，然后在模板制备室加样区加入 cDNA 模板。

（3）混匀好的反应体系在 PCR 反应室上机，Bio-rad CFX96 real-time PCR 仪反应程序设置如下：95 ℃ 10 min；95 ℃ 15 s，60 ℃ 60 s（于该步骤读取荧光值），45 个循环。

（4）反应结束后，根据样品和阴性及阳性对照扩增曲线的 Ct 值和荧光强度等，判断样品是否有流感病毒感染以及具体的感染病毒型别。对于可疑样品需要复检，如仍然存在疑问，则需进行病毒的培养分离鉴定样品是否流感病毒感染。

1）$Ct \geqslant 38$（或"undet"）：阴性结果。

2）$35 \leqslant Ct < 38$：检测灰区，应重复测定 2 次。重复测定 2 次，$Ct \geqslant 38$，阴性结果；其中 1 次 $Ct < 38$，阳性结果，FAM 通道阳性判断为 ORF 基因阳性，VIC 通道阳性判定为 upE 基因阳性。

3）$Ct < 35$：阳性结果。FAM 通道阳性判断为 ORF 基因阳性，VIC 通道阳性判定为 upE 基因阳性。

2. 普通 RT-PCR 检测程序

（1）引物序列及扩增片段（表 3-2-4）。

表 3-2-4　引物探针序列及扩增片段

引物	序列（5′→3′）	扩增基因	目标片段长度/bp
RT-PCR			
FluAC1 - F	GAACTCRTYCYWWATSWCAAWGRRGAAAT		
FluB1 - F	ACAGAGATAAAGAAGAGCGTCTACAA	NP	
FluABC2 - R	ATKGCGCWYRAYAMWCTYARRTCTTCAWAIGC		
巢式 PCR			
FluAB3 - F	GATCAAGTGAKMGRRAGYMGRAAYCCAGG		Influenza
FluC3 - F	AAATTGGAATTTGTTCCTTTCAAGGGACA		(A) 301
FluAC4 - R	TCTTCAWATGCARSWSMAWKGCATGCCATC		(B) 226
FluB4 - R	CTTAATATGGAAACAGGTGTTGCCATATT	NP	(C) 111

(2) 第一轮 RT-PCR。

1) 在配液室配制反应体系(见表 3-2-5)。

表 3-2-5 反应体系

组成	体积/μL
酶和缓冲液等	n
引物 FluAC-F (50 μmol/L)	0.2
引物 FluB1-F (50 μmol/L)	0.2
引物 FluABC-R (50 μmol/L)	0.2
RNase Free Water	补足至 18

2) 在核酸加样区加入 2 μL 模板。

3) 在扩增区进行扩增,条件如下:逆转录 48 ℃ 45～50 min(若模板为 cDNA 则进入 PCR 反应程序);然后 94 ℃ 3 min、94 ℃ 30 s、55 ℃ 1 min,72 ℃ 30 s,72 ℃ 10 min,45 个循环。

(3) 第二轮巢式 PCR。

1) 在配液室配制反应体系(表 3-2-6)。

表 3-2-6 反应体系

组成	体积/μL
RNase Free Water	12.3
10×缓冲液	2
dNTP (10 mmol/L)	0.5
引物 FluAB3-F (50 μmol/L)	0.2
引物 FluC3-F (50 μmol/L)	0.2
引物 FluAC4-R (50 μmol/L)	0.2
引物 FluB4-R (50 μmol/L)	0.2
Taq 酶 (5 U/μL)	0.1

2) 在核酸加样区加入 2 μL 模板,终体积 20 μL。

3) 在扩增区进行扩增,条件如下,95 ℃ 4 min、94 ℃ 30 s、55 ℃ 1 min,72 ℃ 30 s,72 ℃ 10 min,35 个循环。

4) 用 2% 的琼脂糖凝胶分析扩增产物,扩增产物大小见表 3-2-7。

表 3-2-7　引物探针序列及扩增产物信息

引物	序列 (5'→3')	扩增基因	目标片段长度
FluA-F	GACCAATCCTGTCACCTCTGAC	M	甲型 (210 bp)
			H5 (219 bp)
FluA-R	AGCTGAGTGCGACCTCCTTAG		N1 (615 bp)
			H7 (184 bp)
FluB-F	GGGACATGAACAACAAAGATGC	NS	H9 (383 bp)
			N2 (281 bp)
			N7 (282 bp)
FluB-R	TGTCAGCTATTATGGAGCTG		乙型 (504 bp)

5）扩增产物电泳后，若对结果存在疑虑，则需要将条带回收测序后验证。

（五）病毒核酸检测过程中应注意的问题

（1）质量控制。核酸提取和检测过程均须设立阴性对照和阳性对照。

阴性对照：核酸提取的阴性对照，应采用已知不含任何核酸的样本（如蒸馏水）。核酸检测（PCR 和 RT-PCR）的阴性对照应包括核酸提取阴性对照、无酶对照和无引物对照。

阳性对照：Influenza A virus（H1N1）strain A/Virginia/ATCC 1/2009；Influenza A virus-TC adapted，strain A/Aichi/2/68（H3N2）；Influenza B virus（BY）B/Massachusetts/2/2012；Influenza A virus（H5N1），A/Vietnam/1203/2004。

（2）避免交叉污染。即反应体系配制区、模板核酸加样区以及 PCR 扩增区应严格分开，避免污染。

二、细胞分离培养操作程序

本方法适用于呼吸道标本和胸腔穿刺液中流感病毒的培养分离，从而鉴别是否存在流感病毒感染。本操作规程全程涉及使用活病毒，所以应当特别注意生物安全规定，在 BSL-2 实验室中进行。

（一）标本的处理

标本用于病毒分离前，需要经过适当的前处理。

1. 鼻/咽拭子标本

（1）在生物安全柜内打开装有鼻/咽拭子管子的管盖，用灭菌镊子或止血钳夹住拭子柄，搅拌数次并挤出棉拭子上的液体，在挤压过程中动作要轻柔勿剧烈，以防止产生气溶胶和液体溅出。

（2）将标本置离心机内 4 ℃ 2 000 r/min 离心 20 min，以去除大部分杂质。离心后，在安全柜内轻轻地打开离心管，用 1 mL 的 Tip 头，吸取 0.5 mL 上清液接种事先准备的细胞。

2. 痰标本

（1）若痰液中含有少量黏液，可以直接按上述"1. 鼻/咽拭子标本"的（2）方法，离心后接种细胞。

（2）若痰液中含有大量黏液，则需要液化后（按1:1体积比加入1% pH 7.6的胰蛋白酶溶液，37 ℃消化15～30 min），取适量标本，将标本置离心机内4 ℃ 2 000 r/min 离心20 min，以去除大部分杂质。离心后，在安全柜内轻轻地打开离心管，用1 mL的Tip头，吸取0.5 mL上清液接种事先准备的细胞。

其他标本如胸水、支气管肺泡灌洗液等的处理原则同上。

怀疑标本有细菌污染时，可在离心的基础上，用0.2 μm滤器将标本过滤后使用。

（二）细胞的准备

将 MDCK 细胞传代至6孔板中，次日待细胞长至75%～90%时用做病毒分离。如果使用培养瓶或其他规格的培养板，则需要适当调整下面接种程序中培养基的量。

（三）接种程序

（1）轻轻吸出细胞生长液，用10 mL的无菌移液管吸取2 mL Hank's液加到细胞上，温和摇动数次，用无菌的移液管将清洗细胞的Hank's液移出，重复上述步骤清洗细胞3次。

（2）细胞培养瓶的接种。

1）用无菌的移液管吸取约0.5 mL临床标本置于细胞培养板中，轻轻晃动数次，加入1 mL Hank's液或病毒生长液，晃动混匀后，将培养板放于37 ℃ 5% CO_2 培养箱中吸附1～2 h，其间晃动2次，促进病毒均匀吸附。

2）吸出接种物，用10 mL的无菌移液管吸取Hank's液分别清洗细胞2遍。然后加入2 mL病毒生长液于细胞培养瓶中。放置于37 ℃ 5% CO_2 培养箱培养。

3）每日观察细胞病变情况（细胞病变的特征是细胞肿胀圆化，细胞间隙增大，细胞核固缩或破裂，严重时细胞部分或全部脱落）。以0～25%细胞CPE变化为"+"，26%～50%细胞CPE变化为"++"，51%～75%细胞CPE变化为"+++"，76%～100%细胞CPE变化为"++++"，正常细胞形态为"-"。

（3）细胞培养物的收获。当76%～100%细胞出现病变时进行收获，收获之前可以将细胞放于-70 ℃冰箱，冻融1～2次，以提高收获标本的病毒滴度。先温和摇动细胞瓶数次，然后用10 mL的无菌移液管吸取病毒液置于15 mL无菌离心管中，混匀病毒。收获的病毒液可以立即进行后续试验，或分装至冻存管中保存在-70 ℃冰箱待用。

（4）红细胞凝集试验（HA）测得的血凝滴度≥1:8时直接进行病毒鉴定；血凝滴度<1:8时，应将细胞培养物继续传代，直至血凝滴度≥1:8时再进行病毒鉴定；如果经连续传代后血凝滴度仍<1:8时，也可以用RT-PCR方法鉴定分型；如没有红细胞凝集现象，继续传代1～2次，仍阴性者，视为病毒分离阴性。

（5）盲传。培养7天后仍无细胞病变时，也将培养细胞收获，按上述"（2）细胞培养瓶的接种"方法，接种细胞。盲传3代后，仍无红细胞凝集现象，无细胞病变且核酸及免疫学检测阴性时认为最终分离结果为阴性。

（四）病毒分离过程中的注意事项

分离病毒的细胞应该注意避免被支原体所污染，如有污染需要丢掉该细胞，从实验室细胞库中复苏保存在液氮中的细胞。

（1）制备的标本悬液吸附到单层细胞上：不要将标本悬液直接加在含有维持液的细胞上，要将细胞生长液先倒掉，用无菌无血清的培养基清洗单层细胞，在室温条件下，使 0.2～0.5 mL 的标本先吸附到单层细胞上，吸附时轻轻摇动，防止周围层细胞干燥。然后再补足 1 mL 维持液，使用这种方法可以提高分离病毒效率，缩短 CPE 出现的时间，减少标本的毒性反应。

（2）毒性反应。如果在接种标本 1～2 天内细胞迅速出现老化，这可能是由于标本中含有毒性物质导致的非特异毒性反应，这些已接种标本的试管应在 -20 ℃ 冻融后，取 0.2 mL 接种到新的单层细胞上以释放存在的病毒（此时为第二代）。如果又出现毒性反应，应该取原始标本用 PBS 稀释，再次接种到同种细胞中，这次应被认为是第一次。

（3）微生物污染。由于细菌污染而造成培养液浑浊或细胞死亡，使病毒无法出现 CPE 的变化。重新取原始标本接种细胞。

（4）盲传。病毒在盲传过程中，最好选择细胞对数生长期最旺盛时接种。每次取经反复冻融后的病毒细胞悬液 0.2 mL 接种到新鲜细胞上。

（5）尽量小心以避免在接种细胞或传代时发生病毒交叉污染。不要将已接种病毒的细胞培养液倾倒掉，应该用移液管来移走液体，每一步都要更换新移液管，避免剧烈震动而产生气溶胶。

（五）病毒鉴定

成功分离的病毒需要进行的红细胞凝集实验、核酸检测、免疫荧光检测等进行鉴定。

（六）评价

流感病毒的分离培养是诊断流感病毒感染的金标准，但操作流程较为复杂烦琐，整个流程时间较长，且对操作者及操作环境有着较高的要求，稍有不慎，极易造成污染，导致假阳性的结果。对于急性重症患者建议采用病毒核酸检测，并辅以病毒分离培养鉴定。

三、鸡胚分离培养操作程序

本方法适用于呼吸道标本和胸腔穿刺液中流感病毒的培养分离，从而鉴别是否存在流感病毒感染。本操作规程全程涉及使用活病毒，所以应当特别注意生物安全规定，在 BSL-2 实验室中进行。

（一）标本的收集

流感病毒在呼吸道纤毛柱状上皮细胞中增值，患者发病前一天到出现症状后的 3～4 天是取样的最佳时机。甲型和乙型流感病毒可能从鼻/咽拭子和喉拭子、鼻和喉洗液及痰中分离。如果患者正不断地生痰，则痰可能是较好的标本之一。另外，鼻洗液或者鼻/咽拭子加上喉拭子放入同一管运送培养基，是优先的选择。鼻洗液中的病毒含量通常高于鼻/咽拭子，但由于采样时会给患者造成较大的不适，因而使用受到限制。而拭子因为采样方便，所以使用最为广泛。

标本采集后要放在冰上送往实验室，但不能冷冻于 -20 ℃。如果在 72 h 以内不能接种，可以冻存于 -70 ℃。

（二）标本的处理

标本用于病毒分离前，需要经过适当的前处理。

1. 鼻/咽拭子标本

（1）在安全柜内打开装有鼻/咽拭子管子的管盖，用灭菌镊子或止血钳夹住拭子柄，搅拌数次并挤出棉拭子上的液体，在挤压过程中动作要轻柔勿剧烈，以防止产生气溶胶和液体溅出。

（2）将标本置离心机内 4 ℃ 2 000 r/min 离心 20 min，以去除大部分杂质。离心后，在安全柜内轻轻地打开离心管，用 1 mL 的 Tip 头，吸取 0.5 mL 上清液接种事先准备的细胞。

2. 痰液

（1）若痰液中含有少量黏液，可以直接按上述"1. 鼻/咽拭子标本"的（2）中的方法，离心后接种细胞。

（2）若痰液中含有大量黏液，则需要液化后［按 1∶1 体积比加入 1% pH 7.6 的胰蛋白酶溶液，室温（约 25 ℃）］消化 15～30 min，取适量标本，按上述"1. 鼻/咽拭子标本"的（2）中的方法，离心后接种细胞。

（3）其他标本如胸水、支气管肺泡灌洗液等的处理原则同上。

（4）怀疑标本有细菌污染时，可在离心的基础上，用 0.2 μm 滤器将标本过滤后使用。

（三）鸡胚的准备

（1）取已孵育 9～11 天的鸡胚，置检卵灯上检视，将气室及胚胎位置画出，在尿囊与气室交界边缘上 1～2 mm 处作一标记。

（2）以碘酒消毒该标记部位。

（3）以消毒锥子钻孔，仅破卵壳勿破卵膜。

（四）接种程序

（1）用 1 mL 注射器小心吸取 0.1 mL 患者拭子标本上清液，将鸡胚直立，注射器垂直经气室而穿入约 1 cm 即达尿囊腔，轻轻将上清液注射进去，切勿晃动针头。

（2）接种后，以熔化石蜡封此小孔，在卵壳上标记接种病毒的名称、接种日期。置于 37 ℃ 培养，一般于接种后 37 ℃ 孵育 40～80 h 即可收获。

（3）解剖及收获：收获前应将鸡胚置于 4 ℃ 冰箱过夜，使其血液凝固，避免收获时出血。将鸡胚直立于卵架上，消毒气室部位卵壳，用无菌镊子将壳除去，另用一无菌镊子撕开壳膜及绒毛尿囊膜，用无菌毛细吸管吸取尿囊液（可得 5～6 mL），最后再用滤器过滤得到较纯的病毒液。

(五) 病毒鉴定

成功分离的病毒需要进行的红细胞凝集实验、核酸检测、免疫荧光检测等进行鉴定。

(六) 评价

鸡胚接种分离培养鉴定流感病毒现在在临床病毒室已非常罕见了，这是因为细胞培养已经能完全取代鸡胚接种。但由于鸡胚价格较低廉，迄今仍用于某些病毒的大量制备，如流感病毒疫苗。

四、抗原检测操作程序

本方法适用于呼吸道标本和胸腔穿刺液中流感病毒的培养分离，从而鉴别是否存在流感病毒感染。本操作规程全程涉及使用活病毒，所以应当特别注意生物安全规定，在BSL-2实验室中进行。

流感病毒抗原检测需要专用的针对流感病毒蛋白抗原的特异性抗体。关于免疫荧光方法，以下以 Quidel 公司试剂盒 D3 Duet DFA Influenza A/Respiratory Virus Screening Kit（货号 01-200000）为例，说明商品化试剂盒的操作流程。

(一) 标本的处理

将临床标本中所获取的细胞放于载玻片上，自然风干后用 100% 丙酮在 20～25 ℃的条件下固定 5～10 min。

(二) 免疫荧光操作程序

下列操作中使用到的 D3 Duet DFA Influenza A/Respiratory Virus Screening Reagent、Mounting Fluid 由本试剂盒提供。

(1) 将固定好的载玻片风干后，加入 D3 Duet DFA Influenza A/Respiratory Virus Screening Reagent，直至完全覆盖住固定好的细胞。

(2) 将载玻片放置于 35～37 ℃ 环境中，孵育 15～30 min。

(3) 小心用 1×PBS 清洗玻片，并重复清洗步骤 2 次。

(4) 最后一次清洗的步骤用去矿物的水清洗，并弃去。

(5) 每个标本上加入 1 小滴的 Mounting Fluid，并将盖玻片放置于标本上面。

(6) 用 200× 至 400× 放大倍数的荧光显微镜观察染色情况。

(三) 结果判定

(1) 阳性的流感病毒表现为在细胞之中能够观察到苹果绿色的荧光。

(2) 没有感染的细胞将会有暗哑的红色，这是由于在 DFA 的试剂盒中包含埃文斯蓝复染剂。

(3) 在报告阴性结果前，所有的细胞都应该观察。

(四) 注意事项

丙酮是具有挥发性以及易燃性的物质，使用时一定要注意远离明火。

五、红细胞凝集试验操作程序

本方法适用于呼吸道分泌物中流感病毒初筛以及病毒滴度的检测,从而鉴别是否存在流感病毒感染。本操作规程全程涉及使用活病毒,所以应当特别注意生物安全规定,在 BSL-2 实验室中进行。

(一) 标本的处理

标本用于病毒分离前,需要经过适当的前处理。

1. 鼻/咽拭子标本

(1) 在安全柜内打开装有鼻/咽拭子管子的管盖,用灭菌镊子或止血钳夹住拭子柄,搅拌数次并挤出棉拭子上的液体,在挤压过程中动作要轻柔勿剧烈,以防止产生气溶胶和液体溅出。

(2) 将标本置离心机内 4 ℃ 2 000 r/min 离心 20 min,以去除大部分杂质。离心后,在安全柜内轻轻地打开离心管,用 1 mL 的 Tip 头吸取 0.5 mL 上清液接种事先准备的细胞。

2. 痰液

(1) 若痰液中含有少量黏液,可以直接按上述"1. 鼻/咽拭子标本"的 (2) 中的方法,离心后接种细胞。

(2) 若痰液中含有大量黏液,则需要液化后 (按 1∶1 体积比加入 1% pH 7.6 的胰蛋白酶溶液,37 ℃ 消化 15~30 min),取适量标本,按上述"1. 鼻/咽拭子标本"的 (2) 中的方法离心后接种细胞。

其他标本如胸水、支气管肺泡灌洗液等的处理原则同上。

怀疑标本有细菌污染时,可在离心的基础上,用 0.2 μm 滤器将标本过滤后使用。

(二) 红细胞凝集试验操作程序

(1) 取一块洁净晾干的 20 孔"U"形塑料板,用中性标记笔做好标记,用微量移液器于第 1~第 9 孔内各加入生理盐水 0.2 mL。在第 1 孔内加入已 1∶5 稀释的鸡胚培养尿囊液或细胞培养上清液 0.2 mL,混匀后吸出 0.2 mL 至第 2 孔,再混匀后吸出 0.2 mL 至第 3 孔,如此稀释到第 8 孔 (即病毒稀释度从 1∶10 至 1∶1 280),自第 8 孔吸出 0.2 mL 弃去,第 9 孔不加标本上清液,作红细胞对照。

(2) 每孔加入 1% 鸡红细胞 0.2 mL,摇匀后室温放置 45 min。

(3) 观察结果时,直接观察塑料"U"形板孔内的红细胞凝集现象。

(4) 结果判定。

呈"++"凝集者的最高病毒稀释度作为病毒的红细胞凝集滴度,即为一个血凝单位。

"++++":红细胞均匀铺于孔底,致密成团,块状边缘不整齐。

"+++":基本同上,但较疏松,分布面积较大。

"++":红细胞于孔底形成一个环状,四周有小凝集块。

"＋"：红细胞于孔底形成小团，但边缘不光滑，四周有小凝集块。
"－"：红细胞于孔底形成一小团，边缘整齐，光滑。

（5）注意事项。

1）用反复洗吹法稀释混匀病毒或血清时，手法要轻、稳，尽量减少气泡出现。

2）为了试验准确，加红细胞时，应从最后一孔起向前加。

3）加样完毕，可将塑料"U"形板放在光滑台面上慢慢划圈摇匀，但要注意不能溅出。

4）观察结果时，塑料"U"形板底部垫上白纸，减少移动并按时观察。若延误时间太长，可能会出现病毒凝集红细胞后再解离的现象而影响结果。

（三）评价

血凝试验常常用于初步判断细胞培养中有无流感病毒的存在。并且血凝试验特别适合于大量标本时采用。该试验操作快速方便，价格也相对便宜，但灵敏度不高，适合用于初步诊断。

六、红细胞凝集抑制试验操作程序

本方法适用于呼吸道分泌物中流感病毒感染的辅助诊断，从而鉴别是否存在流感病毒感染。本操作规程全程涉及使用活病毒，所以应当特别注意生物安全规定，在BSL-2实验室中进行。

（一）红细胞凝集抑制试验操作程序

（1）取一块洁净晾干的20孔"U"形塑料板，用中性标记笔做好标记，用微量移液器于第2～第8孔内各加入生理盐水0.2 mL。在第1、第2孔内加入已1：5稀释的流感患者发病早期血清0.2 mL，混匀后从第2孔吸出0.2 mL加入第3孔，如此稀释到第8孔（即病毒稀释度从1：5至1：640），自第8孔吸出0.2 mL弃去。

（2）取同一患者的恢复期血清标本一份，按同样的做法作红细胞凝集抑制试验。

（3）另取两孔，分别做病毒血凝对照和红细胞对照。

第9孔，病毒血凝对照：盐水0.2 mL＋4单位流感病毒血凝素0.2 mL。

第10孔，红细胞对照：盐水0.4 mL。

（4）室温静置10 min后，于第1至第10孔中各加入1%鸡红细胞0.2 mL，摇匀。

（5）室温静置45 min后，观察结果时，直接观察塑料"U"形板孔内的红细胞凝集现象。

（6）结果判定。

呈"＋＋"凝集者的最高病毒稀释度作为病毒的红细胞凝集滴度，即为一个血凝单位。

"＋＋＋＋"：红细胞均匀铺于孔底，致密成团，块状边缘不整齐。

"＋＋＋"：基本同上，但较疏松，分布面积较大。

"＋＋"：红细胞于孔底形成一个环状，四周有小凝集块。

"+"：红细胞于孔底形成小团，但边缘不光滑，四周有小凝集块。

"-"：红细胞于孔底形成一小团，边缘整齐、光滑。

能完全抑制红细胞凝集者的最高血清稀释度为红细胞凝集抑制效价。比较早期、恢复期血清的血凝抑制抗体的效价，并做出判断。

（7）注意事项。

1）发病早期、恢复期血清要同时做，以求条件统一。

2）其他事项与红细胞凝集试验类同。

（二）评价

临床上分别测定患者发病早期和恢复期血清抗体效价，对辅助诊断流感病毒感染有一定意义。

七、ELISA 检测程序

本方法适用于呼吸道分泌物中流感病毒抗原的免疫学鉴定，从而鉴别是否存在流感病毒感染。本操作规程全程涉及使用活病毒，所以应当特别注意生物安全规定，在生物安全二级 BSL-2 实验室中进行。

用双抗体夹心 ELISA 测定标本中流感病毒已经有商品化的试剂盒。以下以加拿大 HCB 公司 Human FLU ELISA Kit 为例，说明商品化试剂盒的操作流程。

（一）标本的处理

（1）血清。用血清分离管收集血清，自然凝固 30 min，1 000 g 离心 15 min。仔细收集上清液。收集的血浆应该放置于 -20 ℃ 或 -80 ℃，避免反复冻融。

（2）血浆。应根据标本的要求选择 EDTA 或肝素作为抗凝剂，1 000 g 离心 30 min 左右。收集的血浆应该放置于 -20 ℃ 或 -80 ℃，避免反复冻融。

（3）细胞培养上清液。检测分泌性的成分时，用无菌管收集。离心 20 min 左右（2 000～3 000 r/min）。仔细收集上清液。检测细胞内的成分时，用 PBS（pH 7.2～7.4）稀释细胞悬液，细胞浓度达到 10^6 mL^{-1} 左右。通过反复冻融，以使细胞破坏并放出细胞内成分。离心 20 min 左右（2 000～3 000 r/min）。仔细收集上清液。保存过程中如有沉淀形成，应再次离心。

（二）ELISA 操作程序

下列操作中使用到的阴性和阳性对照、30 倍浓缩洗涤液、酶标试剂、显色剂 A、显色剂 B、终止液由本试剂盒提供。

（1）编号。将样品对应微孔按序编号，每板应设阴性对照 2 孔、阳性对照 2 孔、空白对照 1 孔（空白对照孔不加样品及酶标试剂，其余各步操作相同）。

（2）加样。分别在阴、阳性对照孔中加入阴性对照、阳性对照 50 μL。然后在待测样品孔先加样品稀释液 40 μL，然后再加待测样品 10 μL。将样品加于酶标板孔底部，尽量不触及孔壁，轻轻晃动混匀。

（3）温育。用封板膜封板后置 37 ℃ 温育 30 min。

（4）配液。将 30 倍浓缩洗涤液加蒸馏水至 600 mL 后备用。

（5）洗涤。小心揭掉封板膜，弃去液体，甩干，每孔加满洗涤液，静置 30 s 后弃去，如此重复 5 次，拍干。

（6）加酶。每孔加入酶标试剂 50 μL，空白孔除外。

（7）温育。操作同（3）。

（8）洗涤。操作同（5）。

（9）显色。每孔先加入显色剂 A 50 μL，再加入显色剂 B 50 μL，轻轻振荡混匀，37 ℃ 避光显色 15 min。

（10）终止。每孔加终止液 50 μL，终止反应（此时蓝色立转黄色）。

（11）测定。以空白调零，450 nm 波长依序测量各孔的吸光度（OD）。测定应在加终止液后 15 min 以内进行。

（三）结果判定

试验有效性：阳性对照孔平均值 ≥ 1.00，阴性对照平均值 ≤ 0.10。

临界值（CUT OFF）计算：临界值 = 阴性对照孔平均值 + 0.15。

阴性判定：样品 OD 值 < 临界值（CUT OFF）者为流感病毒阴性。

阳性判定：样品 OD 值 ≥ 临界值（CUT OFF）者为流感病毒阳性。

（四）注意事项

（1）试剂盒从冷藏环境中取出应在室温平衡 15～30 min 后方可使用，酶标包被板开封后如未用完，板条应装入密封袋中保存。

（2）所有样品，洗涤液和各种废弃物都应按传染物处理。终止液为 2 M 的硫酸，使用时必须注意安全。

参考文献

[1] CHIDLOW G R., et al. An economical tandem multiplex real-time PCR technique for the detection of a comprehensive range of respiratory pathogens. Viruses [J]. 2009, 1(1): 42-56. doi: 10.3390/v1010042.

[2] HE J, et al. Rapid multiplex reverse transcription-PCR typing of influenza A and B virus, and subtyping of influenza A virus into H1, 2, 3, 5, 7, 9, N1 (human), N1 (animal), N2, and N7, including typing of novel swine origin influenza A (H1N1) virus, during the 2009 outbreak in Milwaukee, Wisconsin [J]. Journal of clinical microbiology, 2009, 47 (9): 2772-2778. doi: 10.1128/JCM.00998-09.

[3] YANG Y, et al. Simultaneous typing and HA/NA sub typing of influenza A and B viruses including the pandemic influenza A/H1N1 2009 by multiplex real-time RT-PCR [J]. Journal of virological methods, 2010, 167 (1): 37-44. doi: 10.1016/j.jviromet.2010.03.007.

[4] CHEN Y, et al. Human infections with the emerging avian influenza A H7N9 virus from

wet market poultry: clinical analysis and characterisation of viral genome [J]. Lancet, 2013, 381 (9881): 1916 – 1925. doi: 10.1016/S0140 – 6736 (13) 60903 – 4.

[5] COIRAS M T, et al. Simultaneous detection of influenza A, B, and C viruses, respiratory syncytial virus, and adenoviruses in clinical samples by multiplex reverse transcription nested-PCR assay [J]. Journal of medical virology, 2003, 69 (1): 132 – 144.

（朱勋　文维韬　陈嘉慧　安树　高荣宝　汪立杰）

第三章 人副流感病毒

第一节 基本特征

人副流感病毒（human parainfluenza virus，hPIV）既可以造成反复发作的上呼吸道感染，也能反复引起严重的下呼吸道疾病。hPIV 属于副黏病毒科，首次发现于 1956 年，从日本仙台市 1 例死于肺炎的患儿肺液中分离获得，原名仙台病毒（Sendai virus，SeV）。因其若干特性，如病毒形态和血凝作用，与流感病毒相似，但又具有不同的基因组结构、抗原性、免疫性及致病性等，故被命名为副流感病毒。根据抗原构造和血清学特征，hPIV 主要分为 hPIV-1、hPIV-2、hPIV-3、hPIV-4 等四型，其中 hPIV-4 又分为 A 和 B 两种亚型。最新的研究显示，PIV-5 即猴副流感病毒，并不像过去认识的那样对人不具致病性。各型病毒的主要结构和生物学特征相似，但流行病学和所致疾病的临床特征有差异。

一、病原学特征

（一）基本生物学特性

hPIV 有包膜，呈球形，直径为 125～250 nm。基因组为不分节段的单负链 RNA，全长约为 15 kb，其结构基因的排列次序为 3′－NP－P－MH－F－HN－L－5′，即主要编码合成 6 种结构蛋白：凝血素－神经氨酸酶（hemagglutinin-neuraminidase，HN）、融合蛋白（fusion protein，F）、基质蛋白（matrix protein，M）、核蛋白（nucleoprotein，NP）、磷酸蛋白（phosphoprotein，P）和大蛋白（large protein，L）（RNA 依赖的 RNA 聚合酶）。其中，HN 和 F 两种糖蛋白分布在包膜表面形成刺突，HN 蛋白具有血凝素和神经氨酸酶活性，F 蛋白具有融合细胞及溶解红细胞的作用。M 蛋白分布在包膜内层，主要维持病毒结构完整性。NP 蛋白结合在 RNA 基因组上，和 P、L 蛋白一起形成病毒核衣壳的核心，核衣壳呈螺旋对称。核酸在胞浆内复制。电泳结果显示各型病毒的磷酸蛋白分子量大小差异较大，其他结构蛋白的分子量则大小相似。不同于容易发生抗原性变异的流感病毒，hPIV 在临床中罕见存在显著的抗原变异。

（二）理化特性

hPIV 抵抗力较弱，不耐热，在外环境中只能存活数小时，但是在 4 ℃时可在病毒培养基中保持活力多达5天；病毒存活的适宜pH为7.4～8.0，对醋酸、次氯酸钠的水溶液及日常使用的洗手液、消毒液等敏感；由于具有包膜，病毒对乙醚或其他脂溶剂敏感。此外，病毒核酸不易被RNA酶降解。

（三）培养特性

hPIV可在多种原代细胞和传代细胞系培养，常见的如Vero、LLC-MHK2、MDCK等，培养的细胞需要添加胰蛋白酶，以37℃为适宜的培养温度。除hPIV-4型外，其他型hPIV在鸡胚中均很容易繁殖。

二、致病性

1、2、3型hPIV是感染人类的主要型别，病毒可以通过呼吸道分泌物的直接接触、分泌物污染的手和物体、人体表面以及飞沫播散等方式传播，吸入带病毒的污染物或飞沫接触眼睛、口腔、鼻黏膜均可引起感染。hPIV首先在呼吸道上皮细胞中增殖，一般不引起病毒血症；其感染部位可以局限于咽喉部和上呼吸道，亦可向呼吸道深部扩散。hPIV可引起各年龄段人群的呼吸道感染。hPIV感染成人，引起的病变较轻，一般表现为上呼吸道感染；hPIV感染婴幼儿及儿童，可引起严重的呼吸道疾病，如小儿哮喘、细支气管炎和肺炎等，因此，hPIV是儿童下呼吸道疾病的重要病原体。成人感染hPIV潜伏期为2～6天，感染1周内可有病毒排出；儿童感染hPIV的潜伏期尚不清楚，有研究报道，部分儿童可在发病前6天开始排出hPIV，17%的患儿发病3周后的标本中仍能检测到病毒的存在，患儿的持续排毒容易促进感染的扩散。自然感染产生的sIgA抗体对再次感染有保护作用，但其保护作用不能持久，因此，hPIV的再次感染在婴、幼及儿童和成人中很普遍。

三、流行病学特征

hPIV是社区和医院内获得性呼吸道感染的常见病原体，易感人群不受种族、地域、性别和年龄的限制。全世界范围内，儿童早期普遍易感染hPIV，血清学调查显示高达95%的6～10岁儿童曾经感染过hPIV，成人感染hPIV的流行病学研究尚不多见。hPIV-1、hPIV-2感染主要集中在1～5岁儿童，hPIV-3感染在1岁内的婴幼儿中尤为常见。hPIV感染率随着年龄的增长逐渐下降，具有反复感染的特点。hPIV感染呈现季节性，hPIV-1感染主要出现在秋季，一般每隔一年引起较大的流行；hPIV-2感染类似于hPIV-1，一般与hPIV-1交替流行；hPIV-3几乎常年均可检出，春夏季为流行高峰期，是hPIV感染率中最高的。hPIV-4之前被认为仅散发存在，感染率低，引起轻微的呼吸道疾病，近年的研究显示其重要性正被逐渐认识。此外，儿童感染hPIV不仅有单一型别感染，也有混合型感染，混合型感染与疾病严重程度的相关性尚无报道。

四、临床实验室检测策略

hPIV 感染引起呼吸道疾病的临床表现无病原特异性，确诊须通过特异性的病原学或血清学检查。根据 hPIV 的感染部位和免疫应答，可采集鼻/咽拭子、痰、鼻咽抽吸物、支气管肺泡灌洗液、胸腔穿刺液和急性期血清、恢复期血清等标本，采用核酸检测 hPIV 基因特异性序列，免疫荧光法检测 hPIV 抗原，血清学方法检测抗 hPIV 抗体，或者经过病毒分离培养后进一步利用核酸和免疫荧光检测进行鉴定。目前主要鉴定方法包括以下几种。

（一）核酸检测

采用核酸扩增、杂交、基因芯片等技术检测 hPIV 的特异性核苷酸序列，可提供重要的临床诊断和监测的依据。该方法具体敏感性高、特异性强和效率高，并可同时检测多种病原体。实时荧光定量 PCR（qRT-PCR）、多重逆转录 PCR（RT-PCR）等检测核酸的方法能够直接进行亚型分析，越来越多地应用到临床病原学的监测和检测，但应特别注意假阳性和交叉污染。

（二）病毒分离培养

分离培养临床标本中的 hPIV 常被认为是病原学鉴定 hPIV 感染的金标准。通常用 Vero、LLC-MHK2 细胞系来分离培养 hPIV，hPIV-4 主要限定在 LLC-MHK2 细胞系生长，hPIV-3 在传代细胞系培养产生可辨认的 CPE，但其他型的 hPIV 常常不引起 CPE。细胞培养分离 hPIV 的结果可由血吸附试验阳性指征，并可进一步通过血细胞吸附抑制、血凝抑制试验确认。病毒分离培养方法准确、可靠、稳定，但是该法对标本病毒含量要求高，确诊费时（至少需要 10～15 天），常出现假阴性结果，如标本中存在合并或混合感染将进一步加大检测难度，不利于疾病的早期诊断和对疫情的应急处理。此外，病毒分离培养需要配备较高级别生物安全的实验条件，因此，其临床日常应用的方便性受到限制。

（三）直接或间接免疫荧光法检测病毒抗原

采用荧光标记特异性抗体通过直接或间接的免疫学反应，检测临床标本中 hPIV 特定抗原，是病原学鉴定 hPIV 的重要方法。该方法特异性相对高，费时较短，为疾病诊断可提供可靠的依据。随着商业化试剂的改进和完善，直接或间接免疫荧光法检测呼吸道分泌物 hPIV 抗原作为 hPIV 感染的快速诊断已在临床上广泛使用。但是该方法的敏感性有待提高，并且需要严格的质控。

（四）血清学检测

血清和呼吸道分泌物中的抗 hPIV 抗体滴度增高 4 倍以上可辅助诊断 hPIV 感染，补体结合试验、中和试验或血凝反应可用以检测病毒特异性 IgM 抗体。补体结合试验具有特异性强的优点，但是由于试验参与反应的成分多，影响因素复杂，往往需要多个试验同时测定，否则容易受到副黏病毒属的异种交叉反应的干扰。抗体检测更多用于流行病学的回顾性研究和诊断，对于疾病的早期诊断敏感性不高，较少用作 hPIV 临床常规诊断的首选。

五、预防和治疗

（一）预防

尚无有效的疫苗来预防 hPIV 感染。针对 hPIV-1 和 hPIV-3 型灭活疫苗和减毒疫苗都尚在研制中。预防措施以阻断病毒传播途径等卫生措施为主，包括经常洁手、避免直接接触被感染者或可疑被感染者、屏蔽 hPIV 感染物品等。对于控制医院内感染，应该采取严格的控制措施来防止 hPIV 传播。

（二）治疗

hPIV 感染目前尚无特异性的有效药物。利巴韦林、干扰素和蛋白酶抑制剂在 hPIV 感染早期使用有一定疗效，全身糖皮质激素治疗对于 hPIV 感染引起的小儿哮喘有疗效。hPIV 感染幼小婴儿和免疫受损宿主所致的下呼吸道疾病通常需要住院接受静脉补液和给氧等支持治疗。

参考文献

[1] CHANOCK R M. Association of a new type of cytopathogenic myxovirus with infantile croup [J]. Journal of Experimental Medicine, 1956, 104 (4): 555-576.
[2] HENRICKSON K J. Parainfluenza viruses [J]. Clin Microbiol Rev, 2003. 16 (2): 242-264.
[3] ZHANG L, et al. Comparison of differing cytopathic effects in human airway epithelium of parainfluenza virus 5 (W3A), parainfluenza virus type 3, and respiratory syncytial virus [J]. Virology, 2011. 421 (1): 67-77.
[4] HAMELIN M E, Boivin G. Human metapneumo virus: a ubiquitous and long-standing respiratory pathogen [J]. Pediatr Infect Dis J, 2005. 24 (11 Suppl): S203-207.
[5] DOUGLAS D RICHMAN, WHITLEY, Frederick G H. Clinical Virology [M]. 3rd ed. Washington DC: ASM Press, 2009.

（蔡俊超　黎孟枫　朱勋　任丽丽）

第二节　检测技术

本节所描述的实验方法可用于人副流感病毒（human parainfluenza virus, hPIV）的核酸检测、病毒分离培养和抗原检测。各种方法将在下面分别进行描述。需要注意的是，疑似感染了 hPIV 的呼吸道标本和胸腔穿刺液标本的处理应当在生物安全二级（BSL-2）实验室中进行，直至确认标本中的病毒被灭活。

按照病毒学检测总体策略所规定的呼吸道标本和胸腔穿刺液标本的采集与处理原

则，hPIV 的快速检测首先可以通过提取病毒核酸的方法，针对 hPIV 特异性序列合成引物进行实时荧光定量 PCR 或多重普通 RT-PCR 扩增进行 hPIV 的核酸检测。其次，可以采用荧光标记抗体，通过直接或间接的免疫学反应检测 hPIV 抗原。同时，根据需要可采用病毒分离培养的方法，并结合核酸检测和抗原检测进一步鉴定 hPIV 感染。另外，可尽量采集患者急性期和恢复期双份血清进行血清学检测。

一、核酸检测程序

本方法适用于 hPIV 核酸的特异性检测。hPIV 核酸检测程序中需要针对 hPIV 特定序列设计并合成特异性检测引物（见本节后文"（四）hPIV 病毒核酸的 PCR 检测程序"相关内容），需要的其他病毒核酸检测通用试剂、耗材和仪器可参见本书书后附表。

（一）标本的处理

将采集到的呼吸道标本或胸腔穿刺液标本置离心机内，4 ℃ 2 000 r/min 离心20 min，以去除大部分杂质。离心后，在生物安全柜内轻轻地打开离心管，用 1 mL 的 Tip 头吸取上清液。如果呼吸道标本和胸腔穿刺液标本的黏液成分较重，可先进行液化 [按 1:1 体积比加入1% pH 7.6 的胰蛋白酶溶液，室温（约25 ℃）消化15～30 min] 等处理，再离心。取 200～400 μL 离心后的标本上清液（标本使用量最多不超过 1 mL）用于核酸的提取。

（二）病毒核酸提取程序

具体操作步骤详见本书第三部分第二章第二节"（二）病毒核酸提取程序"相关内容。

（三）RNA 病毒核酸的逆转录程序

RNA 病毒的检测通常需要先将提取的病毒 RNA 逆转录为 cDNA，再进行 PCR 检测。以下以 Thermo Fisher Scientific 公司 RevertAid First Strand cDNA Synthesis Kit 逆转录试剂盒为例说明逆转录合成 cDNA 程序。此外，对于 RNA 病毒的检测也可以使用一步法 RT-PCR 试剂盒进行，详见后文 RT-PCR 检测程序。

按照操作说明书，逆转录要求总量 RNA 为 1 pg～5 μg。以下为 1 个反应的体系组成，配制多个反应的体系则对应倍加。

（1）将试剂盒内的每一管溶液室温融化并振荡混匀后，按照表 3-3-1 配制反应体系 1，将体系 1 在 0.2 mL 管中混匀。

表 3-3-1 反应体系

组分	体积/μL
少于 5 μg 的总 RNA	n
50 ng/μL 随机引物	1
10 mM dNTP 混合物	1
加无 DNA 酶、RNA 酶水至总体积	10

(2) 65 ℃孵育 5 min；置于冰上至少 1 min。

(3) 取一空管配制 10 μL 体系 2，10 μL 体系 2 包含 4 μL 5 × First Strand Buffer，0.5 μL Ribolock RNase inhibitor（40 U/μL），1 μL SuperScript RNase H-Reverse Transcriptase（200 U/μL），4.5 μL 无 DNA 酶、RNA 酶水。

(4) 将步骤（3）配制的 10 μL 体系 2 加入到体系 1 中，总反应体系为 20 μL，轻轻混匀，短暂离心收集可能存在于管壁上的液滴。

(5) 30 ℃孵育 5 min，37 ℃孵育 60 min，98 ℃终止 5 min，置于冰上，反应结束即为 cDNA 混合物，可以置于 -20 ℃保存或用于后续 PCR 检测。

(四) hPIV 病毒核酸的 PCR 检测程序

(1) 探针法实时荧光定量 PCR 程序。

1. 引物及探针序列及扩增片段见表 3-3-2。

表 3-3-2 引物及探针序列信息

引物	序列（5′→3′）	3′标签	5′标签	扩增基因
hPIV1-F	ATCTCATTATTACCYGGACCAAGTCTACT			
hPIV1-R	CATCCTTGAGTGATTAAGTTTGATGAATA			HN
hPIV1-P	AGGATGTGTTAGAYTACCTTCATTATCAATTGGTGATG	TAMRA	FAM	
hPIV2-F	CTGCAGCTATGAGTAATC			
hPIV2-R	TGATCGAGCATCTGGAAT			HN
hPIV2-P	AGCCATGCATTCACCAGAAGCCAGC	TAMRA	FAM	
hPIV3-F	ACTCTATCYACTCTCAGACC			
hPIV3-R	TGGGATCTCTGAGGATAC			HN
hPIV3-P	AAGGGACCACGCGCTCCTTTCATC	TAMRA	FAM	
hPIV4-F	GATCCACAGCAAAGATTCAC			
hPIV4-R	GCCTGTAAGGAAAGCAGAGA			NP
hPIV4-P	TATCATCATCTGCCAAATCGGCAA	TAMRA	FAM	

注：表中 Y 表示 C 或 T。

(2) hPIV（hPIV1，hPIV2，hPIV3，hPIV4）每一个型别的检测对应一个独立反应，每一个反应体系如表 3-3-3：

表 3-3-3 反应体系

组成	体积/μL
cDNA	1
上游引物	0.5
下游引物	0.5
探针	1

续表3-3-3

组成	体积/μL
2×iQ Supermix（Bio-rad）	10
DEPC-ddH$_2$O	7
总计	20

在配液室配制反应体系，cDNA模板单独在核酸加样区加入。

（3）混匀好的反应体系在扩增区放置PCR仪进行扩增反应，设置反应程序参数如下：95 ℃ 10 min；95 ℃ 15 s、60 ℃ 60 s（于该步骤读取荧光值），45个循环。

（4）反应结束后，根据样品和阴性及阳性对照扩增曲线的Ct值和荧光强度等，判断样品是否有hPIV感染及感染型别。通常情况下，样品扩增曲线的Ct值在27～42之间判断为阳性结果，Ct值>42判断为阴性结果。对于可疑样品需要复检甚至病毒的培养分离进行确定。

2. RT-PCR检测程序

（1）引物序列及扩增片段（表3-3-4）：

表3-3-4 引物信息

引物	序列（5′→3′）	扩增基因	目标片段长度/bp
RT-PCR			
PIV13-F	AGGWTGYSMRGATATAGGRAARTCAT		
PIV13-R	CTWGTATATATATRTAGATCTTKTTRCCTAGT		
PIV2-F	TAATTCCTCTTAAAATTGACAGTATCGA		
PIV4-F	ATCCAGARRGACGTCACATCAACTCAT		
PIV24-R	TRAGRCCMCCATAYAMRGGAAATA		PIV1：439
Nested PCR		HA	PIV2：297
PIV13-F2	ACGACAAYAGGAARTCATGYTCT		PIV3：390
PIV1-R	GACAACAATCTTTGGCCTATCAGATA		PIV4：174
PIV3-R	GAGTTGACCATCCTYCTRTCTGAAAAC		
PIV24-F	CYMAYGGRTGYAYTMGAATWCCATCATT		
PIV2-R	GCTAGATCAGTTGTGGCATAATCT		
PIV4-R	TGACTATRCTCGACYTTRAAATAAGG		

（2）第一轮RT-PCR。

1）在配液室配制反应体系（表3-3-5）。

表 3-3-5 反应体系

组成	体积/μL
扩增的酶和反应缓冲液等	n
引物 PIV13-F (50 μmol/L)	0.16
引物 PIV13-R (50 μmol/L)	0.16
引物 PIV2-F (50 μmol/L)	0.16
引物 PIV4-F (50 μmol/L)	0.16
引物 PIV24-R (50 μmol/L)	0.16
RNase Free H_2O	补足至 18 μL

2) 在核酸加样区加入 2 μL 模板。

3) 在扩增区进行扩增,条件如下:逆转录 48 ℃ 45～50 min(若模板为 cDNA 则直接进入 PCR 反应程序);94 ℃ 30 s、55 ℃ 1 min、72 ℃ 1 min、72 ℃ 10 min,45 个循环。

(3) 第二轮巢式 PCR。

1) 在配液室配制反应体系(表 3-3-6):

表 3-3-6 反应体系

成分	体积/μL
RNase Free H_2O	16.12
10×缓冲液	2
dNTP (10 mmol/L)	0.5
引物 PIV13-F2 (50 μmol/L)	0.16
引物 PIV1-R (50 μmol/L)	0.16
引物 PIV3-R (50 μmol/L)	0.16
引物 PIV24-F (50 μmol/L)	0.16
引物 PIV2-R (50 μmol/L)	0.16
引物 PIV4-R (50 μmol/L)	0.16
Taq 等聚合酶 (5 U/μL)	0.1

2) 在核酸加样区加入 2 μL 模板,终体积 20 μL。

3) 在扩增区进行扩增,条件如下:95 ℃ 4 min、94 ℃ 30 s、55 ℃ 1 min、72 ℃ 1 min、72 ℃ 10 min,35 个循环。

(4) 取 10 μL RT-PCR 扩增产物在 2% 琼脂糖凝胶上电泳。根据特异性核酸条带大小,结合阴性、阳性对照,判断是否有 hPIV 感染及感染型别。

(5) 扩增产物电泳后,若对结果存在疑虑,则可将条带通过凝胶回收后进行测序,或者先普通 PCR 扩增片段,构建 T 载体克隆后测序,测序序列用 BLASTN 与 GenBank 中的序列进行比对,从而判断其结果。

5. 病毒核酸检测注意事项

（1）质量控制：核酸提取和检测过程均须设立阴性对照和阳性对照。

阴性对照：核酸提取的阴性对照，应采用已知不含任何核酸的样本（如蒸馏水）。核酸检测的阴性对照应包括核酸提取阴性对照、无酶对照和无引物对照。

阳性对照：核酸提取的阳性对照可采用已知同时含有 hPIV-1、hPIV-2、hPIV-3 和 hPIV-4 型细胞培养上清液。核酸检测的阳性对照可采用 hPIV-1（strain C35）、hPIV-2（strain Greer）、hPIV-3（strain C-243）和 hPIV-4（strain M-25 和 strain 19.153）各型别 hPIV 的原型株，也可以可根据 BLASTN 与 GenBank 中的序列化学合成各型特异性引物扩增的片段。

（2）避免交叉污染：即反应体系配制区、模板核酸加样区以及扩增区应严格分开，避免污染。

二、细胞培养分离操作程序

本方法适用于呼吸道标本和胸腔穿刺液标本中 hPIV 的培养分离，从而鉴别是否存在 hPIV 感染。本操作规程全程涉及使用活病毒，所以应当特别注意生物安全规定，在 BSL-2 实验室中进行。hPIV 细胞培养分离需要特定专用的细胞、细胞生长液、细胞维持液和 hPIV 孵育液，操作程序中需要的其他试剂、耗材和仪器为病毒分离培养通用，可参见本书第三部分第一章相关内容。

常用于 hPIV 分离培养的传代细胞系：恒河猴肾上皮细胞 LLC-MHK2、非洲绿猴肾细胞系 Vero、犬肾细胞系 MDCK、人喉癌细胞系 Hep-2、人宫颈癌细胞系 Hela 和人肺癌黏液表皮样癌细胞系 NCI-H292。

常用于 hPIV 分离培养的原代细胞有原代人胚肾细胞 PHEK 和原代猴肾细胞 PMK。

具体操作步骤详见本书第三部分第二章"病毒细胞分离培养操作程序"相关内容。

成功分离的病毒需要利用核酸检测、免疫荧光检测：核酸检测可参照本节前文"人副流感病毒（hPIV）核酸检测程序"相关内容进行。免疫荧光检测可以通过收取病变的细胞制备细胞涂片，利用 Chemicon 直接免疫荧光试剂盒检测，进一步鉴定 hPIV 感染，操作程序及结果判定详见下文"抗原检测操作程序"相关内容。

三、抗原抗体检测操作程序

本方法适用于呼吸道分泌物中 hPIV-1、hPIV-2 和 hPIV-3 型病毒抗原的检测，hPIV-4 型尚无理想的抗原检测方法。

hPIV 抗原检测需要专用的针对 hPIV 蛋白抗原的特异性抗体，往往采用商品化的病毒蛋白抗原检测试剂盒进行免疫荧光检测或者 ELISA。这里推荐使用 Chemicon 直接免疫荧光试剂盒（LIGHT DIAGNOSTICS™ RESPIRATORY PANEL VIRAL SCREENING AND IDENTIFICATION DFA KIT, Millipore，货号为 3170）及 Anti-Parainfluenza Virus type 2 antibody（Abcam，ab30785）、Anti-Parainfluenza Virus type 2 antibody（Abcam，ab30786）

和 Anti-Parainfluenza Virus type 3 antibody（Abcam，ab49756）各型特异性抗体间接免疫荧光以及抗人副流感病毒 IgM 抗体（anti-PIV IgM）ELISA 检测试剂盒。操作程序中需要的其他试剂、耗材和仪器为呼吸道病毒蛋白抗原检测通用，可参见本书第三部分第一章相关内容。

（一）操作步骤

1. 免疫荧光方法检测 hPIV 抗原的程序

（1）标本的处理。将采取的分泌物 $1\,000 \sim 6\,000$ r/min 离心 10 min，弃去上清液，沉淀物再加入 1 mL 预冷的 PBS 振荡 5 min，$1\,000 \sim 6\,000$ r/min 离心 10 min，再次弃去上清液。沉淀物中加入适量 PBS，调节柱状纤毛细胞浓度至 1.0×10^6 mL^{-1}。

（2）细胞涂片的制备。微量加样器吸取柱状纤毛细胞悬液 20 μL，加至 4 ℃丙酮浸泡过的载玻片上，室温下空气干燥后 4 ℃丙酮浸泡固定 10 min，即制备好细胞涂片。

（3）直接免疫荧光操作程序。Chemicon 直接免疫荧光试剂盒含有 7 种混合的单克隆抗体，即腺病毒（ADV），流感病毒 A（IFVA），B 型（IFVB），人副流感病毒 1、2、3 型（hPIV-1、hPIV-2、hPIV-3）及呼吸道合胞病毒（RSV）单克隆抗体，常用于呼吸道感染病毒的筛选。当筛查试验为阳性时，再用 hPIV 单一型别的单克隆抗体对标本进行鉴定。按试剂盒说明，滴加混合单克隆抗体或单一单克隆抗体置于细胞涂片上，37 ℃孵育，筛查抗体为 15 min，鉴定抗体为 30 min，然后用 PBS 流水缓慢冲洗玻片 3 次，每次 5 min，用蒸馏水涮洗玻片 1 次，加入 0.01% 伊文思蓝负染液作用约 10 min，以肉眼观能看到蓝色的细胞为准。风干后封片（封片剂由试剂盒提供），即可在荧光显微镜下观察。由试剂盒提供阳性及阴性对照涂片作为对照。荧光显微镜下读片，放大倍数为 200 倍。如果样点中含有 ≥20 个细胞，则认为此片是可以评价的。筛查实验阳性：在荧光显微镜 200 倍视野下有 ≥2 个柱状纤毛细胞呈明亮黄绿色荧光即为筛查实验阳性，否则为阴性。鉴定实验阳性：在荧光显微镜下 hPIV 显示细胞浆染色，否则为 hPIV 阴性。

（4）hPIV 各型特异性抗体间接免疫荧光操作程序。

1）细胞涂片分别加 10 μL 工作浓度的 anti-hPIV-1、anti-hPIV-2 和 anti-hPIV-3 抗体，其中 1 孔加 10 μL PBS 作为 PBS/标记对照。

2）37 ℃湿盒孵育 30 min。

3）用 PBS 流水轻轻冲洗玻片，然后浸泡于 PBS 中轻轻晃动洗涤 2 次，每次 5 min。

4）将玻片放于干燥台上干燥或吸干。

5）细胞涂片所有孔每孔加 10 μL 工作浓度的 FITC 标记的二抗。

6）37 ℃湿盒孵育 30 min。

7）用 PBS 流水轻轻冲洗玻片，然后浸泡于 PBS 中轻轻晃动洗涤 2 次，每次 5 min。

8）将玻片放于干燥台上干燥或吸干。

9）用蒸馏水涮洗玻片 1 次，加入 0.01% 伊文思蓝负染液作用约 10 min，以肉眼观能看到蓝色的细胞为准。

10）加封固剂，盖片，荧光显微镜下观察。细胞经伊文思蓝染色后呈红色，在细胞浆内发现绿色荧光为阳性。

（5）影响因素。

免疫荧光染色方法首先需要标本具有抗原活性，非特异性荧光染色是免疫荧光技术中最关键的问题。正确染色是去除非特异荧光，提高荧光抗体的敏感性和特异性的一个重要因素，因此染色时温度、湿度都应较严格掌握，同时冲洗应彻底，最好流水缓慢冲洗。要想得到正确、可靠的结果，必须设以严格的阴、阳性对照。此外，荧光抗体浓度过高，也会造成非特异荧光，故可以适当调整荧光抗体浓度。

2. ELISA 方法检测 hPIV 抗体的程序

具体操作步骤及结果判定请参照抗人副流感病毒 IgM 抗体（anti-PIV IgM）ELISA 检测试剂盒（这里推荐 MyBioSource 公司的 Human anti-parainfluenza virus IgM antibody，anti-PIV IgM ELISA Kit，货号为 MBS701455）说明书，该方法多用于科研实验，不用于临床诊断。

（1）标本的处理。抗人副流感病毒 IgM 抗体（anti-PIV IgM）ELISA 方法检测所用标本主要是血标本。如果是血清标本，于室温放置 2 h 或 4 ℃过夜后于 1 000 g 离心 20 min；如果是血浆标本，可用 EDTA 或肝素作为抗凝剂，标本采集后 30 min 内于 1 000 g 离心 15 min。血清或血浆标本离心后取上清液即可检测或将上清液置于 -20 ℃或 -80 ℃保存，避免反复冻融。

（2）实验步骤。

1）酶标板上分别设空白孔、阴性对照（试剂盒提供）孔和阳性对照（试剂盒提供）孔，对照孔均加入 100 μL 溶液，并各 2 个复孔。

2）样品孔加入 100 μL 样品稀释液，再加入 10 μL 样品上清液，各 2 个复孔，酶标板用胶黏膜封住，37 ℃孵育 30 min。

3）弃去液体，洗液洗板 5 次，每次浸泡 20 s，每次洗板吸干洗液，最后一次洗板甩干。

4）样品孔和对照孔各加入 100 μL HRP-conjugate，酶标板用新的胶黏膜封住，37 ℃孵育 20 min。

5）重复步骤 3）的弃液和洗板。

6）样品孔和对照孔各加入 50 μL 底物溶液 A 和 50 μL 底物溶液 B，37 ℃孵育 10 min，注意避光。

7）样品孔和对照孔各加入 50 μL 终止液，轻拍酶标板充分混匀溶液。

8）以空白孔作为校正孔，10 min 内用酶标仪在 450 nm 波长测量各孔的 OD 值。

（3）结果判断。

血标本中 anti-PIV IgM ELISA 检测主要测定 anti-hPIV IgM 阳性或者阴性，通过与阴性和阳性对照的结果比较而得出。阴性对照的 OD 值小于 0.05，以 0.05 计算，如果样品 OD 值/阴性对照 OD 值大于等于 2.1，则样品为 anti-hPIV IgM 阳性，如果样品 OD 值/阴性对照 OD 值小于 2.1，则样品为 anti-hPIV IgM 阴性。

参考文献

[1] CHANOCK R M. Association of a new type of cytopathogenic myxovirus with infantile croup [J]. Journal of Experimental Medicine, 1956, 104: 555-576.

[2] HENRICKSON K J. Parainfluenza viruses [J]. Clin Microbiol Rev, 2003, 16: 242-264.

[3] ZHANG L, COLLINS P L, LAMB R A, et al. Comparison of differing cytopathic effects in human airway epithelium of parainfluenza virus 5 (W3A), parainfluenza virus type 3, and respiratory syncytial virus [J]. Virology, 2011, 421: 67-77.

[4] HAMELIN M E, BOIVIN G. Human metapneumovirus: a ubiquitous and long-standing respiratory pathogen [J]. Pediatr Infect Dis J, 2005, 24: S203-207.

[5] DOUGLAS D R, FREDERICKG H. Clinical Virology [M]. 3rd ed. Washington DC: ASM Press, 2009.

[6] VAN DE POL A C, VAN LOON A M, WOLFS T F, et al. Increased detection of respiratory syncytial virus, influenza viruses, parainfluenza viruses, and adenoviruses with real-time PCR in samples from patients with respiratory symptoms [J]. J Clin Microbiol, 2007, 45: 2260-2262.

[7] COIRAS M T, AGUILAR J C, GARCIA M L, et al. Simultaneous detection of fourteen respiratory viruses in clinical specimens by two multiplex reverse transcription nested-PCR assays [J]. J Med Virol, 2004, 72: 484-495.

（蔡俊超　黎孟枫　朱勋　任丽丽）

第四章 呼吸道合胞病毒

第一节 基本特征

人呼吸道合胞病毒（human respiratory syncytial，hRSV）属于副黏病毒科（Paramyxoviridae）肺病毒亚科（Pneumovirinae）肺病毒属（*Genus pneumovirus*），是引起毛细支气管炎和下呼吸道疾病的主要病原体之一。1956 年，R. E. Blount Jr 等人首次从一只具有感冒症状的大猩猩体内分离得到 hRSV；1 年后，Chanock R 等人从患有严重下呼吸道疾病的婴儿中也分离出了这种病毒。hRSV 在培养过程中能使感染的细胞形成合胞体，因此被命名为"呼吸道合胞病毒"。目前认为 hRSV 只存在一个血清型，但根据抗原差异，分为 A 和 B 两个主要的亚型，A 亚型包括 13 个基因型：GA1-GA7、SAA1、NA1-NA4 和 ON1；B 亚型包括 24 个基因型：GB1-GB4、SAB1-SAB4、URU1-2、CB1、BAC 和 BA1-BA12。hRSV 是感染婴幼儿的最主要病原体之一，常常通过托儿机构、家庭和其他公共场所造成传播，亦是引起住院小儿医院内感染的常见原因。

一、病原学特征

（一）基本生物学特性

hRSV 为有包膜、基因组不分节段的单股负链 RNA 病毒，不含血凝素，颗粒有不规则球形和长丝状两种形态，其中以长丝状病毒颗粒为主，直径为 60～200 nm；不规则球形病毒颗粒直径为 100～350 nm。其基因组包含 10 个基因，从 3′到 5′的顺序依次是 NS1、NS2、N、P、M、SH、G、F、M2 和 L，大小约为 15.2 kb。其中，M2 基因可以编码 2 种不同的基质蛋白 M2-1 和 M2-2，所以 HRSV 基因组共编码 11 种蛋白。NS1 和 NS2 编码非结构蛋白（non structural proteins），只表达于被 hRSV 感染的细胞内，而不存在于病毒颗粒中。核蛋白（nucleocapsid protein，N）、磷酸化蛋白（phosphoprotein，P）、转录加工因子（M2-1）和聚合酶大亚基（large polymerase，L）位于核蛋白壳内部，包裹着基因组 RNA。基质蛋白（matrix protein，M）位于包膜的下方，是一种非糖基化蛋白，主要介导病毒粒子组装成完整的病毒颗粒。小疏水蛋白（small hydrophobic protein，SH）、吸附蛋白（glycoprotein，G）、融合蛋白（fusion protein，F）是病毒的包膜蛋白。SH 蛋白是含 64 氨基酸的跨膜蛋白，N 端具有疏水信号区，C 端位于包膜外；SH 蛋白可以影响宿主细胞膜通透性，抑制宿主天然免疫反应，并且可以阻止细胞凋亡。G 蛋白和 F 蛋白是病毒抗原性的决定因素，同时能够诱导宿主产生保护性抗体；G 蛋白主要介导病毒的吸附，分泌型 G 蛋白能辅助病毒逃避宿主免疫反应，F 蛋白主要介导病毒的穿入和合胞体的形成，在病毒吸附宿主细胞膜、膜融合、合胞体形成以及天然免疫反应中发挥重要调节作用。

（二）理化特性

hRSV 抵抗力较弱，对热、酸及冻融处理敏感。由于是包膜病毒，所以它对乙醚、乙醇、丙酮及其他脂溶剂敏感；干燥环境、紫外线照射及福尔马林处理等可灭活病毒；室温条件下病毒滴度下降较快；对热敏感，因此 56 ℃ 30 min 可灭活病毒。

（三）培养特性

hRSV 接种鸡胚不能生长，但可以在多种传代和原代细胞系中培养，增殖缓慢，细胞病变约出现在接种后 1～2 周。常用于 hRSV 分离培养的细胞有人喉癌细胞系 Hep-2、猴肾细胞系 Vero 和人宫颈癌细胞系 HeLa。hRSV 可以通过滴鼻给药方式感染多种动物，如啮齿类和非人的灵长类动物，所以目前已成功构建了多种 hRSV 动物模型，包括小鼠、棉兔、牛科动物及黑猩猩，其中小牛和黑猩猩对 hRSV 易感性最高，感染后的疾病特征与人类的相似。

二、致病性

hRSV 是导致人类急性下呼吸道感染的重要病原之一，潜伏期多为 4～6 天，可引起婴幼儿严重下呼吸道感染、毛细支气管炎和肺炎等疾病；较大年龄组儿童和成年人感染后则多引起发热、鼻炎、感冒等上呼吸道感染。感染初期开始出现鼻炎、咽炎症状，随后呼吸道分泌物增多，导致以咳嗽、发热和呼吸困难等为特征的急性毛细支气管炎症状，严重时甚至会出现梗阻性肺气肿，呼吸衰竭和心力衰竭等。病情严重程度因人而异，早产儿、低体重儿、心肺疾病患者和免疫系统缺陷患者等是 hRSV 的敏感人群，且容易造成重症疾病。hRSV 主要通过飞沫传播，污染的手指直接接触鼻黏膜和眼黏膜也是引起传染的重要途径。呼吸道上皮细胞是 hRSV 主要的靶细胞，病毒一旦进入体内，就会通过 G 蛋白吸附到上皮细胞，然后通过 F 蛋白与特异性受体的结合使病毒包膜与靶细胞膜融合，从而进入细胞质中进行转录和复制。hRSV 引起疾病的主要原因来自病毒直接损伤和宿主免疫反应，此外，继发性细菌感染也是导致疾病发生的因素之一。其致病性主要由炎症细胞介导，病毒感染会引发急剧的 Th2 型细胞反应，导致病毒清除受损，同时损害细胞毒性 T 细胞的活性。有研究表明 hRSV 引起的疾病程度与病毒在体内的复制水平呈正相关。

三、流行病学特征

hRSV 感染分布全球，儿童和 65 岁以上老人感染后具有较高的发病率和病死率，1 岁以下的婴儿 70% 会受到 hRSV 的感染，而小于 2 岁的儿童几乎 100% 曾受 hRSV 的感染。每年几乎有 200 000 人死于 hRSV 感染,且绝大多数发生在发展中国家。hRSV 感染多发生于冬季和早春,传染性较强,但其流行具有地域和年份的差异。在温带,hRSV 流行一般起始于晚秋或者早冬,并于 12 月中旬或 2 月初达到高峰;其流行在热带地区比较难预测,有时会出现 2 年一次的春夏季交替流行或者无明显的季节性,全年发病率相当;hRSV 流行在我国北方多见于冬春季,而广东则多见于春夏季。我国以 hRSV A 基因型流行为主,存在 A、B 基因型交替流行的现象。主要流行株为 NA1 和 BA9 两种亚型,新发现的 ON1 亚型在我国也有流行。由于抗体不能完全防止感染,hRSV 的再感染现象极为常见,再感染率高达 65%。

四、临床实验室检测策略

hRSV 诊断主要根据血清学及病毒学检查结果,利用鼻咽分泌物及血清等材料通过检测病毒抗原、血清中抗体或病毒核酸来判断是否为 hRSV 感染。目前,对 hRSV 的检测技术主要有以下几种。

(一) 免疫学方法

免疫学方法目前在临床上使用较为普遍,主要基于抗原抗体反应原理来设计检测技术,包括免疫层析、免疫荧光技术和 ELISA 等。目前,这些检测方法已有商品化的试剂盒可用于临床检测:美国 Binax NOW 呼吸道合胞病毒快速检测卡就是采用胶体金方法定性检测 5 岁以下儿童鼻/咽拭子和鼻洗液标本中的呼吸道合胞病毒融合蛋白抗原。德国维润赛润呼吸道合胞病毒 IgG 检测试剂盒采用酶联免疫法定性和/或定量检测人血清或血浆中抗呼吸道合胞病毒的抗体。ELISA 操作简单、成本低,但其灵敏度较低,且检测结果受多种因素影响,如样品中抗原的浓度等,适用于大批量标本的检测。免疫荧光快速诊断技术敏感性及特异性较 ELISA 法稳定可靠,且阳性率高,适于基层医院推广使用。

(二) 核酸检测

核酸检测技术较少应用于临床,多用于实验室研究,有助于深入分析病毒的进化、变异和分子流行病学特征。通过设计针对病毒保守基因序列的引物对病毒核酸进行扩增检测,包括基于核酸扩增的如普通 RT-PCR、实时荧光定量 PCR、多重实时荧光定量 PCR 和高通量筛查以及核酸杂交、基因芯片和基因测序技术。多重实时荧光定量 PCR 和高通量筛查目前已有商品化试剂盒可供使用:杭州纽罗西敏生物技术有限公司的呼吸道病原体实时荧光多重 PCR 检测试剂盒能同时检测 9 种呼吸道病毒及其他 5 种呼吸道病原体,同时能对病毒进行分型;上海 Luminex 18 种呼吸道病毒检测试剂盒是一种高通量筛查技术,能同时对病毒进行检测和分型。多重实时荧光定量 PCR 和高通量检测技术快速简便高效,能同时对多种病毒进行筛查和分型,且对标本需求量少,目前可能较少应用于临床检测,但其在临床检测上具有广阔的前景。而核酸杂交、基因芯片和基因测序技术尚处于研究阶段。

（三）分离培养

分离培养是病原学检测的金标准。将患者鼻咽分泌物接种 hRSV 特异性靶细胞或实验动物，出现病变现象或 hRSV 感染症状后对病毒进行鉴定。hRSV 不是杀细胞病毒，病变反应较慢，因此分离培养鉴定需要的周期较长，一般至少需要 1 周，故不适用于临床检测，多用于实验室对病毒特性的研究。

五、预防和治疗

（一）预防

母乳哺育及接种疫苗等均对预防婴幼儿感染 hRSV 具有一定的效果：帕丽珠单抗是一种针对 hRSV F 蛋白的人-鼠嵌合型单克隆抗体，能够安全有效地预防先天性心脏病儿童感染 hRSV。动物衍生疫苗、病毒载体疫苗、减毒活疫苗及基因重组疫苗已经开展动物实验或临床评估。目前，预防 hRSV 感染的方法包括养成良好的生活习惯（注意个人卫生、勤洗手）、加强锻炼增强机体免疫力、注意环境的通风、减少与 hRSV 感染患者的接触等。

（二）治疗

既往对 hRSV 感染没有特异性治疗方法，治疗以支持和对症疗法为主，有继发细菌感染时，可用抗菌药治疗。三氮唑核苷（ribavirin，又名病毒唑）是目前治疗 hRSV 感染唯一有效的化学药物，1986 年，利巴韦林被批准用于儿童 hRSV 呼吸道疾病的治疗，它是唯一被批准用于 hRSV 下呼吸道感染的药物，但它对于儿童的治疗效果尚存争议。

参考文献

［1］BORCHERS A T, GERSHWIN M E, GERSHWIN L J, et al. Respiratory syncytial virus-a comprehensive review［J］. Clin Rev Allergy Immunol, 2013, 45（3）: 331-379.

［2］GOMEZ R S, MARSOLLIER I G, BOHMWALD K, et al. Respiratory syncytial virus: pathology, therapeutic drugs and prophylaxis［J］. Immunol Lett, 2014, 162（1PA）: 237-247.

［3］RODRIGUEZ R, RAMILO O. Respiratory syncytial virus: how, why and what to do［J］. J Infect, 2014, 68（Suppl 1）: S115-118.

［4］BROOKS G F, KAREN C C, JANET S B, et al. Jawetz, Melnick, & Adelberg's Medical Microbiology［M］. 26th ed. New Yorks: The McGraw-Hill Companies, Inc, 2013.

［5］CANE P A. Molecular epidemiology of respiratory syncytial virus［J］. Rev Med Virol, 2001, 11（2）: 103-116.

［6］VAN DRUNEN L D H S, WATKISS E R. Pathogenesis of respiratory syncytial virus

[J]. Curr Opin Virol, 2012, 2 (3): 300-305.
[7] ANDERSON L J. Respiratory syncytial virus vaccine development [J]. Semin Immunol, 2013, 25 (2): 160-171.

（庞玖玲　朱勋　韩子泊　贾宝迁）

第二节　检 测 技 术

本节阐述呼吸道合胞病毒诊断的方法和操作规程，可用于 hRSV 的核酸检测、病毒分离培养和抗原检测。适用于从鼻咽抽吸物及血液标本中呼吸道合胞病毒的分离和鉴定的相关操作。各种方法将在下面分别进行描述。疑似感染呼吸道合胞病毒标本和菌株的相关操作应在生物安全二级（BSL-2）实验室的生物安全柜中进行，直至确认标本中的病毒被灭活。

按照病毒学检测总体策略所规定的呼吸道标本的采集与处理原则，hRSV 的快速检测首先可以通过提取病毒核酸的方法，再针对 hRSV 特异性序列合成引物进行实时荧光定量 PCR 或多重 RT-PCR 扩增进行 hRSV 的核酸检测。其次，可以采用荧光标记抗体，通过直接或间接的免疫学反应检测 hRSV 抗原。同时，根据需要可采用病毒分离培养的方法，并结合核酸检测和抗原检测进一步鉴定 hRSV 感染。

一、核酸检测程序

本方法适用于 hRSV 核酸的特异性检测。hRSV 核酸检测程序中需要针对 hRSV 特定序列设计并合成特异性检测引物（见本节后文"hRSV 病毒核酸的 PCR 检测程序"相关内容），涉及的其他试剂、耗材和仪器见本书书后附表。

（一）标本的处理

（1）将采集到的呼吸道标本置离心机内，4 ℃ 2 000 r/min 离心 20 min，以去除大部分杂质。

（2）离心后，在安全柜内轻轻地打开离心管，用 1 mL 的 Tip 头吸取上清液。

（3）取 200～400 μL 离心后的标本上清液（标本使用量最多不超过 1 mL）用于核酸的提取。

注意：如果呼吸道标本和胸腔穿刺液标本的黏液成分较重，可先进行液化［按 1：1 体积比加入 1% pH 7.6 的胰蛋白酶溶液，室温（约 25 ℃）消化 15～30 min］等处理，再离心。

（二）病毒核酸提取程序

具体操作步骤详见本书第三部分第二章第二节"（二）病毒核酸提取程序"相关内容。

（三）RNA 病毒核酸的逆转录程序

RNA 病毒的检测通常需要先将提取的病毒 RNA 逆转录为 cDNA，再进行 PCR 检测。以下以 Invitrogen 公司 SuperScript™ Ⅲ First-Strand Synthesis System for RT-PCR 为例说明逆

转录合成 cDNA 程序，操作中使用到的随机引物、10mM dNTP mix、无 DNase 无 RNase 水、10×RT 缓冲液、25mM MgCl、0.1 M DTT、RNaseOUT、SuperScript Ⅲ RT 和 RNase H 由本试剂盒提供。

按照操作说明书，逆转录要求总量 RNA 为 1 ng 至 5 μg。以下为 1 个反应的体系组成，配制多个反应的体系时可据情倍加。

（1）将试剂盒内的每一管溶液混匀并短暂离心，按照表 3-4-1 配制反应体系 1，将体系 1 在 0.2 mL 管中混匀。

表 3-4-1　反应体系

成分	体积/μL
少于 5 μg 的总 RNA	n
50ng/μL 随机引物	1
10mM dNTP Mix	1
加无 DNase 无 RNase 水至总体积	10

（2）65 ℃孵育 5 min，置于冰上至少 1 min。

（3）取一空管配制体系 2，在管中依次加入 2 μL 10×RT 缓冲液，4 μL 25 mM MgCl$_2$，2 μL 0.1M DTT，1 μL RNaseOUT（40 U/μL），1 μL SuperScript Ⅲ RT（200 U/μL）。

（4）将步骤 3）配制的 10 μL 的 cDNA 反应体系 2 加入到体系 1 中，总反应体系为 20 μL，轻轻混匀，短暂离心收集可能存在管壁上的液滴。

（5）25 ℃孵育 10 min，50 ℃孵育 50 min，85 ℃终止 5 min，置于冰上。

（6）短暂离心收集反应物，每管加 1 μL RNase H 并于 37 ℃孵育 20 min，反应结束即为 cDNA 混合物，可以置于 -20 ℃保存或用于后续 PCR 检测。

（四）hRSV 病毒核酸的 PCR 检测程序

1. 探针法实时荧光定量 PCR 程序

（1）引物序列及扩增片段（表 3-4-2）。

表 3-4-2　引物及探针序列信息

引物	序列（5′→3′）	3′标签	5′标签	扩增基因
hRSVA-F	GCTCTTAGCAAAGTCAAGTTGAATGA			
hRSVA-R	TGCTCCGTTGGATGGTGTATT			N
hRSVA-P	ACACTCAACAAAGATCAACTTCTGTCATCCAGC	TAMRA	FAM	
hRSVB-F	GATGGCTCTTAGCAAAGTCAAGTTAA			
hRSVB-R	TGTCAATATTATCTCCTGTACTACGTTGAA			N
hRSVB-P	TGATACATTAAATAAGGATCAGCTGCTGTCATCCA	TAMRA	FAM	

（2）反应体系如下（表 3-4-3）。

表3-4-3 反应体系

成分	体积/μL
上游引物	0.5
下游引物	0.5
探针	1
2×iQ Supermix（Bio-rad）	10
DEPC-ddH_2O	7
cDNA	1
总计	20

在配液室配制反应体系，cDNA模板单独在核酸加样区加入。

（3）混匀好的反应体系在扩增区放置PCR仪进行扩增反应，设置反应程序参数如下：95℃ 10 min、95℃ 15 s、60℃ 60 s，（于该步骤读取荧光值），45个循环。

（4）反应结束后，根据样品和阴性及阳性对照扩增曲线的Ct值和荧光强度等，判断样品是否有hRSV感染及感染型别（Ct≤35为阳性，35＜Ct＜40为弱阳性），对于可疑样品需要复检甚至病毒的培养分离进行确定。

2. 多重RT-PCR检测程序

（1）引物序列及扩增片段（表3-4-4）。

表3-4-4 引物及探针序列信息

引物	序列（5′→3′）	扩增基因	目标片段长度
\multicolumn{4}{c}{RT-PCR}			
FluAC1-F	GAACTCRTYCYWWATSWCAAWGRRGAAAT	NP	Influenza (A) 721 (B) 991 (C) 738
FluB1-F	ACAGAGATAAAGAAGAGCGTCTACAA		
FluABC2-R	ATKGCGCWYRAYAMWCTYARRTCTTCAWAIGC		
hRSVAB1-F	ATGGAGYTGCYRATCCWCARRRCAARTGCAAT	F	737
hRSVAB2-R	AGGTGTWGTTACCCTGCATTRACACTRAATTC		
\multicolumn{4}{c}{巢式PCR}			
FluAB3-F	GATCAAGTGAKMGRRAGYMGRAAYCCAGG	NP	Influenza (A) 301 (B) 226 (C) 111
FluC3-F	AAATTGGAATTTGTTCCTTTCAAGGGACA		
FluAC4-R	TCTTCAWATGCARSWSMAWKGCATGCCATC		
FluB4-R	CTTAATATGGAAACAGGTGTTGCCATATT	NP	
hRSVA3-F	TTATACACTCAACAATRCCAAAAAWACC	F	hRSV (A) 363 (B) 611
hRSVA4-R	AAATTCCCTGGTAATCTCTAGTAGTAGTCTGT		
hRSVB3-F	ATCTTCCTAACTCTTGCTRTTAATGCATTG		
hRSVB4-R	GATGCGACAGCTCTGTTGATTTACTATG		

注：表中B=C, G, 或T, H=A, C, 或T, R=A或G, S=G或C, Y=C或T。

(2) 第一轮 RT-PCR。

1) 在配液室配制反应体系（表3-4-5）。

表3-4-5 反应体系

组成	体积/μL
预混酶	10
引物 FluAC-F (50 μmol/L)	0.2
引物 FluB1-F (50 μmol/L)	0.2
引物 FluABC-R (50 μmol/L)	0.2
引物 hRSV AB-F (50 μmol/L)	0.2
引物 hRSV AB-R (50 μmol/L)	0.2
RNase Free Water	7

2) 在核酸加样区加入 2 μL 模板。

3) 在扩增区进行扩增，条件如下：逆转录48 ℃ 45～50 min（若模板为 cDNA 则进入 PCR 反应程序）；94 ℃ 3 min、94 ℃ 30 s、55 ℃ 1 min、72 ℃ 30 s、72 ℃ 10 min，45 个循环。

(3) 第二轮巢式 PCR。

1) 在配液室配制反应体系（表5-4-6）。

表5-4-6 反应体系

体系组成	体积/μL
RNase-Free Water	12.3
10×缓冲液	2
dNTP (10 mmol/L)	0.5
引物 FluAB3-F (50 μmol/L)	0.2
引物 FluC3-F (50 μmol/L)	0.2
引物 FluAC4-R (50 μmol/L)	0.2
引物 FluB4-R (50 μmol/L)	0.2
引物 hRSVA3-F (50 μmol/L)	0.2
引物 hRSVA4-R (50 μmol/L)	0.2
引物 hRSVB3-F (50 μmol/L)	0.2
引物 hRSVB4-R (50 μmol/L)	0.2
Taq 酶 (5 U/μL)	0.1

2) 在核酸加样区加入 2 μL 模板，终体积20 μL。

3) 在扩增区进行扩增，条件如下：95 ℃ 4 min；94 ℃ 30 s、55 ℃ 1 min、72 ℃

30 s, 72 ℃ 10 min, 35 个循环。

（4）取 10 μL 扩增产物在 2% 琼脂糖凝胶上电泳。根据特异性核酸条带大小（表 3-4-4），结合阴性、阳性对照，判断是否有 hRSV 感染及感染型别。

5）扩增产物电泳后，若对结果存在疑虑，则可将条带通过凝胶回收后进行测序，或者先普通 PCR 扩增片段，构建 T 载体克隆后测序，测序序列用 BLAST 与 GenBank 中的序列进行比对，从而判断其结果。

3. 多重实时荧光定量 PCR 检测

多重荧光定量 PCR 目前已有商品化试剂盒可供使用：杭州纽罗西敏生物技术有限公司的呼吸道病原体实时荧光多重 PCR 检测试剂盒能同时检测 9 种呼吸道病毒及其他 5 种呼吸道病原体，同时能对病毒进行分型，具体操作步骤和结果判定参照说明书。

4. 高通量检测

Luminex 是一种整合了荧光编码微球、激光检测、最新的高速数字信号和计算机运算法则等多项技术，实现了各种症候群病毒真正的"高通量"检测，其中包括呼吸道病毒。Luminex 18 种呼吸道病毒基因检测试剂盒能同时对病毒进行检测和分型，具有高通量、高速度、高灵敏度、重复性好和线性范围广等特点。实验中用到的 Bacteriophage MS2、RNase free Water、5×One-step RT-PCR 缓冲液、xTAG RVPFv2 Primer Mix、xTAG dNTP Mix、一步法 RT-PCR Enzyme Mix、xTAG RVPF Bead Mix 和 One-step RT-PCR Enzyme Mix 均为试剂盒提供，其操作步骤如下。

（1）病毒核酸提取。使用 QIAmp MiniElute Virus Spin kit 提取病毒核酸，但是在加入 25 μL Qiagen Protease 之前先加入 20 μL Bacteriophage MS2 作为质控，其余操作一致。

（2）一步法 RT-PCR。反应体系如表 3-4-7。

表 3-4-7 反应体系

试剂	体积/μL
RNase Free Water	1.3
5×一步法 RT-PCR 缓冲液	4.0
xTAG RVPFv2 Primer Mix	2.0
xTAG dNTP Mix	1.1
一步法 RT-PCR Enzyme Mix	1.6
RNA 样品	10.0

反应程序如下：50 ℃ 20 min，95 ℃ 15 min，95 ℃ 30 s，59 ℃ 30 s，72 ℃ 30 s，第 3 步开始 36 个循环，72 ℃ 2 min，4 ℃保持。

（3）杂交反应：按表 3-4-8 配制杂交反应液。

表 3-4-8　杂交反应液

试剂	体积/μL
xTAG RVPF Bead Mix	20
RT-PCR 产物	2.0
SA-PE 反应液	75.0

杂交反应程序如下：预先将 PCR 仪预热至 45 ℃，然后 45 ℃ 杂交 20 min，45 ℃ 保持。

（4）上机检测。在杂交反应进行的时候打开仪器，进行质控检测后，将放置产物的金属板预热至 40 ℃，然后导出试剂盒中的检测程序，进行杂交结果的检测。

（5）结果判定。将结果导出，结果文件能直接显示标本的阴阳性，无须检测者自行判定。

（五）病毒核酸检测过程中应注意的问题

（1）质量控制。核酸提取和检测过程均须设立阴性对照和阳性对照。

阴性对照：核酸提取的阴性对照，应采用已知不含任何核酸的样本（如蒸馏水）。核酸检测（PCR 和 RT-PCR）的阴性对照应包括核酸提取阴性对照、无酶对照和无引物对照。

阳性对照：可采用 prototype strains A2（subgroup A）和 CH-18537（subgroup B）标准株作为核酸提取和检测的阳性对照。

（2）避免交叉污染。即反应体系配制区、模板核酸加样区以及扩增区应严格分开，避免污染。

二、细胞培养分离操作程序

本方法适用于呼吸道标本和胸腔穿刺液中 hRSV 的培养分离，从而鉴别是否存在 hRSV 感染。本操作规程全程涉及使用活病毒，所以应当特别注意生物安全规定，在 BSL-2 实验室中进行。hRSV 细胞培养分离需要特定专用的细胞、细胞生长液、细胞维持液和 hRSV 孵育液，操作程序中需要的其他试剂、耗材和仪器，可参见本书第三部分第一章中的"发热呼吸道症候群病毒学检测推荐的通用试剂、耗材和仪器"相关内容。

具体操作步骤参见本书第三部分第二章"病毒细胞分离培养操作程序"相关内容。

成功分离的病毒需要进行核酸检测、免疫荧光检测：核酸检测可参照本节前文"核酸检测程序"相关内容进行。免疫荧光检测可以通过收取病变的细胞制备细胞涂片，利用美国 Chemicon 呼吸道病毒直接免疫荧光试剂盒，或者利用美国 Binax NOW 呼吸道合胞病毒快速检测卡和德国维润赛润呼吸道合胞病毒 IgG 检测试剂盒等方法进行检测，进一步鉴定 hRSV 感染，操作程序及结果判定参见下文"抗原检测操作程序"相关内容。

三、抗原检测操作程序

本方法适用于呼吸道分泌物中 hRSV 抗原的检测。hRSV 抗原检测需要专用的针对 hRSV 蛋白抗原的特异性抗体，往往采用商品化的病毒蛋白抗原检测试剂盒进行免疫荧光检测或者 ELISA。这里推荐使用美国 Chemicon 呼吸道病毒直接免疫荧光试剂盒、美国 Binax NOW 呼吸道合胞病毒快速检测卡和德国维润赛润呼吸道合胞病毒 IgG 检测试剂盒，操作程序中需要的其他试剂、耗材和仪器参见本书第三部分第一章相关内容及本书书后附表。

（一）免疫荧光方法检测 hRSV 抗原的程序

美国 Chemicon 呼吸道病毒直接免疫荧光试剂盒含有 7 种混合的单克隆抗体，即腺病毒、流感病毒 A/B 型、人副流感病毒 1、2、3 型及呼吸道合胞病毒单克隆抗体，常用来呼吸道感染病毒的筛选。当筛查试验为 hRSV 阳性时，再用 hRSV 单一型别的单克隆抗体对标本进行鉴定。按照试剂盒说明书要求，具体实验步骤如下。

1. 标本的处理

将采取的分泌物 1 000～6 000 r/min 离心 10 min，弃去上清液，沉淀物再加入 1 mL 预冷的 PBS 振荡 5 min，1 000～6 000 r/min 离心 10 min，再次弃去上清液。沉淀物中加入适量 PBS，调节柱状纤毛细胞浓度至 $1.0\times10^6 mL^{-1}$。

2. 细胞涂片的制备

微量加样器吸取柱状纤毛细胞悬液 20 μL，加入至 4 ℃丙酮浸泡过的载玻片上，室温下空气干燥后 4 ℃丙酮浸泡固定 10 min，即制备好细胞涂片。

3. 直接免疫荧光操作程序

实验中用到的试剂均为试剂盒所提供。

（1）滴加混合单克隆抗体或单一单克隆抗体置于细胞涂片上，37 ℃孵育，筛查抗体为 15 min，鉴定抗体为 30 min。

（2）用 PBS 流水缓慢冲洗玻片 3 次，每次 5 min，风干后封片（封片剂由试剂盒提供）。

（3）在倒置荧光显微镜下观察结果。

4. 结果判定

倒置荧光显微镜下读片，放大倍数为 200 倍。如果样点中含有≥0 个细胞，则认为此片是可以评价的。筛查实验阳性：在荧光显微镜 200 倍视野下有≥2 个柱状纤毛细胞呈明亮黄绿色荧光即为筛查实验阳性，否则为阴性。鉴定实验阳性：在荧光显微镜下 hRSV 显示细胞浆染色，否则为 hRSV 阴性。由试剂盒提供阳性及阴性对照片作为对照。

5. 影响因素

非特异性荧光染色是免疫荧光技术中最关键的问题，正确染色是去除非特异荧光，提高荧光抗体的敏感性和特异性的一个重要因素，因此染色时温度、湿度都应较严格掌握，同时冲洗应彻底，最好流水缓慢冲洗。要想得到正确、可靠的结果，必须设以严格的阴、阳性对照。此外，由于荧光抗体浓度过高，会造成非特异荧光，故可以适当调整荧光抗体浓度。

（二）美国 Binax NOW 呼吸道合胞病毒快速检测卡检测 hRSV 抗原的程序

1. 样本准备

将鼻/咽拭子样品平衡至室温，在 0.5～3.0 mL 的液体转移系统中转动洗脱拭子。鼻洗液则不需要进行预处理，直接进行后续检测。

2. 操作程序

实验中用到的试剂均为试剂盒所提供。

（1）将装置从锡箔中取出来放在工作台上。

（2）将移液头插入液体样本中，挤压上部吸球吸液，当吸液头部注满液体后松开吸球，这将会把液体吸入移液管中，移液管下部不要产生空气。

（3）看检测装置上的箭头找到白色样本垫，通过挤压上部吸球，慢慢将移液管中液体全部（100 μL）加入样本垫的中部。

（4）立即从检测装置中揭去黏附衬，合上并密封装置，15 min 时读窗口中的结果。早于或者晚于 15 min 结果可能不准确。

3. 结果判定

阴性标本：窗口底部的蓝色对照线变紫红色，无其他线出现。阳性标本：蓝色对照线变紫红色，上部的样本线也变紫红色。如果对照线仍为蓝色或根本没有出现，试验结果无效，需重做。

4. 质量控制

（1）操作对照：未检测装置在对照位置有一根蓝色线（质控线）。如果进行试验，检测装置中的这根蓝色线将变为粉红色；结果窗口中清晰的背景颜色是阴性背景对照，15 min 内窗口背景颜色从粉红色到白色。背景颜色不应干扰测试。

（2）外部阴性、阳性对照：试剂盒内装有阴、阳性对照拭子，这些拭子将监控试剂故障。

（3）遵照本试剂盒的标准质量控制程序。

（三）德国维润赛润呼吸道合胞病毒 IgG 检测试剂盒检测 hRSV 抗原的程序

1. 样本准备

检测前先用稀释缓冲液将样品进行 2 000 倍稀释：取 5 μL 样品加入 500 μL 稀释缓冲液中，混匀后，取 25 μL 稀释液，加入 500 μL 稀释缓冲液中，混匀备用。

2. 操作程序

实验中用到的试剂均为试剂盒所提供。

（1）将检测所需数目的微孔条放到微孔板框上并准备好一张标签。在微量孔内分别加入 100 μL 的已稀释样本或立即可用的对照血清。留一个孔为底物空白使用，如表 3-4-9。

表 3-4-9 微量孔加样方案

编号	作用
孔 A1	底物空白
孔 B1	阴性对照
孔 C1	标准血清
孔 D1	标准血清
孔 E1	标本 1……

（2）将样品于湿盒内（37±1）℃孵育（60±5）min。孵育后以洗液缓冲液洗涤板孔：吸去或甩去洗液，每孔内加入 300 μL 洗液，吸去或甩去洗液，重复洗涤过程 3 次（共 4 次），将微孔板翻转过来在纸巾上拍打，使微孔中不再含有液体。

（3）于相应孔内（底物空白除外）加入 100 μL IgG 酶标记抗体，湿盒内（37±1）℃孵育（30±1）min。孵育后以洗液缓冲液洗涤板孔：吸去或甩去洗液，每孔内加入 300 μL 洗液，吸去或甩去洗液，重复洗涤过程 3 次（共 4 次），将微孔板翻转过来在纸巾上拍打，使微孔中不再含有液体。

（4）于每孔内加入 100 μL 底物溶液（包括底物空白孔）。湿盒内（37±1）℃孵育（30±1）min。

（5）终止反应：孔内加入 100 μL 终止液，轻微振荡微孔板以混合溶液。

3. 读取消光度

以底物空白为空白对照液，60 min 内读取 405 nm 的 OD 值，建议参考波长范围为 620～690 nm（如 650 nm）。

4. 结果判定

利用标准曲线进行抗体活性的连续求值。

测定间差异（指不同时间的检测差异和不同实验室的检测差异）可用校正系数 F 与当前测定数值相乘进行校正。校正系数的计算公式为：

$$F = \frac{（标准血清）OD 参考值}{（标准血清）当前测量 OD 值}$$

此步骤对于校正当前检测与批次标准曲线之间的偏差是非常必要的。不同日期检测之间的差异可通过计算校正系数 F 进行校正。

（1）计算标准血清的两次 OD 值的平均值，并确认是否在有效范围内；

（2）计算校正系数"F"：用给定的参考数值除以标准血清两次消光数的平均值。

$$F = 标准血清的参考消光数值 / 标准血清消光数的平均值$$

（3）将测得的所有患者血清的消光数值与校正系数"F"相乘；

（4）用经过校正的消光数值在标准曲线"U/mL"或"IU/mL"坐标轴上确定对应的抗体活性。阳性结果：>15 U/mL，临界值结果：10～15 U/mL，阴性结果：<10 U/mL。

针对临界值结果的样品，应在 1～2 周后对相应的患者再进行取样，重新检测。

5. 注意事项

在特殊的工作环境下有必要对孵育时间进行调整。

参考文献

[1] HU A, COLELLA M, TAM JS, et al. Simultaneous detection, sub grouping, and quantitation of respiratory syncytial virus A and B by real-time PCR [J]. Journal of Clinical Microbiology, 2003, 41 (1): 149-154.

[2] MICHAEL R GREEN, JOSEPH SAMBROOK. Molecular cloning: a laboratory manual [M]. 4th ed. Beijing: Science Press, 2013.

[3] COIRAS M T, PEREZ-BRENA P, GARCIA M L, et al. Simultaneous detection of influenza A, B, and C viruses, respiratory syncytial virus, and adenoviruses in clinical samples by multiplex reverse transcription nested-PCR assay [J]. J Med Virol, 2003, 69 (1): 132-144.

（庹玖玲　朱勋　韩子泊　贾宝迁）

第五章 人偏肺病毒

第一节 基本特征

人偏肺病毒（human metapneumo virus，hMPV）属于副黏病毒科偏肺病毒属成员，是偏肺病毒属中第一个人类病毒。最早是在2001年一个呼吸道标本中分离得到，随后世界各地相继报道并证实人偏肺病毒的存在，并认为是儿童下呼吸道疾病的一个重要病原体。由于此病毒与偏肺病毒属的禽偏肺病毒（avian metapneumo virus，aMPV）基因组序列同源性达66%，因此命名为人偏肺病毒。根据其F、G和P基因序列的不同，人偏肺病毒可以分为A、B两种主要的遗传型，这两种遗传型又分别可以细分为A1、A2、B1和B2四种亚型。

一、病原学特征

（一）基本生物学特征

hMPV为单负链RNA病毒。用电子显微镜观察它的形态发现，它具有类似副黏病毒的电镜形态，呈现多态性，有球形、纤维状、杆状等，直径为150～600 nm。hMPV核酸长度为13.4 kb，编码8种不同的基因，从3′到5′的顺序依次为：3′－N－P－MH－F－MH2－SH－G－L－5′。这8种基因编码9种不同的蛋白，分别是：基质蛋白（M），由同一开放阅读码框架所编码的3个跨膜蛋白[小疏水蛋白（SH）、糖蛋白（G）以及融合蛋白（F）]，核衣壳RAN结合蛋白（N），核衣壳磷蛋白（P），聚合酶（L），转运延长因子（M2-1），RNA合成调节因子（M2-2）。其中，F、G、SH蛋白是主要的保护性抗原，刺激机体产生中和抗体抵抗病毒感染。同时，有研究发现，偏肺病毒的F蛋白具有黏附与融合的功能，将G和SH基因删除后，病毒在体内和体外仍然能够复制。

（二）理化特性

由于偏肺病毒含有脂质包膜，所以它对乙醚及其他脂质溶剂敏感。收到的临床标本应在冰上运送，并及时转移。

（三）培养特性

偏肺病毒最初是在3种猴肾细胞中发现的，常见的是细胞培养模型为LLC-MHK2，但是体外培养病毒复制增殖缓慢。在培养基中加入胰酶能够促进其增殖。病毒所致CPE

表现不一，有的毒株能够形成类似于呼吸道合胞病毒的融合细胞，有的则使得部分细胞变圆，有折光性，最后脱落。CPE 出现的时间通常在病毒接种后的 8～14 天。关于偏肺病毒的动物模型，有研究发现，hMPV 在可以感染仓鼠、棉鼠、小鼠和非人灵长类动物。

二、致病性

人偏肺病毒最初是从呼吸道疾病患者的支气管灌洗液或鼻咽部分泌物中分离出来的。之后的大多数证据表明，hMPV 通过呼吸道分泌物的直接接触或飞沫的播散来进行传播。儿童普遍易感，血清学检查发现，6～12 个月的婴儿中 hMPV 感染率为 25%，5 岁以下儿童的感染率为 100%。在临床症状开始 5 天至 2 周内，可以从患者的排泄物中检测到 hMPV RNA 的存在。hMPV 在免疫功能正常的宿主中的复制局限在呼吸道上皮，儿童 hMPV 感染的典型表现为流鼻涕、咳嗽、发热等上呼吸道症状。而免疫不全的患者，比如接受肺移植患者在感染 hMPV 后，将会导致致命性的下呼吸道感染，发生组织性肺损伤。在小鼠、棉鼠和猕猴中，hMPV 感染的病理学特征包括呼吸道上皮结构的破坏、上皮细胞的脱落、纤毛的脱落和炎症的浸润。有研究表明，hMPV 在儿童急性中耳炎中占有重要的比例，病毒 RNA 在患中耳炎的患者的中耳液中可以检出。hMPV 感染和哮喘发作的因果关系尚未证实。但在因喘鸣住院的儿童或因哮喘发作住院的成人中，有多达 60% 的人检出有 hMPV 感染。

三、流行病学特征

hMPV 在全世界范围各个年龄组都被认为是引起上下呼吸道疾病的重要病原体，hMPV 感染的平均时间约为 6 个月。同时，有研究表明 hMPV 在儿童和成人中都可以导致再感染。大于 65 岁的成年人以及患有如慢性阻塞性肺病、哮喘、肿瘤、免疫功能不全、HIV 或者移植手术后的患者尤其易感。

在温带，hMPV 的活动具有明显的季节性，在冬末及春初最常见：美国为 1～4 月，北京为 11 月至次年 2 月，澳大利亚为 6 月，巴西为 3～11 月。这一活动高峰往往与 RSV 的高峰相互重叠或略迟，气温、降雨量等都可以对 hMPV 的流行特点产生影响。同时，Walsh 等人研究了连续 4 个冬天 hMPV 在成人中的感染比例。发现，其感染比例为 3.0%～7.1%，与同期 RSV 的感染率相似而高于同期 A 型流感的感染率。在日本，研究人员检测了 2004—2009 年每年 hMPV 的流行情况，发现存在 A、B 两种基因型的共同感染，但以 A1 亚型的流行为主。而近年来，各种研究发现，在不同的地区有不同的流行亚型，且在同一地区不同年份，也出现了 hMPV 亚型交替流行的现象。

四、临床实验室检测策略

目前，诊断 hMPV 时，推荐的标本类型是鼻/咽拭子标本或鼻咽抽吸物标本。而针对 hMPV 的检测主要有核酸检测、抗原检测、抗体检测以及病毒分离几种方法。

在抗原检测方面，ELISA 检测 hMPV 不是很常用。现在对于它的检测主要方法之一是免疫荧光，但此方法依赖于化验员的经验和专门的仪器，不适合大规模的检验。

在抗体检测方面，一个非常不利的因素是：从感染病毒到能够检测到 hMPV 特异性的 IgM 和 IgG 抗体的时间相对较长。

在病毒培养方面，在培养 hMPV 敏感细胞系中加入胰蛋白酶可以促进病毒增殖，但 hMPV 的复制极慢。尽管细胞培养在亚型分离或进一步分析中仍有一定的价值，但是由于它昂贵、耗时的缺点，同时，由于其他分子检测手段敏感性有所提高，病毒分离的应用正在减少。

与其他几种技术相比，hMPV 的检测最好采用普通 RT-PCR 或实时荧光定量 PCR 方法，才能做到既敏感又快速地诊断。

五、预防和治疗

目前，对抗 hMPV 感染主要集中在治疗方面，体内及体外的研究发现，抑制病毒的融合以及 RNA 干扰都是很有效的治疗方法。广谱抗病毒药物利巴韦林对 hMPV 有一定的抑制作用。同时，研究者也致力于研究特异以及非特异的免疫球蛋白，其中，帕利珠单抗是一种人源性的单克隆抗体，它能够识别 RSV 的融合蛋白上的抗原表位，从而达到治疗 RSV 感染的目的，基于这一点，目前研究出了抗 hMPV 感染的单克隆抗体 MAb 338，在老鼠体内，发现它不仅能够治疗被 hMPV 感染的小鼠，而且能够预防 hMPV 的感染。

在疫苗的制备方面，许多体外及动物实验都研究出了 hMPV 潜在的疫苗，并显示了良好的应用前景，但至今为止还没有能够应用于人体的 hMPV 疫苗。增强机体抵抗力，注意个人卫生，避免接触患者，加强居室通风等预防呼吸道病毒性传染病的方法有助于预防人偏肺病毒的感染。

参考文献

[1] VAN DEN HOOGEN B G, DE JONG J C, GROEN J, et al. A newly discovered human pneumo virus isolated from young children with respiratory tract disease [J]. Nat Med, 2001, 6: 719-724.

[2] SCHILDGEN V, VAN DEN HOOGEN B, FOUCHIER R, et al. Human Metapneumo virus: lessons learned over the first decade [J]. Clin Microbiol Rev, 2011, 4: 734-754.

[3] BUCHHOLZ U J, NAGASHIMA K, MURPHY B R, et al. Live vaccines for human metapneumo virus designed by reverse genetics [J]. Expert Rev Vaccines, 2006, 5: 695-706.

[4] HAAS L E, THIJSEN S F, VAN ELDEN L, et al. Human metapneumo virus in adults

[J]. Viruses, 2013, 1: 87 - 110.

[5] WILLIAMS J V, TOLLEFSON S J, JOHNSON J E, et al. The cotton rat (Sigmodon hispidus) is a permissive small animal model of human metapneumo virus infection, pathogenesis, and protective immunity [J]. J Virol, 2005, 17: 10944 - 10951.

[6] KUIKEN T, VAN DEN HOOGEN B G, VAN RIEL D A, et al. Experimental human metapneumo virus infection of cynomolgus macaques (Macaca fascicularis) results in virus replication in ciliated epithelial cells and pneumocytes with associated lesions throughout the respiratory tract [J]. Am J Pathol. 2004, 6: 1893 - 900.

[7] HALL CB AND DOUGLAS RG, JR. Modes of transmission of respiratory syncytial virus [J]. J Pediatr, 1981, 1: 100 - 103.

[8] SUMINO K C, AGAPOV E, PIERCE R A, et al. Detection of severe human metapneumo virus infection by real-time polymerase chain reaction and histopathological assessment [J]. J Infect Dis, 2005, 6: 1052 - 1060.

[9] ALVAREZ R, HARROD K S, SHIEH W J, et al. Human metapneumo virus persists in BALB/c mice despite the presence of neutralizing antibodies [J]. J Virol, 2004, 24: 14003 - 14011.

[10] SCHILDGEN O, SIMON A. Induction of acute otitis media by human metapneumo virus [J]. Pediatr Infect Dis J, 2005, 12: 1126.

[11] WILLIAMS J V, TOLLEFSON S J, NAIR S, et al. Association of human metapneumo virus with acute otitis media [J]. Int J Pediatr Otorhinolaryngol, 2006, 7: 1189 - 1193.

[12] FALSEY A R, WALSH E E. Viral pneumonia in older adults [J]. Clin Infect Dis, 2006, 4: 518 - 524.

[13] WILLIAMS J V, CROWE J E, Jr., Enriquez R, et al. Human metapneumo virus infection plays an etiologic role in acute asthma exacerbations requiring hospitalization in adults [J]. J Infect Dis, 2005, 7: 1149 - 1153.

[14] GRAY G C, CAPUANO A W, SETTERQUIST SF, et al. Multi-year study of human metapneumo virus infection at a large US Midwestern Medical Referral Center [J]. J Clin Virol, 2006, 4: 269 - 276.

[15] WALSH E E, PETERSON D R, FALSEY A R. Human metapneumo virus infections in adults: another piece of the puzzle [J]. Arch Intern Med, 2008, 22: 2489 - 2496.

[16] MIZUTA K, ABIKO C, AOKI Y, et al. Endemicity of human metapneumo virus subgenogroups A2 and B2 in Yamagata, Japan, between 2004 and 2009 [J]. Microbiol Immunol, 2010, 10: 634 - 638.

[17] GERNA G, CAMPANINI G, ROVIDA F, et al. Changing circulation rate of human metapneumo virus strains and types among hospitalized pediatric patients during three consecutive winter-spring seasons. Brief report [J]. Arch Virol, 2005, 11: 2365 - 2375.

[18] CHIU C Y, ALIZADEH A A, ROUSKIN S, et al. Diagnosis of a critical respiratory illness caused by human metapneumo virus by use of a pan-virus microarray [J]. J Clin Microbiol, 2007, 7: 2340-2343.

[19] HAMELIN M E, BOIVIN G. Development and validation of an enzyme-linked immunosorbent assay for human metapneumo virus serology based on a recombinant viral protein [J]. Clin Diagn Lab Immunol, 2005, 2: 249-253.

[20] ULBRANDT N D, JI H, PATEL N K, et al. Isolation and characterization of monoclonal antibodies which neutralize human metapneumo virus in vitro and in vivo [J]. J Virol, 2006, 16: 7799-7806.

（胡忆文　安树　朱勋　李建国　何振健）

第二节　检 测 技 术

本节所描述的实验方法可用于 hMPV 的核酸检测、病毒分离培养和抗原检测。各种方法将在下面分别进行描述。需要注意的是，疑似感染了 hMPV 的呼吸道标本和胸腔穿刺液的标本处理应当在生物安全二级（BSL-2）实验室中进行，直至确认标本中的病毒被灭活。

按照病毒学检测总体策略所规定的呼吸道标本和胸腔穿刺液的采集与处理原则，hMPV 的快速检测首先可以通过提取病毒核酸的方法，针对 hMPV 特异性序列合成引物进行实时荧光定量 PCR（qRT-PCR）或逆转录 PCR（RT-PCR）扩增进行 hMPV 的核酸检测。其次，可以采用荧光标记抗体，通过直接或间接的免疫学反应检测 hMPV 抗原。同时，根据需要可采用病毒分离培养的方法，并结合核酸检测和抗原检测进一步鉴定 hMPV 感染。另外，可尽量采集患者急性期和恢复期双份血清进行血清学检测。

一、核酸检测程序

本方法适用于 hMPV 核酸的特异性检测。

（一）标本的处理

将采集到的呼吸道标本和胸腔穿刺液置离心机内，4 ℃ 2 000 r/min 离心 20 min，以去除大部分杂质。离心后，在安全柜内轻轻地打开离心管，用 1 mL 的 Tip 头吸取上清液。如果呼吸道标本和胸腔穿刺液的黏液成分较重，可先进行液化［按 1∶1 体积比加入 1% pH 7.6 的胰蛋白酶溶液，室温（约 25 ℃）消化 15~30 min］等处理，再离心。取 200~400 μL 离心后的标本上清液（标本使用量最多不超过 1 mL）用于核酸的提取。

（二）病毒核酸提取程序

具体操作步骤详见本书第三部分第二章第二节"（二）病毒核酸提取程序"相关内容。

（三）RNA 病毒的逆转录程序

RNA 病毒的检测通常需要先将提取的病毒 RNA 逆转录为 cDNA，再进行 PCR 检测。以 Invitrogen 公司 Superscript Ⅲ 逆转录试剂盒为例说明逆转录合成 cDNA 程序。此外，对于 RNA 病毒的检测也可以使用一步法 RT-PCR 试剂盒进行。

按照操作说明书，逆转录要求总量 RNA 为 1 pg～5 μg。以下为 1 个反应的体系组成，多个反应的体系请倍加。

（1）将试剂盒内的每一管溶液混匀并短暂离心，按照表 3-5-1 配制反应体系 1，将体系 1 在 0.2 mL 管中混匀。

表 3-5-1 反应体系

组分	体积/μL
少于 5 μg 的总 RNA	n
50 ng/μL 随机引物	1
10 mM dNTP Mix	1
加无 DNase 无 RNase 水至总体积	10

（2）65 ℃孵育 5 min，置于冰上至少 1 min。

（3）取一空管配制体系 2，在管中依次加入 2 μL 10×RT 缓冲液，4 μL 25 mM $MgCl_2$，2 μL 0.1 M DTT，1 μL RNaseOUT（40 U/μL），1 μL SuperScript Ⅲ RT（200 U/μL）。

（4）将步骤（3）配制的 10 μL 的 cDNA 反应体系 2 加入到体系 1 中，总反应体系为 20 μL，轻轻混匀，短暂离心收集可能存在管壁上的液滴。

（5）25 ℃孵育 10 min，50 ℃孵育 50 min，85 ℃终止 5 min，置于冰上。

（6）短暂离心收集反应物，每管加 1 μL RNase H 并于 37 ℃孵育 20 min，反应结束即为 cDNA 混合物，可以置于 -20 ℃保存或用于后续 PCR 检测。

（四）hMPV 病毒核酸的 PCR 检测程序

1. 实时荧光定量 PCR 程序

（1）引物及探针序列及扩增片段见表 3-5-2

表 3-5-2 引物及探针序列信息

引物	序列（5′→3′）	3′标签	5′标签	扩增基因	目标片段长度/bp
hMPV-F	CATAYAARCATGCTATATTAAAAGAGTCTC				
hMPV-R	CCTATYTCTGCAGCATATTTGTAATCAG			HN	162
hMPV-P	TGYAATGATGARGGTGTCACTGCRGTTG	BHQ1	FAM		

注：表中 Y = C 或 T；R = A 或 G。

（2）hMPV 反应体系如表 3-5-3。

表 3-5-3 反应体系

成分	体积/μL
cDNA	1
上游引物	0.5
下游引物	0.5
探针	1
2×iQ Supermix（Bio-rad）	10
DEPC-ddH$_2$O	7
总计	20

在配液室配制反应体系，cDNA 模板单独在核酸加样区加入。

（3）混匀好的反应体系在扩增区上机 PCR 仪，设置反应程序参数如下：95 ℃ 10 min；95 ℃ 15 s，60 ℃ 60 s（于该步骤读取荧光值），45 个循环。

（4）反应结束后，根据样品和阴性及阳性对照扩增曲线的 Ct 值和荧光强度等，判断样品是否有 hMPV 感染。对于可疑样品需要复检甚至病毒的培养分离进行确定（具体可参照上海辉睿生物科技有限公司对实验结果的判定方法）：$Ct ≥ 38$，（或"undet"），阴性结果。$35 ≤ Ct < 38$，检测灰区，应重复测定 2 次；$Ct ≥ 38$，阴性结果；其中 1 次 $Ct < 38$，阳性结果，FAM 通道阳性判断为感染偏肺病毒。$Ct < 35$，阳性结果，FAM 通道阳性判断为感染偏肺病毒。

2. RT-PCR 检测程序

（1）引物序列及扩增片段（表 3-5-4）。

表 3-5-4 引物及探针序列信息

引物	序列（5'→3'）	基因	片段长度/bp
MPV-F	TyAACATTGCwACAGCAGGACC	P	247
MPV-R	CTTCWGATTCWCCRCTTGTGCT		

（2）RT-PCR。

1）在配液室按表 3-5-5 配制反应体系（20 μL 体系）。

表 3-5-5 反应体系

组成	体积/μL
ddH$_2$O	6.4
2×Reaction Mix	10
引物 MPV P-F（50 μmol/L）	0.4
引物 MPV P-R（50 μmol/L）	0.4
SuperScript^{TM} Ⅲ One-step RT/platiinum$^®$ Taq Mix	0.8

2）将配制的混合液分装到 PCR 管中（18 μL/管）。

3）在加样室，向每个 PCR 管加 2 μL 模板。

4）按下列参数设置 PCR 程序：48 ℃ 45 min；94 ℃ 3 min；94 ℃ 30 s，54 ℃ 30 s，72 ℃ 1 min，72 ℃ 10 min，35 个循环，4 ℃ 保持。

5）用 2% 的琼脂糖凝胶分析扩增产物，扩增产物大小见表 3-5-4。

6）扩增产物电泳后，若对结果存在疑虑，则需要将条带回收测序后验证。

（五）在病毒核酸检测注意事项

（1）质量控制。核酸提取和检测过程均须设立阴性对照和阳性对照。

阴性对照：核酸提取的阴性对照，应采用已知不含任何核酸的样本（如蒸馏水）。核酸检测（PCR 和 RT-PCR）的阴性对照应包括核酸提取阴性对照、无酶对照和无引物对照。

阳性对照：核酸提取和检测的阳性对照，采用人偏肺病毒标准株，NL/1/00 和 NL/1/99 所提取的核酸作为阳性对照。

（2）避免交叉污染。即反应体系配制区、模板核酸加样区以及扩增区应严格分开，避免污染。

二、细胞培养分离操作程序

本方法适用于呼吸道标本和胸腔穿刺液中 hMPV 的培养分离，从而鉴别是否存在 hMPV 感染。本操作规程全程涉及使用活病毒，所以应当特别注意生物安全规定，在 BSL-2 实验室中进行。

可用于 hMPV 培养的传代细胞：恒河猴肾上皮细胞 LLC-MHK2、三代猴肾细胞 tMK、人横纹肌肉瘤细胞 RD、非洲绿猴肾细胞 Vero-E6。

具体操作步骤详见本书第三部分第二章"病毒细胞分离培养操作程序"相关内容。

成功分离的病毒需要利用核酸检测、免疫荧光检测：核酸检测可参照本节前文"hMPV 核酸检程序"进行，免疫荧光检测可以通过收取病变的细胞制备细胞涂片，利用免疫荧光检测，进一步鉴定 hMPV 感染，操作程序及结果判定参见下文"免疫荧光方法检测程序"。

三、免疫荧光方法检测程序

（一）操作步骤

1. 免疫荧光方法检测 hMPV 抗原的程序

hMPV 抗原检测需要专用的针对 hMPV 蛋白抗原的特异性抗体。关于免疫荧光方法，以下以 Quidel 公司试剂盒 D^3 DFA Metapneumovirus Identification Kit 为例，说明商品化试剂盒的操作流程。

（1）标本的处理。将临床标本中所获取的细胞放于载玻片上，自然风干后用 100%

丙酮在 20～25 ℃的条件下固定 5～10 min。

（2）免疫荧光操作程序。下列操作中使用到的 Metapneumovirus DFA Reagent、Mounting Fluid 由本试剂盒提供。

1）将固定好的载玻片风干后，加入 Metapneumovirus DFA Reagent，直至完全覆盖住固定好的细胞。

2）将载玻片放置于 35～37 ℃环境中，孵育 15～30 min。

3）小心地用 1×PBS 清洗玻片，并重复清洗步骤 2 次。

4）最后一次清洗的步骤用去矿物的水清洗，并弃去。

5）每个标本上加入 1 小滴的 Mounting Fluid，并将盖玻片放置于标本上面。

6）用 200×到 400×放大倍数的荧光显微镜观察染色情况。

（3）结果判定。

1）阳性的 hMPV 表现为在细胞之中能够观察到苹果绿色的荧光。

2）没有感染的细胞将会有暗红色，这是由于在 DFA 的试剂盒中包含有伊文思蓝复染剂。

3）在报告阴性结果前，所有的细胞都应该观察。

（4）注意：丙酮是具有挥发性以及易燃性的物质，使用时一定要注意远离明火。

四、ELISA 检测程序

（一）ELISA

用双抗体夹心 ELISA 测定标本中 hMPV 已经有商品化的试剂盒存在。以下以加拿大 HCB 公司 Human hMPV ELISA Kit 为例，说明商品化试剂盒的操作流程。

1. 标本的处理

（1）血清。用血清分离管收集血清，自然凝固 30 min，1 000 g 离心 15 min。仔细收集上清液。收集的血浆应该放置于 −20 ℃或 −80 ℃，避免反复冻融。

（2）血浆。应根据标本的要求选择 EDTA 或肝素作为抗凝剂，1 000 g 离心 30 min 左右。收集的血浆应该放置于 −20 ℃或 −80 ℃，避免反复冻融。

（3）细胞培养上清液：检测分泌性的成分时，用无菌管收集。离心 20 min 左右（2 000～3 000 r/min）。仔细收集上清液。检测细胞内的成分时，用 PBS（pH 7.2～7.4）稀释细胞悬液，细胞浓度达到 $1.00 \times 10^6 / mL^{-1}$ 左右。通过反复冻融，以使细胞破坏并放出细胞内成分。离心 20 min 左右（2 000～3 000 r/min）。仔细收集上清液。保存过程中如有沉淀形成，应再次离心。

2. 免疫荧光操作程序。

下列操作中使用到的阴、阳性对照、30 倍浓缩洗涤液、酶标试剂、显色剂 A、显色剂 B、终止液由本试剂盒提供。

（1）编号。将样品对应微孔按序编号，每板应设阴性对照 2 孔、阳性对照 2 孔、空白对照 1 孔（空白对照孔不加样品及酶标试剂，其余各步操作相同）。

（2）加样。分别在阴、阳性对照孔中加入阴性对照、阳性对照 50 μL。然后在待测样品孔先加样品稀释液 40 μL，然后再加待测样品 10 μL。加样将样品加于酶标板孔底部，尽量不触及孔壁，轻轻晃动混匀。

（3）温育。用封板膜封板后置 37 ℃温育 30 min。

（4）配液。将 30 倍浓缩洗涤液加蒸馏水至 600 mL 后备用。

（5）洗涤。小心揭掉封板膜，弃去液体，甩干，每孔加满洗涤液，静置 30 s 后弃去，如此重复 5 次，拍干。

（6）加酶。每孔加入酶标试剂 50 μL，空白孔除外。

（7）温育。操作同 3）。

（8）洗涤。操作同 5）。

（9）显色。每孔先加入显色剂 A 50 μL，再加入显色剂 B 50 μL，轻轻振荡混匀，37 ℃避光显色 15 min。

（10）终止。每孔加终止液 50 μL，终止反应（此时蓝色立转黄色）。

（11）测定。以空白调零，450 nm 波长依序测量各孔的吸光度（OD 值）。测定应在加终止液后 15 min 以内进行。

3. 结果判定

试验有效性：阳性对照孔平均值≥1.00，阴性对照平均值≤0.10。

临界值（CUT OFF）计算：临界值 = 阴性对照孔平均值 + 0.15

阴性判定：样品 OD 值 < 临界值（CUT OFF）者为偏肺病毒（hMPV）阴性

阳性判定：样品 OD 值 ≥ 临界值（CUT OFF）者为偏肺病毒（hMPV）阳性

4. 注意事项

（1）试剂盒从冷藏环境中取出应在室温平衡 15～30 min 后方可使用，酶标包被板开封后如未用完，板条应装入密封袋中保存。

（2）所有样品、洗涤液和各种废弃物都应按传染物处理。终止液为 2M 的硫酸，使用时必须注意安全。

参考文献

[1] MAERTZDORF J, WANG CK, BROWN J B, et al. real-time reverse transcriptase PCR assay for detection of human metapneumo viruses from all known genetic lineages [J]. J Clin Microbiol, 2004, 3: 981 - 986.

[2] HERFST S, DE GRAAF M, SCHICKLI J H, et al. Recovery of human metapneumo virus genetic lineages a and B from cloned cDNA [J]. J Virol, 2004, 15: 8264 - 8270.

（胡忆文　安树　朱勋　李建国　何振健）

第六章 人冠状病毒

第一节 基本特征

人冠状病毒（human coronavirus，HCoV）属于冠状毒科冠状病毒属成员，至今为止，有6种人类冠状病毒被发现，其中HCoV-229E、HCoV-OC43、HCoV-NL63、HCoV-HKU1主要引起包括鼻炎、感冒及咽喉痛等上呼吸道感染疾病，引起像支气管炎、肺炎等下呼吸道感染疾病比较少见。然而，最近出现了2种冠状病毒MERS-CoV以及SARS-CoV，它们能够引起更加严重的下呼吸道感染，并且有可能会致死。最开始发现冠状病毒是1965年，Tyrrell和Bynoe从一名患感冒的男学生体内分离到人冠状病毒CoV-B814，并在培养的人胚胎气管中传代，通过电子显微镜观察发现该病毒与禽的传染性支气管炎冠状病毒相似。几乎同一时间，Hamre等人用人胚肾细胞从上呼吸道感染患者标本中分离到人冠状病毒229E。1968年，Almeida用电镜观察到这类病毒的四周有呈放射状的突起，形如日冕，故建议将其命名为冠状病毒（coronavirus）。1975年，国际病毒分类委员会采纳了Almeida的建议，并正式建立了冠状病毒科。根据冠状病毒的血清型和基因组特点，冠状病毒科被分为4个属，分别为α、β、γ和δ。感染人的冠状病毒分属于α（HCoV-229E，NL63）属和β（HCoV-OC43，HKU1，SARS-CoV和MERS-CoV）属。根据基因的进化关系，β属中HCoVs进一步分为不同的组，HCoV-OC43与HKU1为a组，SARS-CoV和MRES-CoV分别属于b组和c组。

一、病原学特征

（一）基本生物学特征

冠状病毒颗粒呈多形态性，直径60～220 nm，有包膜。其包膜上有排列间隔较宽的刺突，呈放射状排列，形态如太阳光环。病毒核衣壳呈螺旋对称，核酸为单股正链RNA，全长27～33 kb，不分节段。所有冠状病毒种类的基因排列大致相同，即5'端-复制酶基因（rep）-刺突糖蛋白基因（S）-包膜蛋白基因（E）-基质蛋白基因（M）-核衣壳蛋白基因（N）-3'端。部分病毒还有具有血凝活性的糖蛋白基因（HE），位于rep基因和S蛋白基因之间。刺突糖蛋白S是病毒的主要抗原蛋白，具有吸附功能和膜融合功能，与病毒感染有关，可诱导机体产生中和抗体。S蛋白被宿主细胞的弗林（furin）样蛋白酶切割成S1和S2两个部分，S1区变异程度非常大，在不同属间同源性较低，而 S2 区则高度保守。此外，N 蛋白为冠状病毒结构蛋白中含量最丰富和保守的蛋白质之一，常在感染早期患者血清中出现。

（二）理化特性

HCoV 对乙醚、三氯甲烷、酯类、紫外线等敏感。SARS-CoV 对热的耐受能力强于普通冠状病毒，在室温条件下，呼吸道标本存放 7 天后仍然有感染能力，在 4 ℃条件下可以生存更久，但是对乙醚等脂溶剂敏感，常用的消毒剂在 5 min 或者更短时间内就能使病毒感染力丧失。

（三）培养特性

如果没有经过多次传代使病毒适应，任何一种 HCoV 都不容易在细胞培养中生长。在人胚肾或肺原代细胞中生长初期，细胞病变效应（CPE）并不明显，经传代后可增强病毒对细胞的致病变作用。有研究表明，HCoV-229E 毒株可以在原代或者二代人胚胎肾细胞系、二倍体人成纤维细胞系以及一些异倍体细胞系中生长，同时，在横纹肌肉瘤细胞培养中已经获得比较高的 HCoV-229E 和 HCoV-OC43 滴度。HCoV-NL63 能够在 LLC-MHK2 和 Vero B4 细胞生长，并能够产生 CPE 现象。HCoV-HKU1 能够在 Huh7 细胞中稳定生长，并产生 CPE。SARS 冠状病毒可以在 Vero-E6 细胞及 FRhK-4 细胞等内增殖，并引起细胞病变。而关于 MERS-CoV，近几年的研究表明，MERS 冠状病毒能够在 Calu3 细胞以及 Vero 细胞中生长；且 Zhao 等研究人员发现，在小鼠中引入人 MERS 冠状病毒的受体 DPP4 之后感染病毒，小鼠出现肺炎症状且伴随大量炎症细胞的浸润。

二、致病性

冠状病毒主要通过飞沫传播，一般仅侵犯上呼吸道，引起轻度感染，所致的疾病主要是普通感冒和咽喉炎，某些冠状病毒株可引起成人腹泻或胃肠炎。

各年龄组人群都容易感染普通冠状病毒，但以婴幼儿为主。成年志愿者呼吸道冠状病毒感染的潜伏期平均为 2 天，在同一宿主中比鼻病毒感染的潜伏期长一天，比呼吸道合胞病毒或者副流感病毒感染的潜伏期略短。病后患者虽然可以产生抗体，但免疫力不强，再感染仍有可能发生。对患有支气管炎和肺炎的儿科患者血清学调查发现，约有 8% 的儿童有感染冠状病毒的证据。同时，此后的研究也有发现，呼吸道冠状病毒在中耳炎的发病进程中也有一定的作用。

SARS-CoV 的潜伏期一般为 4～5 天，引起的疾病主要是严重急性呼吸综合征。在发病时会出现发烧和肌肉酸痛，然后发展为咳嗽，接着是呼吸困难。SARS 感染肺上皮细胞时，会导致弥漫性肺泡损害、肺细胞脱屑、肺透明膜形成等，虽然病毒也有可能扩散到其他器官（如胃肠道），但疾病的严重性后果主要还是由呼吸道的病理改变造成的。

MERS-CoV 在 2012 年被首次报道，从世界卫生组织（WHO）通报的新型冠状病毒感染病例中发现，其主要临床表现为严重呼吸道感染症状，包括发热、咳嗽、呼吸急促、呼吸困难并且迅速引起肾衰竭。

三、流行病学特征

人群血清学调查表明，基本上全世界所有地区都存在 OC43 和 229E 病毒抗体。对于 SARS 冠状病毒，由于它来自动物源性宿主，其地理分布与其他有所不同。该疫情在中国广东省首先暴发，自 2002 年 11 月一直持续到 2003 年 7 月，传播涉及五大洲的 29 个国家。随着人际传播的中断，暴发终止，目前，SARS 冠状病毒已经在人群中消失。而对于 MERS 冠状病毒，自 2012 年发现以来，其流行主要局限在中东地区，其他国家偶有输入性病例。

冠状病毒的感染高峰与呼吸道疾病高发季节相似，OC43 和 229E 发病高峰在冬季或初春，可引起暴发性流行。对 20 世纪六七十年代美国的冠状病毒流行情况调查表明，229E 类似株每隔 2 年可能引起全国范围的暴发，而 OC43 病毒类似株暴发的时间不是很稳定，且范围十分有限。对于 NL63 的调查清楚地表明，它主要出现在温带国家的冬季，其流行情况在特定地点每年都有很大差异。

四、临床实验室检测策略

（一）病毒分离与鉴定

冠状病毒分离与鉴定应采取急性期标本，包括鼻/咽拭子标本、鼻咽抽吸物标本、支气管肺泡灌洗液标本。由于 SARS 冠状病毒是通过呼吸道传播，且具有高度的传染性，因此样本的处理必须在生物安全三级（BSL-3）实验室中进行。同时，MERS 冠状病毒基于其严重性呼吸道疾病的临床表现及其与 SARS 冠状病毒的遗传性相关，也被列为第 3 类危害的人类病原体，所有体外或体内增殖性实验操作活动都需要在 BSL-3 实验室进行。冠状病毒可接种于人胚肾或肺原代细胞，初期 CPE 不明显，但经传代后可增强病毒对细胞的致病变作用。出现病变培养物可经电镜观察病毒颗粒、免疫荧光检测抗原进行进一步确认。

（二）抗原检测

使用商业化试剂或实验室自己开发的多克隆或单克隆试剂，通过免疫荧光法可进行冠状病毒抗原的检测。同时，有报道称可利用 ELISA 检测鼻拭子或分泌物中的冠状病毒抗原。

（三）抗体检测

采集患者双份血清标本（早期和恢复期血清），采用间接免疫荧光法或 ELISA 法检测冠状病毒特异性抗体。这种血清学的检测方法既可以用来诊断感染，也可以用来监测感染者体内抗体的变化情况及既往感染规律，从而进行流行病学研究。

（四）PCR 法检测病毒核酸

目前，普通 RT-PCR 和实时荧光定量 PCR，均可以作为检测各种型别 HCoV 感染的诊断技术。核酸检测能在人冠状病毒感染的早期进行快速诊断，是目前应用最为广泛的技术，但它在很大程度上依赖于有经验的技术人员和专业实验室设备，易污染。

五、预防和治疗

HCoVs 感染无特效治疗药物，以支持治疗为主。无预防药物，也无疫苗。2002—2003 年 SARS 暴发期间，大多数患者通过静脉注射或口服利巴韦林治疗，重症病例还需用皮质类固醇，同时，在体外实验中，各种各样的蛋白酶抑制剂均显示有抗 SARS 冠状病毒的作用，但是由于缺乏对照病例，很难评价这些治疗方法的效果。同时，SARS 冠状病毒 ACE2 受体的发现也为研究其治疗方法奠定了理论基础。总之，增强机体抵抗力、注意个人卫生、避免接触患者、加强居室通风等预防呼吸道病毒性传染病的方法有助于预防 HCoVs 的感染。去中东地区者应避免与骆驼等接触，减少可能暴露的机会，如有疑似症状应积极寻求医疗检测和救治，并注意自我隔离。

参考文献

[1] VAN DEN BRAND J M, SMITS S L, HAAGMANS B L. Pathogenesis of Middle East respiratory syndrome coronavirus [J]. J Pathol, 2015, 2: 175 – 184.

[2] TYRRELL D A, BYNOE M L. Cultivation of a novel nype of common-cold virus in organ cultures [J]. Br Med J, 1965, 5448: 1467 – 1470.

[3] HAMRE D AND PROCKNOW J J. A new virus isolated from the human respiratory tract [J]. Proc Soc Exp Biol Med, 1966, 1: 190 – 193.

[4] ALMEIDA J D, TYRRELL D A. The morphology of three previously uncharacterized human respiratory viruses that grow in organ culture [J]. J Gen Virol, 1967, 2: 175 – 178.

[5] GRAHAM R L, DONALDSON E F, BARIC R S. A decade after SARS: strategies for controlling emerging coronaviruses [J]. Nat Rev Microbiol, 2013, 12: 836 – 848.

[6] LAI M M, CAVANAGH D. The molecular biology of coronaviruses [J]. Adv Virus Res, 1997, 48: 1 – 100.

[7] MASTERS P S. The molecular biology of coronaviruses [J]. Adv Virus Res, 2006, 66: 193 – 292.

[8] LAI M Y, CHENG P K, LIM W W. Survival of severe acute respiratory syndrome coronavirus [J]. Clin Infect Dis, 2005, 7: e67 – 71.

[9] KAPIKIAN A Z, JAMES H D, Jr., Kelly S J, et al. Isolation from man of "avian infectious bronchitis virus-like" viruses (coronaviruses) similar to 229E virus, with some epidemiological observations [J]. J Infect Dis, 1969, 3: 282 – 290.

[10] SCHMIDT O W, COONEY M K, KENNY G E. Plaque assay and improved yield of human coronaviruses in a human rhabdomyosarcoma cell line [J]. J Clin Microbiol, 1979, 6: 722 – 728.

[11] VABRET A, DINA J, GOUARIN S, et al. Detection of the new human coronavirus

HKU1: a report of 6 cases [J]. Clin Infect Dis, 2006, 5: 634-639.

[12] JOSSET L, MENACHERY V D, GRALINSKI L E, et al. Cell host response to infection with novel human coronavirus EMC predicts potential antivirals and important differences with SARS coronavirus [J]. M Bio, 2013, 3: e00165-00213.

[13] ZHAO J, LI K, WOHLFORD-LENANE C, et al. Rapid generation of a mouse model for Middle East respiratory syndrome [J]. Proc Natl Acad Sci U S A, 2014, 13: 4970-4975.

[14] TYRRELL D A, COHEN S, SCHLARB J E. Signs and symptoms in common colds [J]. Epidemiol Infect, 1993, 1: 143-156.

[15] MCINTOSH K, KAPIKIAN A Z, TURNER HC, et al. Seroepidemiologic studies of coronavirus infection in adults and children [J]. Am J Epidemiol, 1970, 6: 585-592.

[16] PITKARANTA A, VIROLAINEN A, JERO J, et al. Detection of rhinovirus, respiratory syncytial virus, and coronavirus infections in acute otitis media by reverse transcriptase polymerase chain reaction [J]. Pediatrics, 1998, 2 Pt 1: 291-295.

[17] PEIRIS J S, CHU C M, CHENG V C, et al. Clinical progression and viral load in a community outbreak of coronavirus-associated SARS pneumonia: a prospective study [J]. Lancet, 2003, 9371: 1767-1772.

[18] PEIRIS J S, GUAN Y, YUEN K Y. Severe acute respiratory syndrome [J]. Nat Med, 2004, 12 Suppl: S88-97.

[19] MONTO A S. Medical reviews. Coronaviruses [J]. Yale J Biol Med, 1974, 4: 234-251.

[20] BASTIEN N, ROBINSON J L, TSE A, et al. Human coronavirus NL-63 infections in children: a 1-year study [J]. J Clin Microbiol, 2005, 9: 4567-4573.

[21] MACNAUGHTON M R, FLOWERS D AND ISAACS D. Diagnosis of human coronavirus infections in children using enzyme-linked immunosorbent assay [J]. J Med Virol, 1983, 4: 319-325.

（朱勋　胡忆文　董信怀　任丽丽　何振健）

第二节　检测技术

本操作规程用于呼吸道标本（鼻/咽拭子、痰标本、鼻咽抽吸物、支气管肺泡灌洗液等）和急性期血清、恢复期血清、胸腔穿刺液中鉴定标本是否存在人冠状病毒感染。人冠状病毒HCoV包括有HCoV-OC43、HCoV-229E、SARS-CoV、HCoV-NL63、HCoV-HKU1和MERS-CoV。其中，由于SARS冠状病毒是通过呼吸道传播，且具有高度的传染性，因此，病毒细胞培养及SARS标本培养的初步操作需要在BSL-3设备和BSL-3工作程序下进行，规定病原检测必须在BSL-2实验室内进行。同时，基于MERS冠状病毒其严重性呼吸道疾病的临床表现及其与SARS冠状病毒的遗传性相关，MERS也被列为第3类危害的人类病原体，所有体外或体内增殖性实验操作活动都需要BSL-3实验室操作，非增殖性的诊断或者临床试验可在BSL-2实验室操作。所有操作都必须遵守生物安全规定，严格执行标准操作规程和废弃物管理规定。进入生物安全实验室要求穿着必要的个人防护用品，如穿工作服、工作鞋、戴帽子、口罩和防护眼镜等。

按照病毒学检测总体策略所规定的呼吸道标本和胸腔穿刺液的采集与处理原则，HCoV 的快速检测首先可以通过提取病毒核酸的方法，针对 HCoV 特异性序列合成引物进行实时荧光定量 PCR（qRT-PCR）或逆转录 PCR（RT-PCR）扩增进行 HCoV 的核酸检测。其次，可以通过酶联免疫吸附检测人冠状病毒抗原。同时，根据需要可采用病毒分离培养的方法，并结合核酸检测和抗原检测进一步鉴定 HCoV 感染。另外，可尽量采集患者急性期和恢复期双份血清进行血清学检测。

一、核酸检测程序

本方法适用于 HCoV 核酸的特异性检测。

（一）标本的处理

将采集到的呼吸道标本和胸腔穿刺液置离心机内，4 ℃ 2 000 r/min 离心 20 min，以去除大部分杂质。离心后，在安全柜内轻轻地打开离心管，用 1 mL 的 Tip 头吸取上清液。如果呼吸道标本和胸腔穿刺液的黏液成分较重，可先进行液化［按 1 : 1 体积比加入 1% pH 7.6 的胰蛋白酶溶液，室温（约 25 ℃）消化 15～30 min］等处理，再离心。取 200～400 μL 离心后的标本上清液（标本使用量最多不超过 1 mL）用于核酸的提取。

（二）病毒核酸提取程序

具体操作步骤详见本书第三部分第二章第二节"（二）病毒核酸提取程序"相关内容。

（三）RNA 病毒的逆转录程序

RNA 病毒的检测通常需要先将提取的病毒 RNA 逆转录为 cDNA，再进行 PCR 检测。以下以 Invitrogen 公司 Superscript Ⅲ 逆转录试剂盒为例说明逆转录合成 cDNA 程序。此外，对于 RNA 病毒的检测也可以使用一步法 RT-PCR 试剂盒进行。

按照操作说明书，逆转录要求总量 RNA 为 1 pg～5 μg。以下为 1 个反应的体系组成，多个反应的体系请倍加。

（1）将试剂盒内的每一管溶液混匀并短暂离心，按照表 3-6-1 配制反应体系 1，将体系 1 在 0.2 mL 管中混匀。

表 3-6-1 反应体系

组分	体积/μL
少于 5 μg 的总 RNA	n
50 ng/μL 随机引物	1
10 mM dNTP Mix	1
加无 DNase 无 RNase 水至	10

(2) 65 ℃孵育 5 min，置于冰上至少 1 min。

(3) 取一空管配制体系 2，在管中依次加入 2 μL 10×RT 缓冲液，4 μL 25 mM $MgCl_2$，2 μL 0.1 M DTT，1 μL RNaseOUT（40 U/μL），1 μL SuperScript Ⅲ RT（200 U/μL）

(4) 将步骤（3）配制的 10 μL 的 cDNA 反应体系 2 加入到体系 1 中，总反应体系为 20 μL，轻轻混匀，短暂离心收集可能存在管壁上的液滴。

(5) 25 ℃孵育 10 min，50 ℃孵育 50 min。85 ℃终止 5 min，置于冰上。

(6) 短暂离心收集反应物，每管加 1 μL RNase H 并于 37 ℃孵育 20 min，反应结束即为 cDNA 混合物，可以置于 -20 ℃保存或用于后续 PCR 检测。

（四）人冠状病毒核酸的 PCR 检测程序

1. 探针法实时荧光定量 RT-PCR 程序

(1) 引物探针序列及扩增片段见表 3-6-2。

表 3-6-2 引物及探针序列信息

引物	序列（5'→3'）	3'标签	5'标签	扩增基因
HCoV-229E-F	CAGTCAAATGGGCTGATGCA			
HCoV-229E-R	AAAGGGCTATAAAGAGAATAAGGTATTCT			NP
HCoV-229E-Probe	CCCTGACGACCACGTTGTGGTTCA	BHQ1	FAM	
HCoV-NL63-F	GACCAAAGCACTGAATAACATTTTCC			
HCoV-NL63-R	ACCTAATAAGCCTCTTTCTCAACCC			NP
HCoV-NL63-Probe	AACACGCTTCCAACGAGGTTTCTTCAACTGAG	BHQ1	FAM	
HCoV-OC43-F	GAAGGTCTGCTCCTAATTCCAGAT			
HCoV-OC43-R	TTTGGCAGTATGCTTAGTTACTT			NP
HCoV-OC43-Probe	TGCCAAGTTTTGCCAGAACAAGACTAGC	BHQ1	FAM	
HCoV-HKU1-F	CCTTGCGAATGAATGTGCT			
HCoV-HKU1-R	TTGCATCACCACTGCTAGTACCAC			Replicase 1b
HCoV-HKU1-Probe	TGTGTGGCGGTTGCTATTATGTTAAGCCTG	BHQ1	FAM	
HCoV-SARS-F	ACCAGAATGGAGGACGCAATG			
HCoV-SARS-R	GCTGTGAACCAAGACGCAGTATTAT			N
HCoV-SARS-Probe	ACCCCAAGGTTTACCC	BHQ1	FAM	
HCoV-MHERS-F	CAAAACCTTCCCTAAGAAGGAAAAG			
HCoV-MHERS-R	GCTCCTTTGGAGGTTCAGACAT			NP
HCoV-MHERS-Probe	ACAAAAGGCACCAAAAGAAGAATCAACAGACC	BHQ1	FAM	

(2) HCoV（HCoV-OC43、HCoV-229E、SARS-CoV、HCoV-NL63、HCoV-HKU1、

MERS-CoV）每一个型别的检测对应 1 个独立反应，每 1 个反应体系如表 3-6-3。

表 3-6-3 反应体系

组成	体积/μL
cDNA	1
上游引物	0.5
下游引物	0.5
探针	1
2×iQ Supermix（Bio-rad）	10
DEPC ddH$_2$O	7
总计	20

在配液室配制反应体系，cDNA 模板单独在核酸加样区加入。

（3）混匀好的反应体系在扩增区上 PCR 仪，设置反应程序参数如下：95 ℃ 10 min；95 ℃ 15 s，60 ℃ 60 s（于该步骤读取荧光值），45 个循环。

（4）反应结束后，根据样品和阴性及阳性对照扩增曲线的 Ct 值和荧光强度等，判断样品是否有冠状病毒感染及感染型别。对于可疑样品需要复检甚至进行病毒的培养分离确定（具体可参照上海辉睿生物科技有限公司对实验结果的判定方法）。$Ct ≥ 38$（或 "undet"），阴性结果。$35 ≤ Ct < 38$，检测灰区，应重复测定 2 次；$Ct ≥ 38$，阴性结果；其中 1 次 $Ct < 38$，阳性结果，FAM 通道阳性判断为感染冠状病毒。$Ct < 35$，阳性结果，FAM 通道阳性判断为感染冠状病毒。

2. RT-PCR 检测程序

（1）引物序列及扩增片段（通用引物）（表 3-6-4）。

表 3-6-4 引物及探针序列信息

引物	序列（5'→3'）	扩增基因	目标片段长度/bp
hCoV-F	GGTTGGGACTATCCTAAGTGTGA	POL	440
hCoV-R	CCATCATCAGATAGAATCATCATA		

（2）RT-PCR。

1）在配液室配制反应体系（表 3-6-5）。

表 3-6-5 RT-PCR 反应体系

组成	体积/μL
扩增的酶和缓冲液等	n
hCoVF（50 pmol）	0.4
hCoVR（50 pmol）	0.4
RNase Free Water	补足至 18

(2) 在核酸加样区加入 2 μL 模板，终体积 20 μL。

(3) 在扩增区进行扩增，条件如下：48 ℃ 45～50 min；94 ℃ 30 s，48 ℃ 1 min，72 ℃ 1 min，72 ℃ 10 min，45 个循环；4 ℃ 保持。

(4) 用2%的琼脂糖凝胶分析扩增产物，扩增产物大小见表 3-6-4。

(5) 扩增产物电泳后，建议将阳性条带回收测序分型。

（五）病毒核酸检测注意事项

(1) 质量控制。核酸提取和检测过程均须设立阴性对照和阳性对照。

阴性对照：核酸提取的阴性对照，应采用已知不含任何核酸的样本（如蒸馏水）。核酸检测（PCR 和 RT-PCR）的阴性对照应包括核酸提取阴性对照、无酶对照和无引物对照。

阳性对照：核酸提取和检测的阳性对照，其中可采用标准病毒株 SARS（HKU-39849）、229E（ATCC No. VR740）和 OC43（ATCC No VR-1558），所提取的核酸作为阳性对照。

(2) 避免交叉污染。即反应体系配制区、模板核酸加样区以及扩增区应严格分开，避免污染。

二、细胞培养分离操作程序

本方法适用于呼吸道标本和胸腔穿刺液中 HCoV 的培养分离，以鉴别是否存在 HCoV 感染。本操作规程全程涉及使用活病毒，所以应当特别注意生物安全规定，其中 SARS-CoV 以及 MERS-CoV 的分离培养应该 BSL-3 实验室进行。

不同冠状病毒培养所需的细胞系见表 3-6-6。

表 3-6-6 不同冠状病毒培养所需的细胞系

冠状病毒	细胞系
HCoV-229E	HeLa，RD，人胚气管、人胚肠、人胚肺和人胚肾细胞
HCoV-OC43	LLC-MHK2，MA177，BSC-1
HCoV-NL63	LLC-MHK2，Huh-7，tMK
SARS-CoV	Vero E6，Vero
HCoV-HKU1	尚无易感的细胞模型
MERS-CoV	Calu3

注：HeLa：人宫颈癌细胞；RD：人横纹肌肉瘤细胞；LLC-MHK2：恒河猴肾上皮细胞；BSC-1：猴肾细胞；Huh-7：人肝癌细胞；tMK：三代猴肾细胞；Vero E6 和 Vero：非洲绿猴肾细胞；Calu3：人肺腺癌细胞。

具体操作步骤详见本书第三部分第二章"病毒细胞分离培养操作程序"相关内容。其中分离 HCoV-229E 病毒时要培养持续 12 天，于接种标本后培养 5 天，用仙台病毒、副流感 3 型病毒攻击，攻击病毒繁殖滴度比对照组降低 10 倍以上表明有病毒存在。成功分离的病毒需要利用核酸检测、ELISA 检测。

三、ELISA 检测程序

ELISA 检测人冠状病毒抗原往往采用商品化的检测试剂盒进行。

用双抗体夹心 ELISA 测定标本中人冠状病毒已经存在商品化的试剂盒。以下以加拿大 HCB 公司 Human CoV Ag ELISA Kit 为例，说明商品化试剂盒的操作流程。

1. 标本的处理

（1）血清。用血清分离管收集血清，自然凝固 30 min，1 000 g 离心 15 min。仔细收集上清液。收集的血浆应该放置于 $-20\ ℃$ 或 $-80\ ℃$，避免反复冻融。

（2）血浆。应根据标本的要求选择 EDTA 或肝素作为抗凝剂，1 000 g 离心 30 min 左右。收集的血浆应该放置于 $-20\ ℃$ 或 $-80\ ℃$，避免反复冻融。

（3）细胞培养上清液。检测分泌性的成分时，用无菌管收集。离心 20 min 左右 （2 000 ～3 000 r/min）。仔细收集上清液。检测细胞内的成分时，用 PBS（pH 7.2 ～ 7.4）稀释细胞悬液，细胞浓度达到 $1.0 \times 10^6/\text{mL}^{-1}$ 左右。通过反复冻融，以使细胞破坏并放出细胞内成分。离心 20 min 左右（2 000 ～ 3 000 r/min）。仔细收集上清液。保存过程中如有沉淀形成，应再次离心。

2. ELISA 操作程序

下列操作中使用到的阴性和阳性对照、30 倍浓缩洗涤液、酶标试剂、显色剂 A、显色剂 B、终止液由本试剂盒提供

（1）编号。将样品对应微孔按序编号，每板应设阴性对照 2 孔、阳性对照 2 孔、空白对照 1 孔（空白对照孔不加样品及酶标试剂，其余各步操作相同）。

（2）加样。分别在阴、阳性对照孔中加入阴性对照、阳性对照 50 μL。然后在待测样品孔先加样品稀释液 40 μL，然后再加待测样品 10 μL。加样时将样品加于酶标板孔底部，尽量不触及孔壁，轻轻晃动混匀。

（3）温育。用封板膜封板后置 37 ℃温育 30 min。

（4）配液。将 30 倍浓缩洗涤液加蒸馏水至 600 mL 后备用。

（5）洗涤。小心揭掉封板膜，弃去液体，甩干，每孔加满洗涤液，静置 30 s 后弃去。重复 5 次，拍干。

（6）加酶。每孔加入酶标试剂 50 μL，空白孔除外。

（7）温育。操作同（3）。

（8）洗涤。操作同（5）。

（9）显色。每孔先加入显色剂 A 50 μL，再加入显色剂 B 50 μL，轻轻振荡混匀，37 ℃避光显色 15 min。

（10）终止。每孔加终止液 50 μL，终止反应（此时蓝色立转黄色）。

（11）测定。以空白调零，450 nm 波长依序测量各孔的吸光度（*OD* 值）。测定应在加终止液后 15 min 以内进行。

3. 结果判定

试验有效性：阳性对照孔平均值≥1.00，阴性对照平均值≤0.10。

临界值（CUT OFF）计算：临界值 = 阴性对照孔平均值 + 0.15。

阴性判定：样品 OD 值 < 临界值（CUT OFF）者为人冠状病毒（HCoV）阴性。

阳性判定：样品 OD 值 ≥ 临界值（CUT OFF）者为人冠状病毒（HCoV）阳性。

4. 注意事项

（1）试剂盒从冷藏环境中取出应在室温平衡 15～30 min 后方可使用，酶标包被板开封后如未用完，板条应装入密封袋中保存。

（2）所有样品、洗涤液和各种废弃物都应按传染物处理。终止液为 2 M 的硫酸，使用时必须注意安全。

参考文献

[1] DARE R K, FRY A M, CHITTAGANPITCH M, et al. Human coronavirus infections in rural Thailand: a comprehensive study using real-time reverse-transcription polymerase chain reaction assays [J]. J Infect Dis, 2007, 9: 1321 – 1328.

[2] POON L L, CHAN K H, WONG O K, et al. Detection of SARS coronavirus in patients with severe acute respiratory syndrome by conventional and real-time quantitative reverse transcription-PCR assays [J]. Clin Chem, 2004, 1: 67 – 72.

[3] WOO P C, LAU S K, CHU C M, et al. Characterization and complete genome sequence of a novel coronavirus, coronavirus HKU1, from patients with pneumonia [J]. J Virol, 2005, 2: 884 – 895.

[4] VAN DEN WORM S H, ERIKSSON K K, ZEVENHOVEN J C, et al. Reverse genetics of SARS-related coronavirus using vaccinia virus-based recombination [J]. PLoS One, 2012, 3: e32857.

[5] SHIRATO K, IMADA Y, KAWASE M, et al. Possible involvement of infection with human coronavirus 229E, but not NL63, in Kawasaki disease [J]. J Med Virol, 2014, 12: 2146 – 2153.

（朱勋　胡忆文　董信怀　任丽丽　何振健）

第七章 人腺病毒

第一节 基本特征

腺病毒（adenovirus）是 Rowe WP 等人于 1953 年在研究腺样组织中的脊髓灰质炎病毒的增殖时分离到的，归属于腺病毒科（*Adenoviridae*）。从呼吸道疾病患者体内分离出腺病毒后不久，人们就认识到腺病毒是造成儿童和新兵发热感染的重要病因。腺病毒科包含 *Atadenovirus*，*Ichtadenovirus*，*Mastadenovirus*（哺乳动物腺病毒属），*Aviadenovirus*（禽腺病毒属），*Siadenovirus* 等属，已经发现 100 多个型别，其中能感染人的至少有 57 个型别。腺病毒可通过呼吸道、胃肠道和眼结膜等途径感染人体，主要引起急性发热性咽喉炎、咽结膜炎和急性呼吸道感染，以及眼部感染和小儿胃肠炎等。少数型别的腺病毒能在啮齿动物中引起细胞转化，是研究肿瘤的模型病毒。另外，由于多种细胞都可作为腺病毒的容纳细胞，所以在基因治疗中常选腺病毒作外源基因的载体。

一、病原学特征

（一）基本生物学特性

腺病毒呈球形，直径 70～90 nm，无包膜。核心为双链 DNA，核衣壳为典型的二十面体立体对称。衣壳由 252 个壳粒组成，20 面体上 12 个顶角的壳粒称五邻体（penton），五邻体上各有一条纤突，长度 9～23 nm，其末端膨大呈小球状。纤突含有病毒吸附蛋白，还具有凝集动物红细胞的活性，其抗原性具有型特异性。其余 240 个壳粒为六邻体（hexon），除带有种（或称组、亚属）特异性抗原外，还与五邻体和纤突组成了病毒分型和病毒检测的主要抗原。

腺病毒基因组为线状双链 DNA，大小 26～48 kb，含有 6 个早期转录单位（E1A，E1B，E2A，E2B，E3 和 E4），2 个延迟转录单位（IX 和 IVa2）和 1 个晚期转录单位（L1～L5）。早期转录翻译的蛋白与病毒复制有关，其中 E1A 和 E1B 蛋白还与受感染的转化有关。腺病毒基因组编码 11～15 个多肽。其中有 11 种结构蛋白或多肽（P Ⅰ～P Ⅹ 和 TP）最终进入病毒颗粒，其中 P Ⅴ、P Ⅶ、末端蛋白 TP 和酶蛋白 P Ⅹ 等四种多肽和蛋白与病毒基因组构成病毒核心，多肽 P Ⅶ 是主要的核心蛋白，它包裹着病毒 DNA。其余 7 种蛋白或多肽则构成病毒衣壳六邻体，其中多肽 P Ⅱ 是最主要的成分。多肽 P Ⅳ 主要构成病毒三聚体纤突，与病毒血凝活性有关，常用血凝抑制剂试验对腺病毒进行分型。对人致病的 57 型腺病毒，根据它们核酸序列的同源性和凝血性等，被分为 A～G 7 个组。

不同亚型腺病毒对化学杀伤剂的敏感度差异很大，对理化因素的抵抗力比较强，对酸和温度耐受范围较大，室温中可存活 10 天。紫外线照射 30 min 或 56 ℃ 30 min 均可灭活腺病毒。

多种人体来源的细胞都适合培养腺病毒，各型腺病毒均可在原代人胚肾细胞中增殖，在 Hep-2、HeLa 等传代细胞中也生长良好，可引起细胞肿胀、变圆、聚集成葡萄串状等典型的细胞病变，所以细胞培养常用于腺病毒的分离鉴定。

二、致病性

腺病毒可通过呼吸道、胃肠道和眼结膜等途径传播，易感者为婴幼儿、儿童和免疫力低下的人群，可引起多种疾病。大约有 1/2 的腺病毒型别与人类疾病相关，但同一种型别腺病毒可引起不同的临床疾病，而不同型别的腺病毒也可引起相同的临床疾病。

由腺病毒 1～7 型引起的上呼吸道感染包括急性发热性咽炎、咽结膜炎、肺炎、普通感冒和扁桃体炎。这些比较轻微的感染主要见于婴幼儿。发病后数小时内可在患者口咽部分离到病毒，以后病毒可见于粪便，并在康复后仍可持续存在几个月。

腺病毒 3、4、7 和 21 型可引起下呼吸道感染，包括气管炎、支气管炎和肺炎。5 型腺病毒引发的咳嗽与百日咳类似。4 型和 7 型腺病毒曾在军人中暴发流行，表现为发热、咽喉炎、肌肉痛和咳嗽。研究认为其传播与吸入气溶胶有关，潜伏期为 5～6 天。

腺病毒能够引起眼部感染，如流行性角膜结膜炎主要由 8、19、37 型引起。潜伏期一般为 8～10 天。患者出现角膜结膜炎，头痛，肌肉痛，轻微的上呼吸道感染，通常持续 1～2 周。感染后影响患者视力可达数月。

腺病毒 2、19、37 型与生殖系统疱疹样病变有关，病理特征与单纯疱疹病毒十分相似，但腺病毒导致的损伤常常伴有睾丸炎、宫颈炎和尿道炎。

有 40、41 型腺病毒引起的胃肠炎常见于婴幼儿，其中 40 型导致的感染主要见于 12 个月以内的婴儿，41 型腺病毒常引起 12 个月以上婴幼儿的感染。可见短时间的发热与呕吐，腹泻可持续 2～28 天。与其他腺病毒相比，40 和 41 型腺病毒非常娇弱，在一般实验室中难以分离培养。

腺病毒感染的传染源为患者或无症状的病毒携带者。主要通过粪—口途径传播，也可经呼吸道和密切接触传播，手、污染的毛巾和眼科器械等也可以传播腺病毒，消毒不充分的游泳池水亦能引起腺病毒的暴发流行。腺病毒首先侵入黏膜组织的上皮细胞，在细胞中增殖并造成组织损伤，但很少散播到淋巴结外。在免疫缺陷的感染者上，腺病毒可通过血液和淋巴液，将病毒散播到肺、肝、脾、肾以及中枢神经系统，引起多器官的多种疾病。

三、流行病学特征

腺病毒所致的疾病分为以下四大类：

（1）呼吸道疾病。包括急性发热性咽炎、咽结膜热、急性呼吸道感染和肺炎等。其中咽结膜热常有暴发流行倾向，而腺病毒所致肺炎占到病毒性肺炎的20%~30%，在北方多见于冬春两季，南方多见于秋季，多数发生在6个月到2岁的婴幼儿，表现为急骤发热（39℃以上）、咳嗽、呼吸困难及发绀等主要症状，以及嗜睡、惊厥、结膜炎、腹泻和心力衰竭等症状。

（2）胃肠道疾病。主要指小儿胃肠炎与腹泻，可占到小儿病毒性胃肠炎的5%~15%，已被WHO确定为儿童腹泻的第二位病原体。另外，腺病毒还可引起婴幼儿肠套叠。其实大多数腺病毒都能在肠上皮细胞中复制，但并不引起疾病，只有少数几个型别的腺病毒可致肠道疾病。

（3）眼部疾病。主要包括流行性角膜结膜炎和滤泡性结膜炎，前者具有高度传染性，后者多为自限性疾病。

（4）其他疾病。包括儿童急性出血性膀胱炎、女性宫颈炎和男性尿道炎；艾滋病患者病毒性腹泻的1/3是由35型腺病毒引起的。

四、临床实验室检测策略

腺病毒感染的微生物学检查常采用病毒分离和鉴定的方法，标本可取咽拭子、眼结膜分泌物、粪便和尿液等。标本经抗生素处理后接种敏感细胞（如人宫颈癌细胞系HeLa细胞），37℃孵育后可观察到典型的细胞病变。也可用荧光或酶标记的抗体鉴定培养细胞中的腺病毒，以及用血凝抑制试验、补体结合试验和中和试验等对分离到的腺病毒进行型别鉴定。对于腺病毒性腹泻患者，可用电子显微镜或免疫电镜检查粪便标本中的腺病毒颗粒，以及用PCR和DNA杂交等方法检测腺病毒核酸。对于腺病毒感染患者血清中的特异性抗体，常用ELISA和免疫荧光等方法进行检测，若采集的是急性期和恢复期双份血清标本，其恢复期血清抗体效价比急性期血清抗体效价增长4倍以上，也有诊断价值。

五、预防和治疗

腺病毒感染后机体可产生特异性抗体，起保护作用的是中和抗体，对同型腺病毒具有持久的免疫力。健康成人血清中一般都有抗多型腺病毒的抗体。

此外加强游泳池和浴池水的消毒，可使水传播性结膜炎暴发的危险性降至最小，在做眼的检查时应严格无菌操作，对所用设备充分灭菌，也可控制流行性结膜炎的发生。针对腺病毒感染，目前尚无理想的疫苗和有效的药物，所以对腺病毒感染的防治还有待深入研究。

参考文献

［1］ ROWE W P, et al. Isolation of a cytopathogenic agent from human adenoids undergoing spontaneous degeneration in tissue culture［J］. Proc Soc Exp Biol Med, 1953, 84（3）: 570-573.

［2］ SAN MARTIN C, BURNETT R M. Structural studies on adenoviruses［J］. Curr Top Microbiol Immunol, 2003, 272: 57-94.

［3］ TOTH K, et al. Valganciclovir inhibits human adenovirus replication and pathology in permissive immunosuppressed female and male syrian hamsters［J］. Viruses, 2015, 7（3）: 1409-1428.

［4］ SAUERBREIA, et al. Sensitivity of human adenoviruses to different groups of chemical biocides. J Hosp Infect［J］. 2004, 57（1）: 59-66.

［5］ EVELYN M B, et al. Reemergence of Adenovirus Type 4 Acute Respiratory Disease in Military Trainees［J］. Infect Dis, 1999, 179: 1531-1533.

［6］ MARCELA E, et al. Detection of Adenoviruses（AdV）in Culture-Negative Environmental Samples by PCR during an AdV-Associated Respiratory Disease Outbreak［J］. J Clin, Microbiol, 2000, 38: 2982-2984.

［7］ KEVIN L R, et al. Transmission dynamics and prospective environmental sampling of adenovirus in a military recruit setting［J］. J Infect Dis, 2006, 194: 877-885.

（何振健　李薇　田寒　郭丽　朱勋）

第二节　检 测 技 术

本节所描述的实验方法可用于 HAdV 的核酸检测、病毒分离培养和抗原检测。各种方法将在下面分别进行描述。需要注意的是，疑似感染了 HAdV 的呼吸道标本和胸腔穿刺液的标本处理应当在生物安全二级（BSL-2）实验室中进行，直至确认标本中的病毒被灭活。

按照病毒学检测总体策略所规定的呼吸道标本和胸腔穿刺液的采集与处理原则，HAdV 的快速检测首先可以通过提取病毒核酸的方法，针对 HAdV 特异性序列合成引物进行实时荧光定量 PCR（qRT-PCR）扩增进行 HAdV 的核酸检测。其次，可以采用荧光标记抗体，通过直接或间接的免疫学反应检测 HAdV 抗原。同时，根据需要可采用病毒分离培养的方法，并结合核酸检测和抗原检测进一步鉴定 HAdV 感染。另外，可尽量采集患者急性期和恢复期双份血清进行血清学检测。

一、核酸检测程序

本方法适用于 HAdV 核酸的特异性检测。HAdV 核酸检测程序中需要针对 HAdV 特定序列设计并合成特异性检测引物,(详见本节后文"(四) HAdV 病毒核酸的 PCR 检测程序"相关内容),需要的其他试剂、耗材和仪器可参见本书第一章相关内容及本书书后附表。

(一) 标本的处理

将采集到的鼻/咽拭子标本或胸腔穿刺液标本置离心机内,4 ℃ 2 000 r/min 离心 20 min,以去除大部分杂质。离心后,在安全柜内轻轻地打开离心管,用 1 mL 的 Tip 头吸取上清液。如果呼吸道标本和胸腔穿刺液的黏液成分较重,可先进行液化[按 1:1 体积比加入 1% pH 7.6 的胰蛋白酶溶液,室温(约 25 ℃)消化 15~30 min]处理,再离心。取 200~400 μL 离心后的标本上清液(标本使用量最多不超过 1 mL)用于核酸的提取。

(二) 病毒核酸提取程序

具体操作步骤详见本书第三部分第二章第二节"(二) 病毒核酸提取程序"相关内容。

(三) RNA 病毒的逆转录程序

RNA 病毒的检测通常需要先将提取的病毒 RNA 逆转录为 cDNA,再进行 PCR 检测。以下以 Invitrogen 公司 Superscript Ⅲ 逆转录试剂盒为例说明逆转录合成 cDNA 程序。

按照操作说明书,逆转录要求总量 RNA 为 1 pg~5 μg。以下为 1 个反应的体系组成,配制多个反应的体系是可据情倍加。

(1) 将试剂盒内的每一管溶液混匀并短暂离心,按照表 3-7-1 配制反应体系 1,将体系 1 在 0.2 mL 管中混匀。

表 3-7-1 反应体系

成分	体积/μL
少于 5 μg 的总 RNA	n
50 ng/μL 随机引物	1
10 mM dNTP Mix	1
加无 DNase 无 RNase 水至	10

(2) 65 ℃ 孵育 5 min;置于冰上至少 1 min。

(3) 取一空管配制体系 2,在管中依次加入 2 μL 10×RT 缓冲液,4 μL 25 mM $MgCl_2$,2 μL 0.1M DTT,1 μL RNaseOUT(40 U/μL),1 μL SuperScript Ⅲ RT(200 U/μL)。

(4) 将步骤 3 配制的 10 μL 的 cDNA 反应体系 2 加入到体系 1 中,总反应体系为 20 μL,轻轻混匀,短暂离心收集可能存在管壁上的液滴。

(5) 25 ℃ 孵育 10 min,50 ℃ 孵育 50 min,85 ℃ 终止 5 min,置于冰上。

(6) 短暂离心收集反应物,每管加 1 μL RNase H 并于 37 ℃ 孵育 20 min,反应结束即为 cDNA 混合物,可以置于 -20 ℃ 保存或用于后续 PCR 检测。

（四）HAdV 病毒核酸的 PCR 检测程序

1. 探针法 real-time PCR 程序

（1）引物探针序列及扩增片段见表 3-7-2：

表 3-7-2　引物及探针序列信息

引物	序列（5′→3′）	3′标签	5′标签	扩增基因
HAdV-F	GCCACGGTGGGGTTTCTAAACTT			
HAdV-R	GCCCCAGTGGTCTTACATGCACATC			Hexon
HAdV-P	TGCACCAGACCCGGGCTCAGGTACTCCGA	BHQ1	FAM	

（2）HAdV 反应体系如表 3-7-3。

表 3-7-3　反应体系

成分	体积/μL
cDNA	1
上游引物	0.5
下游引物	0.5
探针	1
2×iQ Supermix（Bio-rad）	10
DEPC-ddH$_2$O	7
总计	20

在配液室配制反应体系，cDNA 模板单独在核酸加样区加入。

（3）混匀好的反应体系在扩增区上机 PCR 仪，设置反应程序参数如下：95 ℃ 10 min；95 ℃ 15 s，60 ℃ 60 s，（于该步骤读取荧光值）45 个循环。

（4）反应结束后，根据样品、阴性及阳性对照扩增曲线的 Ct 值和荧光强度等，判断样品是否有 HAdV 感染及感染型别。对于可疑样品需要复检甚至病毒的培养分离进行确定。在实验有效的前提下判定结果：$Ct \geqslant 38$（或"undet"），阴性结果。$35 \leqslant Ct < 38$，检测灰区，应重复测定 2 次；$Ct \geqslant 38$，阴性结果；其中 1 次 $Ct < 38$，阳性结果，FAM 通道阳性判断为感染腺病毒。$Ct < 35$，阳性结果，FAM 通道阳性判断为感染腺病毒。

（五）病毒核酸检测过程中应注意的问题

（1）质量控制。核酸提取和检测过程均须设立阴性对照和阳性对照。

阴性对照：核酸提取的阴性对照，应采用已知不含任何核酸的样本（如蒸馏水）。核酸检测（PCR 和 RT-PCR）的阴性对照应包括核酸提取阴性对照、无酶对照和无引物对照。

阳性对照：核酸提取和检测的阳性对照，应采用相应的人腺病毒标准株阳性对照品（ATCC，Manassas，VA，USA）。

（2）避免交叉污染。即反应体系配制区、模板核酸加样区以及扩增区应严格分开，避免污染。

二、细胞培养分离操作程序

本方法适用于呼吸道标本和胸腔穿刺液中 HAdV 的培养分离，以鉴别是否存在 HAdV 感染。本操作规程全程涉及使用活病毒，所以应当特别注意生物安全规定，在 BSL-2 实验室中进行。

HAdV 细胞培养分离需要特定专用的细胞、细胞生长液、细胞维持液和 HAdV 孵育液，操作程序中需要的其他试剂、耗材和仪器为呼吸道病毒分离培养通用，可参见本书第三部分第一章相关内容。

常用于 HAdV 分离培养的传代细胞系：对腺病毒可采用人宫颈癌细胞系 HeLa，人喉癌上皮细胞系 Hep-2、人肺癌上皮细胞系 A549、人胚肾细胞系 HEK293 细胞进行分离培养。一般在接种后 2～7 天可出现特征性 CPE。但是腺病毒 40 和 41 型非常难以培养。

具体操作步骤详见本书第三部分第二章"病毒细胞分离培养操作程序"相关内容。

成功分离的病毒需要利用核酸检测、免疫荧光检测。核酸检测可参照前文第七章第二节"一、核酸检测程序"相关内容进行，免疫荧光检测可以通过收取病变的细胞制备细胞涂片，利用 Chemicon 直接免疫荧光试剂盒检测，进一步鉴定 HAdV 感染，操作程序及结果判定参见本节后文"抗原检测操作程序"相关内容。

三、直接涂片免疫荧光检查法

将患者标本直接涂在玻片上，通过免疫染色检查病毒抗原，可以快速地提供诊断依据，特异性亦很高，但其敏感性则低于分离培养。因此，直接涂片后剩余的标本，应该接种 1 支细胞管，以避免漏检病毒含量较低的标本或可能存在的其他病毒。

直接镜检法要求标本中具有完整的被腺病毒感染的呼吸道上皮细胞。标本采集不当以及涂片技术不良是导致假阴性结果的常见原因。此外，过多的黏液会干扰抗体与抗原结合。黏液可非特异性地黏附抗体分子造成假阳性，也可能将靶细胞包围在一起而封闭了抗原结合部位，导致假阴性。但是有经验的技术人员通常能够将它们与真正特异性反应区分开来。

尽管存在上述一些缺点，直接检查不失为快速诊断的有效方法之一。特别是对于一些处于偏远地区，标本运送不便的医院更有价值。

（一）标本采集

直接镜检成功与否与标本的质量密切相关。红细胞具有自发荧光，因此受红细胞污染严重的标本将难以阅读结果。由于腺病毒主要存在于呼吸道上皮细胞内，因此如果涂片中上皮细胞太少，则明显影响检查率。多数实验室要求每张涂片上细胞不少于 50 个，也有的实验室要求每个 40× 高倍视野至少有 1～2 个细胞。

（二）标本的前处理

1. 鼻咽吸出液、冲洗液和喉拭子

（1）若标本含较多黏液，可加入适量溶痰剂处理 10～15 min。

（2）振荡管底，然后 1 000～1 500 g 离心 5 min 以沉淀细胞。

（3）弃去大部分上清液，仅留下 100～200 μL。

（4）将细胞悬于剩余的液体中，取一滴加到洁净的玻片上。

（5）放室温自然干燥，如不能及时染色，可在 2～8 ℃放置 48 h。

2. 放入运送培养基的拭子

（1）剧烈振荡管底，以使细胞从拭子上释出。

（2）1 000～1 500 g 离心 5 min 以沉淀细胞。

（3）弃去大部分上清液，仅留下 100～200 μL 沉底的悬浮细胞。

（4）取 1 滴细胞悬液加在洁净的玻片上。

（5）自然干燥，如不能及时染色，可在 2～8 ℃放置 48 h。

（三）染色方法

（1）实验室在收到涂片后，应在显微镜下以 100～300 倍视野检查涂片是否含足够的上皮细胞。如果总数不超过 50 个细胞，则不适合做直接涂片检查。

（2）将玻片放入冷的丙酮中固定 10 min，然后取出自然干燥。

（3）在细胞上铺盖足量的单克隆抗体，通常为 15～30 μL。

（4）放置湿盒中，于 35～37 ℃反应 30 min。

（5）小心地用 PBS 洗去未结合的抗体，再用 PBS 洗 2 次。

（6）加足够量的荧光素标记的第二抗体 15～30 μL，再次放入湿盒中，于 35～37 ℃反应 30 min。

（7）小心地用 PBS 洗去未结合的第二抗体，继以 PBS 洗 2 次。

（8）在细胞中央加 1 小滴封片剂，用盖玻片封片。

（9）在荧光显微镜下，先用放大 200～300 倍的镜头筛选，发现阳性细胞后再换放大 400 倍的镜头确认细胞形态。

（四）结果的解释

（1）阳性：受染细胞的细胞核或胞浆内有明亮的荧光为阳性，注意有时细胞碎片或细胞团块会可能呈现暗淡的非特异性荧光，应注意与真实阳性染色区别。

（2）阴性：没有上述特异性免疫荧光的阳性细胞可见。

（五）质量控制

每天至少要做 1 份阳性与阴性对照，以确认抗体工作正常。阳性对照应该出现上述明亮的绿色荧光，而阴性对照则只见暗红色的背景。在开展病毒分离培养的实验室中，因为采用同一抗体做病毒培养的鉴定，因此它们的阳性对照可以通用。在不开展病毒培养的实验室中，可采用预先准备的阳性对照片子，与标本一起染色。

对照片子的制备：

（1）取 20 μL 腺病毒阳性培养物加到 2 mL 细胞培养液中，放在冰上等待接种。

(2) 取 1 个新长满的 A549 细胞的 75 cm² 培养瓶，吸去培养基。

(3) 将步骤（1）中稀释好的病毒悬液加到细胞中，33~35 ℃吸附 1~2 h，期间每隔 15 min 摇动平皿 1 次，以确保病毒均匀地分散于单层细胞的表面。

(4) 加 20 mL 含 10% 小牛血清和抗生素的 MEM，继续培养到 40%~60% 的细胞出现 CPE。

(5) 用胰酶消化收集细胞，150 g 离心 5 min。

(6) 将细胞重新悬浮于 5 mL PBS，计数细胞，并将细胞调整为 $(2~5)×10^6\ mL^{-1}$。

(7) 取 3~10 mL 细胞悬液加于玻片上，自然干燥。

(8) 室温下用丙酮固定 10 min，取出自然干燥。

(9) 储存在 -20 ℃以下，可保存 1 年。保持干燥，以尽可能降低抗原的降解。

应该指出，按此法制备的质控片子包括受病毒感染的细胞和未受感染的细胞，因此同时提供了免疫染色的阳性和阴性对照。

四、抗原检测操作程序

本方法适用于鼻/咽拭子标本和鼻咽抽吸物标本中 HAdV 抗原的检测。HAdV 抗原检测需要专用的针对 HAdV 蛋白抗原的特异性抗体，往往采用商品化的病毒蛋白抗原检测试剂盒进行免疫荧光检测或者 ELISA 测定。这里推荐使用 Chemicon 直接免疫荧光试剂盒和 KRISHGEN BioSystems 抗人腺病毒 IgM 抗体（anti-ADV IgM）ELISA 检测试剂盒（Cat. No：KBVH004），操作程序中需要的其他试剂、耗材和仪器为呼吸道病毒蛋白抗原检测通用，可参见本书第三部分第一章相关内容及附表 4。

（一）免疫荧光方法检测 HAdV 抗原的程序

1. 标本的处理

将采取的分泌物 1 000~6 000 r/min 离心 10 min，弃去上清液，沉淀物再加入 1 mL 预冷的 PBS 振荡 5 min，1 000~6 000 r/min 离心 10 min，再次弃去上清液。沉淀物中加入适量 PBS，调节柱状纤毛细胞浓度至 $1.0×10^6\ mL^{-1}$。

2. 细胞涂片的制备

微量加样器吸取细胞悬液 20 μL，加入至 4 ℃丙酮浸泡过的载玻片上，室温下空气干燥后 4 ℃丙酮浸泡固定 10 min，即制备好细胞涂片。

3. 直接免疫荧光操作程序

Chemicon 直接免疫荧光试剂盒含有 7 种混合的单克隆抗体，即腺病毒（HAdV）、流感病毒 A（IFVA）、B 型（IFVB）、人副流感病毒 1、2、3 型（HPIV-1、HPIV-2、HPIV-3）及呼吸道合胞病毒（RSV）单克隆抗体，常用于呼吸道感染病毒的筛查。按试剂盒说明，滴加混合单克隆抗体或单一单克隆抗体置于细胞涂片上，37 ℃孵育，筛查抗体为 15 min，鉴定抗体为 30 min，然后用 PBS 流水缓慢冲洗玻片 3 次，每次 5 min，风干后封片（封片剂由试剂盒提供），即可在荧光显微镜下观察。

4. 结果判定

荧光显微镜下读片，放大倍数为 200 倍。如果样点中含有 ≥0 个细胞，则认为此片是可以评价的。筛查实验阳性：在荧光显微镜200倍视野下有≥2个细胞呈明亮黄绿色荧光即为筛查实验阳性，否则为阴性。鉴定实验阳性：在荧光显微镜下 HAdV 显示细胞核或细胞质染色为阳性，否则为 HAdV 阴性。由试剂盒提供阳性及阴性对照片作为对照。

5. 影响因素

非特异性荧光染色是免疫荧光技术中最关键的步骤，正确染色是去除非特异荧光，提高荧光抗体的敏感性和特异性的一个重要因素，因此染色时温度、湿度都应较严格掌握，同时冲洗应彻底，最好流水缓慢冲洗。要想得到正确、可靠的结果，必须设以严格的阴、阳性对照。此外，由于荧光抗体浓度过高，会造成非特异荧光，故可以适当调整荧光抗体浓度。

（二）ELISA 检测 HAdV 抗原的程序

具体操作步骤及结果判定请参照 KRISHGEN BioSystems 抗人腺病毒 IgM 抗体（anti-ADV IgM）ELISA 检测试剂盒（Cat. No. KBVH004）说明书，该方法多用于科研实验，较少用于临床诊断。按照试剂盒说明书要求，具体实验步骤如下：

操作中使用到的 96 孔微孔板、人生物素标记检测抗体、标准品、酶标试剂、洗脱缓冲液、标准稀释液、显色剂 A/B 液及终止液由本试剂盒提供。

（1）第一次使用试剂盒时，在 10 mL 30×洗脱缓冲液中加入 290 mL 去离子水，得到 300 mL 1×洗脱缓冲液。

（2）标准品稀释。按照表 3-7-4 准备标准品的浓度以做标准曲线。

表 3-7-4　标准品浓度

16 U/mL	标准品 No. 5	120 μL 标准品原液（32 U/mL）+ 120 μL 标准品稀释液
8 U/mL	标准品 No. 4	120 μL 标准品 No. 5 + 120 μL 标准品稀释液
4 U/mL	标准品 No. 3	120 μL 标准品 No. 4 + 120 μL 标准品稀释液
2 U/mL	标准品 No. 2	120 μL 标准品 No. 3 + 120 μL 标准品稀释液
1 U/mL	标准品 No. 1	120 μL 标准品 No. 2 + 120 μL 标准品稀释液

（3）编号。将样品对应微孔按序编号，每板应设阴性对照 2 孔、阳性对照 2 孔、空白对照 1 孔（空白对照孔不加样品及酶标试剂，其余各步操作相同）。

（4）加样。分别在阴、阳性对照孔中加入阴性对照、阳性对照 50 μL。然后在待测样品孔先加样品稀释液 40 μL，然后再加待测样品 10 μL。将样品加于酶标板孔底部，尽量不触及孔壁，轻轻晃动混匀，

（5）温育。用封板膜封板后置 37 ℃温育 30 min。

（6）洗涤。小心揭掉封板膜，弃去液体，甩干，每孔加满洗涤液，静置 30 s 后弃去，如此重复 5 次，拍干。

（7）加酶。每孔加入酶标试剂 50 μL，空白孔除外。

（8）温育。操作同步骤（5）。

（9）洗涤。操作同步骤（6）。

(10) 显色。每孔先加入显色剂 A 液 50 μL，再加入显色剂 B 液 50 μL，轻轻振荡混匀，37 ℃避光显色 15 min。

(11) 终止。每孔加终止液 50 μL，终止反应（此时蓝色立转黄色）。

(12) 测定。以空白调零，450 nm 波长依序测量各孔的吸光度（OD 值）。测定应在加终止液后 15 min 以内进行。

(13) 结果判定。

试验有效性：阳性对照孔平均值≥1.00，阴性对照平均值≤0.10

临界值（CUT OFF）计算：临界值 = 阴性对照孔平均值 + 0.15

阴性判定：样品 OD 值 < 临界值（CUT OFF）者为腺病毒 IgM（ADV IgM）阴性。

阳性判定：样品 OD 值 ≥ 临界值（CUT OFF）者为腺病毒 IgM（ADV IgM）阳性。

参考文献

[1] ROWE W P, et al. Isolation of a cytopathogenic agent from human adenoids undergoing spontaneous degeneration in tissue culture [J]. Proc Soc Exp Biol Med, 1953, 84 (3): 570-573.

[2] SAN MARTIN C, BURNETT R M. Structural studies on adenoviruses [J]. Curr Top Microbiol Immunol, 2003, 272: 57-94.

[3] TOTH K, et al. Valganciclovir inhibits human adenovirus replication and pathology in permissive immunosuppressed female and male syrian hamsters [J]. Viruses, 2015, 7 (3): 1409-1428.

[4] SAUERBREI A, et al. Sensitivity of human adenoviruses to different groups of chemical biocides [J]. J Hosp Infect, 2004, 57 (1): 59-66.

[5] BARRAZA E M, et al. Reemergence of adenovirus type 4 acute respiratory disease in military trainees: report of an outbreak during a lapse in vaccination [J]. J Infect Dis, 1999, 179 (6): 1531-1533.

[6] ECHAVARRIA M, et al. Detection of adenoviruses (AdV) in culture-negative environmental samples by PCR during an AdV-associated respiratory disease outbreak [J]. J Clin Microbiol, 2000, 38 (8): 2982-2984.

[7] RUSSELL K L, et al. Transmission dynamics and prospective environmental sampling of adenovirus in a military recruit setting [J]. J Infect Dis, 2006, 194 (7): 877-885.

[8] VAN DE POL A C, et al. Increased detection of respiratory syncytial virus, influenza viruses, parainfluenza viruses, and adenoviruses with real-time PCR in samples from patients with respiratory symptoms [J]. J Clin Microbiol, 2007, 45 (7): 2260-2262.

(何振健　李薇　田寒　郭丽　朱勋)

第八章 人博卡病毒

第一节 基本特征

人博卡病毒（human bocavirus，HBoV）属于细小病毒科（Parvoviridae）细小病毒亚科，博卡病毒属（bocavirus）。除 B19 细小病毒和人细小病毒 4（human parvovirus，PARV4）外，人博卡病毒是被发现的与人类疾病相关的细小病毒之一。目前，HBoV 共发现 4 个种即 HBoV 1~4。2005 年，瑞典学者 Tobias Allander 等通过分子筛选发现了一种新的细小病毒，其氨基酸序列与犬细小病毒（canine minute virus，CMV）氨基酸序列的同源性为 43%，与牛博卡病毒（bovine parvovirus，BPV）氨基酸序列的同源性为 42%，因此暂命名为人博卡病毒。随后，2009 年美国的 Kapoor 等在急性迟缓性麻痹患者的粪便标本中发现了 HBoV2。同年不久，澳大利亚学者 Jane 等在急性胃肠炎儿童的粪便标本中检测到 HBoV2 和 HBoV3。2010 年，Kapoor 等在儿童的粪便标本中发现了 HBoV4。据报道，HBoVs DNA 在呼吸道、血清、粪便及尿液标本中被检出，阳性患者以儿童为主，被认为与人类呼吸道和肠道疾病有关。

一、病原学特征

（一）基本生物学特性

人博卡病毒的结构具有典型的细小病毒结构特征，衣壳蛋白呈二十面体对称结构，直径 21~28 nm，无包膜。利用重组博卡病毒 VLP 进行冷冻电子显微镜（cryo-EM）和 3D 图像重现，发现博卡病毒衣壳蛋白与 B19 衣壳蛋白序列同源性虽然较低，但结构相似，都具有保守的核心结构特征，包括八链 β 片层、α 螺旋、DE 环和 HI 环，这些结构对于衣壳蛋白的组装和稳定性是必需的。

人博卡病毒基因组为线性单链 DNA（ssDNA），约 5.2 kb，含 3 个开放读码框，分别编码蛋白 NS1、NP1、VP1 和 VP2。NS1 最早被转录、翻译，能够启动病毒 DNA 的复制；NP1 的功能尚不明确；VP1、VP2 含有一个共同的重叠区，是病毒衣壳的重要结构蛋白。基因突变和基因重组是博卡病毒的主要变异方式。研究表明，HBoV1 基因组序列相对保守，与 HBoV1 相比，HBoV2 基因组序列之间具有更强的变异性，HBoV1 和 HBoV2 基因重组产生 HBoV3，而 HBoV2 和 HBoV3 基因重组产生 HBoV4，其基因重组位点均位于非结构蛋白编码区 NP1 基因和结构蛋白编码区 VP1 基因交界处。然而，

HBoV3 也可能源于 HBoV1 和 HBoV4 的基因重组。

VP1 和 VP2 蛋白是博卡病毒的结构蛋白，与牛博卡病毒和犬细小病毒相应的 VPs 蛋白具有 42% 和 43% 的氨基酸同源性。其衣壳蛋白 VP1 包含 5′端的独有区（unique region of VP1，VP1-U）具有磷脂酶 A2 活性，与病毒的感染有关。VP1 和 VP2 蛋白可以刺激机体产生 IgM 和 IgG 抗体，其中 VP2 蛋白单独可以形成病毒样颗粒（VLP），其形态和抗原性与病毒颗粒相似，可以代替病毒颗粒进行博卡病毒抗体的检测。NS1 蛋白是博卡病毒的主要调节蛋白，具有螺旋酶、ATP 酶和位点特异性切口酶的特性；而非结构蛋白 NP1 目前功能不清，与牛博卡病毒和犬细小病毒 NP1 具有约 47% 的序列同源性。人博卡病毒基因组不编码聚合酶，依赖宿主细胞的 DNA 聚合酶进行复制。

（二）理化特性

由于目前人博卡病毒无法进行体外培养，因此理化性质不十分清楚。但作为细小病毒科的一个成员，人博卡病毒与其他细小病毒可能具有相似的理化性质。细小病毒的氯化铯浮力密度为 $1.39 \sim 1.42$ g/cm^3，在蔗糖梯度中的沉降系数为 $110 \sim 122$。在 pH $3 \sim 9$ 时，细小病毒可以耐受 56 ℃ 30 min 处理。但福尔马林、β-丙内酯、羟胺和氧化剂可以灭活细小病毒。

（三）培养特性

目前，人博卡病毒尚无有效的体外培养体系和敏感的动物模型。

二、致病性

HBoV1 主要在呼吸道感染样本中检出，虽然有无症状携带者存在，但有证据表明 HBoV1 可能与呼吸道感染有关；HBoV2 主要在粪便样本中检出，可能与肠道的感染有关；HBoV3 可以在呼吸道样本和粪便样本中检出，而 HBoV4 目前只在粪便检出，但与疾病并没有显示出相关性。虽然 HBoV1 和 HBoV2 可能与呼吸道和肠道的感染有关，但是它们常与其他病毒共同检出，例如，在呼吸道感染中，博卡病毒与其他呼吸道病毒的共检出率可达 80% 以上，在粪便标本中与其他腹泻病毒也存在较高的共检出率，因此，博卡病毒与临床疾病的关系目前仍存在争议。人博卡病毒可以感染儿童和成人，但以感染儿童为主，其中以 2 岁以下的儿童感染率最高。人博卡病毒可致呼吸道疾病，包括普通感冒、气喘、急性哮喘、支气管炎、肺炎、急性中耳炎等，其临床表现与其他呼吸道病毒感染后临床表现没有明显差异，主要包括咳嗽、咳痰、发热、流涕、气喘和腹泻等。一般人博卡病毒不会导致严重疾病，已有证据显示人博卡病毒有时也会导致致死性感染，如脑炎、呼吸衰竭、气胸等，但也有证据显示博卡病毒在呼吸道和胃肠道可以作为"旁观者"而不会导致任何症状。

人博卡病毒的传播途径目前不清楚。但是，许多细小病毒通过吸入或接触感染的痰液、粪便或尿液进行传播。人博卡病毒很可能通过相似的方式进行传播，其 DNA 也在许多人体分泌物中检出。

三、流行病学特征

世界各地均有报道在呼吸道、肠道、血清及尿液标本中检出 HBoVs，呼吸道感染患者的呼吸道标本中，HBoVs DNA 阳性检出率为 0.8%～19.0%，胃肠道疾病患者粪便或尿标本中的检出率为 0.8%～9.1%。在呼吸道病毒感染的儿童中，HBoVs 的检出率低于呼吸道合胞病毒和鼻病毒，但其感染率与流感病毒、人偏肺病毒、3 型副流感病毒及腺病毒相当，高于冠状病毒和其他型别副流感病毒。研究结果显示，HBoV1 和 HBoV2 在呼吸道及肠道标本中均有检出；HBoV3 和 HBoV4 是最新被发现的博卡种属，仅在肠道标本中检出，但近期我国兰州市的研究报道，在呼吸道标本中也有 HBoV3 的检出。

HBoVs DNA 阳性患者年龄分布从几天到 60 岁不等，年龄小于 2 岁的儿童阳性率最高，而小于 6 个月的婴幼儿感染率相对较低，推测可能与母体的免疫保护有关。HBoVs 的检出未表现出明显的季节分布，虽然先前较多研究结果显示，HBoV1 引起的呼吸道感染主要发生在冬季，但日本的研究结果显示 72% 的感染主要发生在春季，美国 Arnold 等人 2 年的研究结果显示，高峰期在 3 月到 5 月。中国已有的一些研究结果也支持 HBoVs 感染无明显的季节性分布。

我国 HBoVs 的流行病学特征与国外其他报道类似。①阳性检出率相差较大，在呼吸道及胃肠道疾病患者中，HBoVs 阳性检出率分别为 1.4%～19.3% 和 2.1%～25.6%（表 3-8-1）。②HBoVs DNA 阳性的患者以 ≤3 岁的儿童为主，我国兰州市报道在 ≤5 岁的儿童中 25～36 个月婴幼儿的感染率最高，为 12.8%，而 0～6 个月婴儿阳性感染率最低，为 4.9%。③成人患者多表现为上呼吸道染，而儿童患者主要表现为肺炎、支气管炎和毛细支气管炎，最常见的临床症状为咳嗽（86%）、发热（33%）、哮喘（22%）和腹泻（29%）。④HBoVs 感染也无明显的季节性分布，北京地区 3 年检测结果均显示 HBoV1 引起的呼吸道感染主要发生在冬季，中国香港报道季节高峰出现在 9 月至 2 月，广东报道高峰为夏季、早秋及晚春，另一些研究报道 HBoVs 的感染在春季和夏季增加。⑤常与其他病原体共感染，目前我国报道 HBoVs 在呼吸道及肠道疾病中的共感染率分别为 9.5%、55.2%～56%、100%（表 3-8-1），最常见的共感染病原体分别是 RSV 和轮状病毒。

表 3-8-1 中国 HBoV 各地的流行情况及相关的临床症状

研究地区	研究人群	样品类型	样本例数	HBoV DNA	共感染率	临床症状诊断
香港	住院患者	NPA	126	0		
广州	ARTIs 患者	咽拭子	144	1.4%		ARTIs
广州	ARTIs 患者	咽拭子	2 811	2.3%	43.1%	ARTIs
温岭	ALRIs 患儿	呼吸道及血标本	257	2.7%		肺炎综合征

续表 3-10-1

研究地区	研究人群	样品类型	样本例数	HBoV DNA	共感染率	临床症状诊断
上海	住院患儿	NPA	351	4.6%	19.0%	ARTIs
北京	ALRIs 患儿（<5 岁）	NPA	333	4.8%	18.8%	发热，咳嗽，气喘
香港	ARTIs 住院患儿	NPA	1 906	5.0%	19.0%	ALRIs、咳嗽，发热
广东	ARTIs 患儿	咽拭子或 NPA	447	5.1%	43.5%	气喘性肺炎，支气管炎，支气管肺炎
台湾	ALRIs 住院患儿	咽拭子或 NPA	531	5.6%		ALRIs
北京	ALRIs 患儿（1～3 岁）	咽拭子或 NPA	326	6.1%		ALRIs
香港	患儿	NPA	1 200	6.3%	33.0%	ARTIs
杭州	ARTIs 患儿	咽拭子	160	6.9%	45.5%	ARTIs
兰州	ARTIs 患儿	NPA	406	7.1%	55.2%	ARTIs
湖南	住院患儿（≤10 岁）	NPA	252	8.3%	9.5%	ALRIs，咳嗽，发热，气喘，腹泻
上海	ARTIs 患儿（<9 岁）	NPSs	817	19.3%	54.6%	发热，咳嗽，咽喉痛
香港	患儿	粪便	1 435	2.1	56.0%	AGE
武汉	腹泻患儿	粪便	214	2.55%	100%	腹泻，发热，咳嗽，呕吐
兰州	腹泻住院患儿	粪便	632	25.6%		胃肠炎，腹泻
兰州	无症状儿童	粪便	162	14.8%		无发热、腹泻、呕吐或呼吸道症状
北京	儿科门诊患儿	粪便	366	12.0%	79.5%	AGE

注：ARTIs：acute respiratory tract infections，急性呼吸道感染，AURI：acute upper respiratory tract infection，急性上呼吸道感染；ALRIs：acute lower respiratory tract infection，急性下呼吸道感染；AGE：acute gastroenteritis，急性胃肠炎；NPA：nasopharyngeal aspirates 鼻咽冲洗液；NPSs：nasopharyngeal swabs 鼻/咽拭子。

四、临床实验室检测策略

一般可采集痰、下呼吸道分泌物、支气管肺泡灌洗液、全血、胸腔穿刺液、尿液、粪便等标本进行人博卡病毒的鉴定。主要检测鉴定方法包括以下几种。

（一）核酸检测

PCR 方法已广泛应用于人博卡病毒检测，结合序列分析可以对其进行分型。例如，利用针对博卡病毒 VP1/2 区域的特异性引物进行巢式 PCR 扩增，可以同时对 4 种博卡病毒（HBoV1～4）进行检测，扩增出 576 bp 大小的片段，进一步进行序列分析，可以区分不同种的博卡病毒感染。在与临床相关的研究中，PCR 方法成为对人博卡病毒的检测最主要的方法。但是，PCR 并不是 HBoV 检测的最佳方法，因为人博卡病毒在呼吸道和胃肠道感染后几个月仍会排毒，导致在无症状的人群中仍会有较高的阳性率。

（二）血清学检测

目前，血清学检测博卡病毒感染多用于科研，临床上尚未广泛应用。博卡病毒的 VP2 作为主要抗原决定簇可诱导机体产生中和抗体，目前科研上将重组表达的 HBoV 融合蛋白 VP2 作为包被抗原，利用酶免疫方法检测血清中 IgM 和 IgG 抗体。然而 HBoV1、2 和 3 型主要抗原 VP2 蛋白之间存在血清学交叉反应，因此用于区分 HBoV 型别的竞争性 ELISA 法亦处于研究阶段。

五、预防和治疗

对于人博卡病毒感染的治疗，尚没有抗病毒因子的相关研究，目前主要是支持治疗。虽然 HBoV1 与呼吸道感染有关，但博卡病毒所致疾病常常是自限性的、简单的，不需要特殊治疗。此外，对于人博卡病毒尚没有特异的预防措施。

参考文献

[1] ALLANDER T, TAMMI M T, ERIKSSON M, et al. Cloning of a human parvovirus by molecular screening of respiratory tract samples [J]. Proc Natl Acad Sci U S A, 2005, 102 (36): 12891 - 12896.

[2] LONGTIN J, BASTIEN M, GILCA R, et al. Human bocavirus infections in hospitalized children and adults [J]. Emerg Infect Dis, 2008, 14 (2): 217 - 221.

[3] LAU S K, YIP C C, QUE T L, et al. Clinical and molecular epidemiology of human bocavirus in respiratory and fecal samples from children in Hong Kong [J]. J Infect Dis, 2007, 196 (7): 986 - 993.

[4] ARTHUR J L, HIGGINS G D, DAVIDSON G P, et al. A novel bocavirus associated with acute gastroenteritis in Australian children [J]. PLoS Pathog, 2009, 5 (4):

e1 000391.

[5] Xu L, He X, Zhang D M, et al. Surveillance and genome analysis of human bocavirus in patients with respiratory infection in Guangzhou, China [J]. PLoS One, 2012, 7 (9): e44876.

[6] CHOW B D, ESPER F P. The human bocaviruses: a review and discussion of their role in infection [M]. Clin Lab Med, 2009, 29 (4): 695 – 713.

[7] ALLANDER T. Human bocavirus [J]. J Clin Virol, 2008, 41 (1): 29 – 33.

[8] LAU S K, YIP C C, QUE T L, et al. Clinical and molecular epidemiology of human bocavirus in respiratory and fecal samples from children in Hong Kong [J]. J Infect Dis, 2007, 196 (7): 986 – 993.

[9] KAPOOR A, SLIKAS E, SIMMONDS P, et al. A newly identified bocavirus species in human stool [J]. J Infect Dis, 2009, 199: 196 – 200.

（何霞　冯发深　常彦敏　郭丽）

第二节　检 测 技 术

本节阐述 HBoVs 检测方法和操作规程，适用于从鼻拭子标本、咽拭子标本、鼻咽抽吸物标本、支气管肺泡灌洗液标本、痰标本、胸腔穿刺液标本、尿液标本、粪便或肛拭子标本中 HBoVs 鉴定的相关操作。HBoVs 为生物安全危害三类，标本的相关操作应在生物安全二级（BSL-2）实验室的生物安全柜中进行。

按照病毒学检测总体策略所规定的标本采集与处理原则，HBoVs DNA 的快速检测主要通过提取病毒核酸的方法，针对 HBoVs 特异性序列合成引物进行巢式 PCR 法扩增其 DNA 片段进行检测，可以同时对 4 种博卡病毒（HBoV 1～4）进行检测，扩增出 576 bp 大小的片段，进一步进行序列分析，可以区分不同种的博卡病毒感染。实时荧光定量 PCR 与传统的 PCR 技术相比既快速又准确，而且比其他生物学和常规培养方法灵敏度更高。

一、核酸检测程序

（一）标本的处理与保存

将采集到的标本置离心机内，4 ℃ 2 000 r/min 离心 20 min，以去除大部分杂质。离心后，在安全柜内轻轻地打开离心管，用 1 mL 的 Tip 头吸取上清液。如果标本的黏液成分较重，可先进行液化［按 1∶1 体积比加入 1% pH 7.6 的胰蛋白酶溶液，室温（约 25 ℃）消化 15～30 min］处理，再离心。取 200～400 μL 离心后的标本上清液（标本使用量最多不超过 1 mL）用于核酸的提取。

（二）检测方法

可采用巢式 PCR、实时荧光定量 PCR 等方法扩增并检测标本中 HBoVs 的特异性基因。巢式 PCR 法可以同时对 4 种博卡病毒（HBoV1～4）进行检测，通过进行序列分析，可以区分不同种的博卡病毒感染。实时荧光定量 PCR 与传统的 PCR 技术相比优势明显，可以检测 HBoVs 病毒的载量，对 PCR 反应可实时监控，特异性更强，减少污染及假阳性，同时具有操作时间短等优点。

其基本操作步骤如下。

1. 实验准备

清洁工作区域（注：PCR 反应液配制区应与 DNA 加样区有物理隔离，实验操作中所使用的水、移液器、枪头、隔离衣及 PCR 反应相关耗材等均应分区域固定放置，不可以交叉使用）。加入 DNA 前，启动实时荧光定量 PCR 仪，使仪器预热。

2. HBoVs 病毒 DNA 的提取

用 Qiagen 公司 QIAmpMiniElute Virus Spin 试剂盒提取的病毒 DNA，按照试剂盒说明书要求。具体实验步骤参见本书第三部分第二章第二节"（二）病毒核酸提取程序"相关内容。

3. 巢式 PCR 进行 HBoVs 检测及分型

（1）用巢式扩增的片段设计扩增引物（F1、R1 和 F2、R2）检测 HBoV 1～4 型，扩增片段大小约 576 bp，引物名称及序列见表 3-8-2。

表 3-8-2　HBoVs 通用实时荧光定量 PCR 扩增引物和探针序列

引物	核苷酸序列（5′→3′）
HBoV - F1	CGC CGT GGC TCC TGC TCT
HBoV - R1	TGT TCG CCA TCA CAA AAG ATG TG
HBoV - F2	GGC TCC TGC TCT AGG AAA TAA AGA G
HBoV - R2	CCT GCT GTT AGG TCG TTG TTG TAT GT

（2）按照表 3-8-3 配制第一轮的反应体系。反应条件为：95 ℃ 30 s，58 ℃ 1 min，72 ℃ 1 min；10 个循环；退火温度每个循环降低 0.5 ℃，95 ℃ 30 s，54 ℃ 45 s，72 ℃ 45 s，30 个循环，72 ℃ 10 min。

表 3-8-3　HBoV 巢式 PCR 第一轮扩增体系配制

成分	体积/μL
10 × Ex *Taq* 缓冲液	2.5
dNTPs（10 mM）	2
Ex *Taq* 酶（5 U/L）	0.125
10 μM HboV - F1	1
10 μM HboV - R1	1
ddH$_2$O	13.375
DNA	5

(3) 第一轮反应完成后,按表3-8-4配制第二轮反应体系。反应条件:95 ℃ 35 s,60 ℃ 1 min,72 ℃ 1 min,10个循环,退火温度每个循环降低0.5 ℃;95 ℃ 30 s, 54 ℃ 45 s,72 ℃ 45 s,30个循环;72 ℃ 10 min。

表3-8-4 HBoV巢式PCR第二轮扩增体系配制

组成	体积/μL
10×Ex-Taq缓冲液	2.5
dNTPs(10mM)	2
ExTaq酶(5 U/L)	0.125
10 μM HboV-F2	4
10 μM HboV-R2	4
第一轮PCR产物	1
超纯水	11.375

(4) 在第二轮产物中每管取5 μL,分别与1 μL的6×加样缓冲液均匀混合后,加样至1.5%琼脂糖凝胶,使用DL100 DNA Maker,电压180 V,30 min后用紫外透射分析仪观察电泳条带,用凝胶成像系统照相,对比DNA Maker判断阳性结果,把阳性编号对应的第二轮产物进行测序鉴定。

(5) 把测序结果与NCBI已上传的参考序列BLAST比对,明确HBoV分型。

4. 实时荧光定量PCR检测HBoVs

(1) 设计引物和探针序列如表3-8-5。HBoV1-F和其对应下游引物HBoV1-R检测HBoV1;HBoV-2-3-4共用上游引物HBoV234-F,其与下游引物HBoV3-R可检测HBoV3,与下游引物HBoV24-R一起可检测HBoV2/4;各上下游引物的复合物可进行多重实时荧光定量PCR同时检测HBoV1~4。如果要区分HBoV2和HBoV4,须将阳性的实时荧光定量PCR产物进行测序鉴定。

表3-8-5 HBoVs通用实时荧光定量PCR扩增引物和探针序列

引物和探针	核苷酸序列(5′→3′)	GenBank序列号	核酸位置
HBoV1-F	CCTATATAAGCTGCTGCACTTCCTG	NC007455	152-177
HBoV1-R	TAAGCCATAGTAGACTCACCACAAG	NC007455	235-259
HBoV234-F	GCACTTCCGCATYTCGTCAG	FJ170279	50-70
HBoV3-R	GTGGATTGAAAGCCATAATTTGA	EU918736	205-230
HBoV24-R	AGCAGAAAAGGCCATAGTGTCA	FJ170279	128-150
HBoV-P	FAM-CCAGAGATGTTCACTCGCCG-BHQ1	FJ170279	85-104

(2) 每个反应管中应含有19 μL反应液,再加入1 μL的DNA样本。体系配制见表3-8-6。

表 3-8-6 HBoVs 实时荧光定量 PCR 扩增体系配制

组成	1 份/μL
2×iQ Supermix（Bio-rad）	10
超纯水	7
上游引物（0.6μM）	0.5
下游引物（0.6μM）	0.5
探针（0.3μM）	1
cDNA	1

（3）固定反应板，在记录纸上标记不同样本位置。

（4）按照记录纸上的顺序分装预混液，分装过程中应尽量避免产生气泡，注意防止交叉污染，盖上盖，全部反应板用贴膜封闭或放入带盖的容器后移入另一个工作区域，加 DNA 模板。

（5）加入样本 DNA 和 NTC 后，盖上盖条，最后加入相应阳性对照质粒。

（6）将反应板置入仪器相应反应板槽，注意位置及方向应正确，盖上反应盖。

（7）在电脑软件中设置反应板及反应程序，注意不同的反应探针标记物选择相应的荧光标记及参比荧光。

（8）设置反应条件：50 ℃ 2 min，1 个循环；95 ℃ 10 min，1 个循环；95 ℃ 15 s，60 ℃ 1 min，40 个循环。

（9）确认程序及设定均正确后，运行程序。

（10）结果分析。

1）如果阴性质控出现问题，应对标本中的阳性结果样本进行重复检测。

2）如果阳性质控出现问题，对全部样本均应进行重复检测。

3）推荐判断标准：对于人博卡病毒，$Ct \leqslant 38$（即为人博卡病毒的 CUT-OFF 界值）为阳性，$Ct = 0$ 者为阴性，$Ct > 38$ 的需要进一步验证。

4）对于 Ct 值超过 CUT-OFF 界值的情况，将模板稀释 4 倍和用 4 μL 模板代替 2 μL 两种方法重复检测。如果 Ct 值降至 *CUT-OFF* 界值以下，该标本判断为阳性，否则为阴性。

（11）质量控制。

1）试剂的统一。用同一个厂家的合成 real-time PCR 反应所需的引物和探针。

2）灵敏性检测。包括检测 real-time PCR 反应体系的最低检测限度和检测已知样本的 Ct 值。参加项目的每个实验室在初次应用该方法之前，对所有 3 个 real-time PCR 反应体系的灵敏性均进行检测，相应的 Ct 值在各实验室之间相差不能超过 1。每次更换试剂时均进行灵敏性检测。

3）阴性对照。包括自临床标本中提取 DNA 时设置的阴性对照和配制 PCR 反应体系时设置的阴性对照。每一次试验都需要设置这两种阴性对照。对于阴性对照出现阳性结果的情况，仔细分析后重新检测。

4) 阳性对照。由一个实验室统一制备，通过多次试验检测其扩增 Ct 值后分发至各实验室，后者使用时要求 Ct 值不得偏离该值 1 以上。

(12) 结果判定。采用相同的判定标准对检测结果进行分析，对于难以判断的结果，采用稀释和加倍模板的方法重复检测。

（三）注意事项

(1) 各项工作结束后，均应注意对相应操作区域进行清洁处理，可采用含氯消毒剂和75%乙醇擦拭方法。

(2) 操作过程中如果有液体溅出或污染手套，应及时用75%乙醇擦拭污染区域或及时更换手套。

二、Luminex 检测程序

Luminex 是一种整合了荧光编码微球、激光检测、最新的高速数字信号和计算机运算法则等多项技术，实现了各种症候群病毒真正的"高通量"检测，其中包括呼吸道病毒。Luminex 18 种呼吸道病毒检测试剂盒是一种高通量筛查技术，能同时对病毒进行检测和分型，具有高通量、高速度、高灵敏度、重复性好和线性范围广等特点。其操作步骤如下：

1. 病毒核酸提取

在步骤 2 加入 25 μL Qiagen Protease 之前先加入 20 μL MS2 作为质控，余下方法与核酸检测一致。

2. 多重 PCR

按表 3-8-7 配制多重 PCR 扩增体系。反应程序如下：50 ℃ 20 min，95 ℃ 15 min，95 ℃ 30 s，59 ℃ 30 s，72 ℃ 30 s，第 3 步开始 36 个循环，72 ℃ 2 min，4 ℃ 保持。

表 3-8-7　呼吸道病毒 Luminex 实时多重 PCR 扩增体系配制

成分	体积/μL
RNase Free water	1.3
5×一步法缓冲液	4.0
xTAG RVPFv2 Primer Mix	2.0
xTAG dNTP Mix	1.1
Onestep Enzyme Mix	1.6
RNA/DNA 样品	10.0

3. 杂交反应

按表 3-8-8 配制杂交反应体系。设置杂交反应程序如下：预先将 PCR 仪预热至 45 ℃，然后 45 ℃ 杂交 20 min，45 ℃ 保持。

表 3-8-8 呼吸道病毒 Luminex 杂交反应体系配制

成分	体积/μL
xTAG RVPF Bead Mix	20
PCR 产物	2.0
SA-PE 反应液	75.0

4. 上机检测

在杂交反应进行的时候打开仪器,进行质控检测后,将放置产物的金属板预热至 40 ℃,然后导出试剂盒中的检测程序,进行杂交结果的检测。

5. 结果判定

将结果导出,结果文件能直接判定标本的阴阳性。

6. 注意事项

上机检测前要对仪器进行质控检测,同时在分析结果的时候要看内参值是否正常,判定结果是否可用。

参考文献

[1] KAPOOR A, SIMMONDS P, SLIKAS E, et al. Human bocaviruses are highly diverse, dispersed, recombination prone, and prevalent in enteric infections [J]. J Infect Dis, 2010, 201: 1633-1643.

[2] HEDMAN L, SÖDERLUND-VENERMO M, JARTTI T, et al. Dating of human bocavirus infection with proteindenaturing IgG-avidity assays-secondary immune activations are ubiquitous in immunocompetent adults [J]. J Clin Virol, 2010, 48: 44-48.

[3] KANTOLA K, SADEGHI M, ANTIKAINEN J, et al. real-time quantitative PCR detection of four human bocaviruses [J]. J Clin Microbiol, 2010 Nov, 48 (11): 4044-4050.

[4] KAPOOR A, SIMMONDS P, SLIKAS E, et al. Human bocaviruses are highly diverse, dispersed, recombination prone, and prevalent enteric infections [J]. J Infect Dis, 2010, 201 (11): 1633-1643.

(何霞 冯发深 常彦敏 郭丽)

第九章 鼻 病 毒

第一节 基 本 特 征

人类鼻病毒（human rhinovirus，HRV）属于小 RNA 病毒科（*Picornaviridae*）。之所以称之为"鼻病毒"（Rhinovirus），顾名思义是因为这类病毒尤其适合于在鼻腔中生长。临床上 50% 以上的上呼吸道感染是由鼻病毒引起的，鼻病毒还可以引起婴幼儿和慢性呼吸道疾病患者的支气管炎和支气管肺炎。因此，鼻病毒也被认为是普通感冒中最具代表性的病原体。1956 年，科学家第一次在细胞培养中分离并发现鼻病毒。此后，至少有 150 种不同血清型的鼻病毒被发现，科学家对鼻病毒的临床症状以及流行病学也有了进一步的了解与认识。

一、病原学特征

（一）基本生物学特性

鼻病毒属于小 RNA 病毒科（*Picornaviridae*）鼻病毒属（*Rhinovirus*）。从 1956 年第一次发现鼻病毒至今，科学家已鉴定出 150 种鼻病毒的血清型，新的血清型仍在不断地被发现。

鼻病毒本身为无包膜的正二十面体结构，直径 28～30 nm。鼻病毒的基因组为单股正链 RNA，基因组全长 7.2～8.5 kb。与哺乳动物相同，该病毒基因组 3′末端具有 polyA 尾结构。基因组的 5′端区域编码病毒结构蛋白，3′端区域编码非结构蛋白。病毒首先翻译出一条长的单链多肽，随后被切割成不同的结构蛋白以及非结构蛋白。

鼻病毒基因组外部有核衣壳，核衣壳表面包含 4 种病毒蛋白，即 VP 1～4。VP1～3 组构成了大部分的核衣壳。体积远小于它们的 VP4 具有更加有延展性的结构，一般存在于核衣壳和 RNA 基因组之间。每一个二十面体的核衣壳中，这 4 种蛋白质每种都含有 20 个。抗体主要是根据 VP1～VP3 蛋白上的抗原表位来对该病毒进行识别和抵抗。

（二）理化特性

鼻病毒不耐酸，于 pH 3～5 溶液中易被破坏；相对密度大，氯化铯浮力密度为 1.38～1.42。

（三）培养特性

研究鼻病毒时，在细胞培养中最常用的细胞模型包括人类双倍体胚胎肺细胞（如 W1-38 及 MRC-5）及 H1 HeLa。人类胚胎肺细胞常用于从临床标本中分离 HRV，但其局限性在于其传代数目有限，大约只能传代 50 次，且培养条件较为严格。H1 HeLa 细胞因可以无限传代，所以广泛用于鼻病毒的分子生物学研究中。近年的研究中，科学家从人类气管、支气管组织中分离并利用体外分化的方法得到气管、支气管上皮细胞，用于研究天然的呼吸道中的鼻病毒感染。

二、致病性

鼻病毒感染常引起普通感冒。

人鼻病毒感染，在成人主要引起普通感冒等上呼吸道感染；在婴幼儿和慢性呼吸道疾病患者，除上呼吸道感染外，还能引起支气管炎和支气管肺炎。病毒主要通过接触和飞沫传播，经鼻、口、眼黏膜进入体内，在鼻咽腔内增殖。潜伏期 2～4 天，临床症状有流涕、鼻塞、喷嚏、头痛、咽痛和咳嗽等，体温不升高或略有升高。鼻病毒引起的疾病为自限性疾病，一般 1 周左右自愈。

鼻病毒感染后可在呼吸道局部产生 SIgA 和血清中和抗体，对同型病毒有免疫力，但由于持续时间短，故常发生再次感染。

三、流行病学特征

人鼻病毒在世界范围内流行并且是普通感冒最重要的病原之一

人鼻病毒所引起的感冒高峰多发生在早秋季节，此后，鼻病毒的流行率呈下降趋势，通常从晚秋、冬天到早春都维持在一个较低的水平。鼻病毒活动性增加的第二个时期一般是在 4—5 月的晚春。在夏季时，鼻病毒的整体感冒发生率不高，但是在此季节发生的疾病中有 50% 是由鼻病毒引起的。而在南半球的温带地区，季节性的感冒发生率与北半球的类似。在热带气候区，全年都能测到鼻病毒的活动，并在秋季达到发病率的高峰。

四、临床实验室检测策略

（一）病毒分离与鉴定

细胞培养是鼻病毒分离与鉴定的标准方法，通常是使用人类胚胎肺细胞，也可使用 HeLa 细胞。但鼻病毒的细胞培养应进行灵敏度的监控，因为这些细胞不同批次对于鼻病毒培养的灵敏度会有较大差异。此方法是确诊鼻病毒感染的标准方法，但是实验操作要求高且费时。

(二) 血清学诊断

病毒中和实验为鼻病毒检测的标准血清学方法。中和实验可鉴别特定的病毒血清型及测量人类血清与鼻分泌物中的抗体含量。但使用中和实验的主要问题在于需要有各个鼻病毒血清型存在，因鼻病毒血清型别众多，这就限制了此方法在临床诊断鼻病毒感染中的使用。

(三) 实时荧光定量 PCR 快速检测病毒核酸

实时荧光定量 PCR 检测病毒核酸比传统的病毒分离及抗原检测方法更为灵敏、快速且操作简单易行，现已经成为临床样本中鼻病毒检测的标准诊断工具。鼻病毒基因组 RNA 的 5′端部分序列在所有血清型中高度保守，根据这些保守序列设计的 PCR 引物可特异性地检测 HRV 组群。此方法快速且灵敏度高，适合用于疫情暴发早期快速诊断，可在患者感染 24～72 h 内就做出辅助诊断。同时也适用于病原体日常监测。但此方法对实验操作环境要求较高，操作不当易造成实验室核酸污染。

五、预防和治疗

(二) 预 防

目前尚无有效的疫苗来预防鼻病毒的感染。易感人群应尽量减少暴露，尽可能避免与感冒者接触，尤其是其发病前 3 天。易感人群应常运动，锻炼身体，增强自身体质。

(二) 治 疗

(1) 对症治疗。目前对鼻病毒感染引起的相关疾病主要采取直接的对症治疗。感染者应适当饮食，注意休息。

(2) 抗病毒治疗。现今仍未有批准的抗病毒疗法用于鼻病毒感染的治疗。干扰素治疗有助于鼻病毒引起的感染性疾病的恢复。

参考文献

[1] ARDEN K E, et al. Molecular characterization and distinguishing features of a novel human rhinovirus (HRV) C, HRVC-QCE, detected in children with fever, cough and wheeze during 2003. Journal of clinical virology: the official publication of the Pan [J]. American Society for Clinical Virology, 2010, 47: 219 - 223. doi: 10.1016/j.jcv.2010.01.001.

[2] BRUCE C, CHADWICK P, AL-NAKIB W. Detection of rhinovirus RNA in nasal epithelial cells by in situ hybridization [J]. Journal of Virological Methods, 1990, 30: 115 - 125.

[3] PITKARANTA A, et al. Detection of rhinovirus RNA in middle turbinate of patients with common colds by in situ hybridization [J]. Journal of Medical Virology, 2003, 70: 319 - 323. doi: 10.1002/jmv.10397.

［4］ GLANVILLE N, et al. Cross-serotype immunity induced by immunization with a conserved rhinovirus capsid protein ［J］. PLoS Pathogens, 2013, 9: e1003669. doi: 10.1371/journal.ppat.1003669.

［5］ WALKER E J, Jensen L M, Ghildyal R. Reverse genetic engineering of the human rhinovirus serotype 16 genome to introduce an antibody-detectable tag ［J］. Methods in Molecular Biology, 2015, 1221: 171-180. doi: 10.1007/978-1-4939-1571-2_13.

［6］ TODD S, NGUYEN J H, SEMLER B L. RNA-protein interactions directed by the 3′ end of human rhinovirus genomic RNA ［J］. Journal of virology, 1995, 69, 3605-3614.

［7］ TODD S, SEMLER B L. Structure-infectivity analysis of the human rhinovirus genomic RNA 3′ non-coding region ［J］. Nucleic Acids Research, 1996, 24: 2133-2142 ().

［8］ HARUTYUNYAN S, Kowalski H, Blaas D. The Rhinovirus subviral a-particle exposes 3′-terminal sequences of its genomic RNA ［J］. Journal of Virology, 2014, 88: 6307-6317. doi: 10.1128/JVI.00539-14.

［9］ KREMSER L, OKUN V M, NICODEMOU A, et al. Binding of fluorescent dye to genomic RNA inside intact human rhinovirus after viral capsid penetration investigated by capillary electrophoresis ［J］. Analytical Chemistry, 2004, 76: 882-887. doi: 10.1021/ac034898x.

［10］ SITO A F, BOROVKOVA N M, DREIZINR S, et al. Physicochemical characteristics of rhinovirus and its RNA ［J］. Voprosy Virusologii, 1972, 17: 306-309.

［11］ LEE W M, MONROE S S, RUECKERT R R. Role of maturation cleavage in infectivity of picornaviruses: activation of an infectosome ［J］. Journal of Virology, 1993, 67: 2110-2122.

［12］ CHEN Y, et al. Rhinovirus induces airway epithelial gene expression through double-stranded RNA and IFN-dependent pathways ［J］. American journal of respiratory cell and molecular biology, 2006, 34: 192-203. doi: 10.1165/rcmb.2004-0417OC.

［13］ YASIN S R, AL-NAKIB W, TYRRELL D A. Pathogenicity for humans of human rhinovirus type 2 mutants resistant to or dependent on chalcone Ro 09-0410 ［J］. Antimicrobial Agents and Chemotherapy, 1990, 34: 963-966.

［14］ GWALTNEY J M, Jr., HENDLEY J O, SIMON G, et al. Rhinovirus infections in an industrial population. I. The occurrence of illness ［J］. The New England Journal of Medicine, 1966, 275: 1261-1268. doi: 10.1056/NEJM196612082752301.

［15］ WINTHER B, HAYDEN F G, HENDLEY J O. Picornavirus infections in children diagnosed by RT-PCR during longitudinal surveillance with weekly sampling: Association with symptomatic illness and effect of season ［J］. Journal of Medical Virology, 2006, 78: 644-650. doi: 10.1002/jmv.20588.

［16］ SOUZA L S, et al. Viral respiratory infections in young children attending day care in urban Northeast Brazil ［J］. Pediatric Pulmonology, 2003, 35: 184-191. doi:

10.1002/ppul.10194.

[17] BARCLAY W S, AL-NAKI BW. An ELISA for the detection of rhinovirus specific antibody in serum and nasal secretion [J]. Journal of Virological Methods, 1987, 15: 53-64.

[18] BREBION A, et al. Evaluation of real-time RT-PCR Rhino & EV/Cc r-gene (bioMerieux) kit versions 1 and 2 for rhinovirus detection. Journal of clinical virology: the official publication of the Pan [J]. American Society for Clinical Virology, 2015, 62: 110-113. doi: 10.1016/j.jcv.2014.10.019.

（文维韬　陈嘉慧　董信怀　朱勋　何振健）

第二节　检测技术

本节所描述的实验方法可用于人鼻病毒（HRV）的核酸检测、病毒分离培养和抗原检测。需要注意的是，疑似感染了 HRV 的呼吸道标本和胸腔穿刺液的标本处理应当在生物安全二级（BSL-2）实验室中进行，直至确认标本中的病毒被灭活。

按照病毒学检测总体策略所规定的呼吸道标本和胸腔穿刺液的采集与处理原则，HRV 的快速检测首先可以通过提取病毒核酸的方法，再针对 HRV 特异性序列合成引物进行实时荧光定量 PCR（qRT-PCR）或普通 RT-PCR 扩增进行 HRV 的核酸检测。同时，根据需要可采用病毒分离培养的方法，并结合核酸检测和抗原检测进一步鉴定 HRV 感染。

一、核酸检测程序

本方法适用于 HRV 核酸的特异性检测。

（一）标本的处理

1. 支气管肺泡灌洗液标本处理

（1）将用于核酸提取的支气管肺泡灌洗液标本移入 1.5 mL EP 管中，15 000 r/min 离心 5 min。

（2）用移液器移弃大部分上清液，留取约 200 μL 包括管底沉淀物的洗涤液备用。

2. 胸水标本的处理

对用于核酸提取的胸水标本应 15 000 r/min 离心 5 min，取沉淀物提取核酸。

3. 痰/鼻咽抽吸物标本的处理

1）向鼻咽抽吸物内加入约标本量 2 倍体积的蛋白酶 K 消化液，尽可能混匀，52 ℃ 放置 60 min。

2）转移至 1.5 mL EP 管中，15 000 r/min 离心 5 min，取上清液备用。

4. 鼻/咽拭子标本的处理

在安全柜内打开装有鼻、咽拭子管子的管盖，用灭菌镊子或止血钳夹住拭子柄，搅拌数次并挤出棉拭子上的液体，在挤压过程中动作要轻柔勿剧烈，以防止产生气溶胶和液体溅出。将标本置离心机内 4 ℃ 2 000 r/min 离心 20 min，以去除大部分杂质，取上清液备用。

（二）病毒核酸提取程序

具体操作步骤详见本书第三部分第二章第二节"（二）病毒核酸提取程序"相关内容。

（三）RNA 病毒的逆转录程序

RNA 病毒的检测通常需要先将提取的病毒 RNA 逆转录为 cDNA，再进行 PCR 检测。以 Invitrogen 公司 Superscript Ⅲ 逆转录试剂盒为例说明逆转录合成 cDNA 程序。此外，对于 RNA 病毒的检测也可以使用一步法 RT-PCR 试剂盒进行，参见本节后文"巢式 RT-PCR 检测程序"。

按照操作说明书，逆转录要求总量 RNA 为 1 pg～5 μg。以下为 1 个反应的体系组成，多个反应的体系请倍加。

（1）将试剂盒内的每一管溶液混匀并短暂离心，按照表 3-9-1 配制反应体系 1，将体系 1 在 0.2 mL 管中混匀。

表 3-9-1 反应体系

成分	体积/μL
少于 5 μg 的总 RNA	n
50 ng/μL 随机引物	1
10 mM dNTP Mix	1
加无 DNase 无 RNase 水至	10

（2）65 ℃ 孵育 5 min，置于冰上至少 1 min。

（3）取一空管配制体系 2，在管中依次加入 2 μL 10 × RT 缓冲液，4 μL 25 mM $MgCl_2$，2 μL 0.1 M DTT，1 μL RNaseOUT（40 U/μL），1 μL SuperScript Ⅲ RT（200 U/μL）。

（4）将步骤（3）配制的 10 μL 的 cDNA 反应体系 2 加入到体系 1 中，总反应体系为 20 μL，轻轻混匀，短暂离心收集可能存在管壁上的液滴。

（5）25 ℃ 孵育 10 min，50 ℃ 孵育 50 min，85 ℃ 终止 5 min，置于冰上。

（6）短暂离心收集反应物，每管加 1 μL RNase H 并于 37 ℃ 孵育 20 min，反应结束即为 cDNA 混合物，可以置于 -20 ℃ 保存或用于后续 PCR 检测。

（四）鼻病毒核酸的 PCR 检测程序

1. 探针法 real-time PCR 程序

（1）引物探针序列及扩增片段见表 3-9-2。

表 3-9-2　引物探针序列及扩增片段表

病毒	引物	序列（5'→3'）	5'标签	3'标签	片段长度/bp	靶基因
Human Rhinovirus (HRV)	HRV（New）-F	TGGACAGGGTGTGAAGAGC			144	5'UTR
	HRV（New）-R	CAAAGTAGTCGGTCCCATCC				
	HRV（New）-Probe	TCCTCCGGCCCCTGAATG	FAM	BHQ1		

（2）鼻病毒检测反应体系如表 3-9-3。

表 3-9-3　反应体系

组成	体积/μL
cDNA	1
上游引物	0.5
下游引物	0.5
探针	1
2×iQ Supermix（Bio-rad）	10
DEPC-ddH_2O	7
总计	20

在体系配制室配制反应体系，之后在模板制备室加样区加入 cDNA 模板。

（3）混匀好的反应体系在 PCR 反应室上机，Bio-rad CFX96 real-time PCR 仪反应程序设置如下：95 ℃ 10 min；95 ℃ 15 s，60 ℃ 60 s（于该步骤读取荧光值），45 个循环。

（4）反应结束后，根据样品和阴性及阳性对照扩增曲线的 Ct 值和荧光强度等，判断样品是否有鼻病毒感染以及具体的感染病毒型别。对于可疑样品需要复检，如仍然存在疑问，则需进行病毒的培养分离鉴定样品是否是鼻病毒感染。$Ct ≥ 38$（或"undet"），阴性结果。$35 ≤ Ct < 38$，检测灰区，应重复测定 2 次；$Ct ≥ 38$，阴性结果；其中 1 次 $Ct < 38$，阳性结果，FAM 通道阳性判断为 ORF 基因阳性，VIC 通道阳性判定为 upE 基因阳性。$Ct < 35$，阳性结果，FAM 通道阳性判断为 ORF 基因阳性，VIC 通道阳性判定为 upE 基因阳性。

2. 巢式 RT-PCR 检测程序

（1）引物序列及扩增片段（表 3-9-4）

表3-9-4 引物探针序列及扩增片段

引物	序列（5′→3′）	扩增基因	目标片段长度/bp
RT-PCR			
HRV-F1	CTCCGGCCCCTGAATRYGGCTAA		
HRV-R1	TCIGGIARYTTCCASYACCAICC	5′NCR-VP4/VP2	110
Nested PCR			
HRV-F2	ACCRASTACTTTGGGTRWCCGTG		
HRV-R2	CTGTGTTGAWACYTGAGCICCCA		

（2）第一轮RT-PCR。
（1）按表3-9-5在配液室配制反应体系。

表3-9-5 反应体系

成分	体积/μL
扩增的酶和缓冲液等	n
RV-F1　50 μmol/L	0.16
RV-R1　50 μmol/L	0.16
RNase Free Water	补足至总体积为18

2）在核酸加样区加入2 μL模板。在扩增区进行扩增，逆转录（若模板为cDNA则进入PCR反应程序），变性温度和时间与试剂盒说明一致，条件如下：94 ℃ 30 s，55 ℃ 1 min，72 ℃ 1 min，72 ℃ 10 min，45个循环。

（3）第二轮巢式PCR。

按表3-9-6在配液室配制反应体系。

表3-9-6 反应体系

成分	体积/μL
RNase-Free Water	15.8
10×缓冲液	2
dNTP（10 mmol/L）	0.5
Primer 3-EV/RV（50 μmol/L）	0.16
Primer 4-EV/RV（50 μmol/L）	0.16
Taq等聚合酶（5 U/μL）	0.1

2）在核酸加样区加入2 μL模板，终体积20 μL。
3）在扩增区进行扩增，条件如下：95 ℃ 4 min；94 ℃ 30 s，55 ℃ 1 min，72 ℃ 1 min，35个循环；72 ℃ 10 min。

(4) 用2%的琼脂糖凝胶分析扩增产物,扩增产物大小见表3-9-4。

扩增产物电泳后,若对结果存在疑虑,则需要将条带回收测序后验证。

(五) 病毒核酸检测过程中应注意的问题

(1) 质量控制。核酸提取和检测过程均须设立阴性对照和阳性对照。

阴性对照:核酸提取的阴性对照,应采用已知不含任何核酸的样本(如蒸馏水)。核酸检测(PCR和RT-PCR)的阴性对照应包括核酸提取阴性对照、无酶对照和无引物对照。

阳性对照:Human rhinovirus 2(ATCC® VR-482®)。

(2) 避免交叉污染。即反应体系配制区、模板核酸加样区以及PCR扩增区应严格分开,避免污染。

二、细胞分离培养操作程序

本方法适用于呼吸道标本和胸腔穿刺液中鼻病毒的培养分离,从而鉴别是否存在鼻病毒感染。本操作规程全程涉及使用活病毒,所以应当特别注意在BSL-2实验室中进行。常用细胞模型为:原代人胚肾细胞及人宫颈癌细胞Hela。

具体操作步骤详见本书第三部分第二章"病毒细胞分离培养操作程序"相关内容。成功分离的病毒需要进行核酸检测进行鉴定。

鼻病毒的分离培养是诊断流感病毒感染的标准流程,但操作流程较为复杂,整个流程时间较长,且对操作者及操作环境有着较高的要求,稍有不慎,极易造成污染,导致假阳性的结果。对于急性重症患者建议采用病毒核酸检测,并辅以病毒分离培养鉴定。

三、ELISA检测程序

本方法适用于呼吸道分泌物中鼻病毒抗原的免疫学鉴定,从而鉴别是否存在鼻病毒感染。本操作规程全程涉及使用活病毒,所以应当特别注意生物安全规定,在BSL-2实验室中进行。

用双抗体夹心ELISA测定标本中鼻病毒已有商品化的试剂盒存在。以下以加拿大HCB公司Human rhinovirus Ag(RhV Ag)ELISA Kit为例,说明商品化试剂盒的操作流程。

(一) 标本的处理

(1) 血清。用血清分离管收集血清,自然凝固30 min,1 000 g离心15 min。仔细收集上清液。收集的血浆应该放置于-20 ℃或-80 ℃,避免反复冻融。

(2) 血浆。应根据标本的要求选择EDTA或肝素作为抗凝剂,1 000 g离心30 min左右。收集的血浆应该放置于-20 ℃或-80 ℃,避免反复冻融。

(3) 细胞培养上清液。检测分泌性的成分时,用无菌管收集。离心20 min左右

（2 000～3 000 r/min）。仔细收集上清液。检测细胞内的成分时，用 PBS（pH 7.2～7.4）稀释细胞悬液，细胞浓度达到 $1.0\times10^{6}/mL^{-1}$。通过反复冻融，以使细胞破坏并放出细胞内成分。离心 20 min 左右（2 000～3 000 r/min）。仔细收集上清液。保存过程中如有沉淀形成，应再次离心。

（二）ELISA 操作程序

下列操作中使用到的阴、阳性对照、30 倍浓缩洗涤液、酶标试剂、显色剂 A、显色剂 B、终止液由本试剂盒提供。

（1）编号。将样品对应微孔按序编号，每板应设阴性对照 2 孔、阳性对照 2 孔、空白对照 1 孔（空白对照孔不加样品及酶标试剂，其余各步操作相同）。

（2）加样。分别在阴、阳性对照孔中加入阴性对照、阳性对照 50 μL。然后在待测样品孔先加样品稀释液 40 μL，然后再加待测样品 10 μL。加样将样品加于酶标板孔底部，尽量不触及孔壁，轻轻晃动混匀。

（3）温育。用封板膜封板后置 37 ℃温育 30 min。

（4）配液。将 30 倍浓缩洗涤液加蒸馏水至 600 mL 后备用。

（5）洗涤。小心揭掉封板膜，弃去液体，甩干，每孔加满洗涤液，静置 30 s 后弃去，如此重复 5 次，拍干。

（6）加酶。每孔加入酶标试剂 50 μL，空白孔除外。

（7）温育。操作同（3）。

（8）洗涤。操作同（5）。

（9）显色。每孔先加入显色剂 A 50 μL，再加入显色剂 B 50 μL，轻轻振荡混匀，37 ℃避光显色 15 min。

（10）终止。每孔加终止液 50 μL，终止反应（此时蓝色立转黄色）。

（11）测定。以空白调零，450 nm 波长依序测量各孔的吸光度（*OD* 值）。测定应在加终止液后 15 min 以内进行。

（三）结果判定

试验有效性：阳性对照孔平均值≥1.00，阴性对照平均值≤0.10。

临界值（CUT OFF）计算：临界值 = 阴性对照孔平均值 + 0.15

阴性判定：样品 *OD* 值＜临界值（CUT OFF）者为鼻病毒（HRV）阴性。

阳性判定：样品 *OD* 值≥临界值（CUT OFF）者为鼻病毒（HRV）阳性。

（四）注意事项

（1）试剂盒从冷藏环境中取出应在室温平衡 15～30 min 后方可使用，酶标包被板开封后如未用完，板条应装入密封袋中保存。

（2）所有样品，洗涤液和各种废弃物都应按传染物处理。终止液为 2 M 的硫酸，使用时必须注意安全。

参考文献

[1] Gambarino S, et al. Development of a RT real-time PCR for the detection and quantification of human rhinoviruses [J]. Molecular biotechnology, 2009, 42, 350 – 357. doi: 10.1007/s12033 – 009 – 9164 – x.

[2] Coiras M T, Aguilar J C, Garcia M L, et al. Simultaneous detection of fourteen respiratory viruses in clinical specimens by two multiplex reverse transcription nested – PCR assays [J]. Journal of medical virology, 2004, 72, 484 – 495. doi: 10.1002/jmv.20008.

[3] Inagaki M, et al. Bovine kappa-casein inhibits human rotavirus (HRV) infection via direct binding of glycans to HRV [J]. Journal of dairy science, 2014, 97, 2653 – 2661. doi: 10.3168/jds.2013 – 7792.

(文维韬　陈嘉慧　董信怀　朱勋　何振健)

第十章 人多瘤病毒

第一节 基本特征

人多瘤病毒（human polyomaviruses，hPyVs）属于多瘤病毒科，为无包膜的环状双链 DNA 分子，因其能诱导动物组织产生多种肿瘤而得名。PyVs 可引发进行性多发灶脑白质病（progressive multifocal leukoencephalopathy，PML）、尿道疾病及恶性肿瘤。1965年，Zu Rhein 等和 Silvermar、Rubinstein 分别从 PML 的患者脑组织物中发现了类似于多瘤病毒的结构，首次证实了多瘤病毒可以感染人类。1971 年，Padegtt 等通过将 PML 患者的脑组织物接种到人胎儿原代胶质细胞的原代培养物种，成功分离人多瘤病毒 JC 病毒（JC virus，JCV）。成功分离 JCV 的同一年，人们从肾移植患者的尿液中分离到第二种人类多瘤病毒即 BK 病毒（BK virus，BKV），发现 BKV 与多种泌尿疾病症状相关。

从 2007 年至今，其余 9 种人多瘤病毒在人样本中通过分子生物学技术得到鉴定，这些病毒命名是根据病毒发现者单位如 KIPyV（Karolinska Institute polyomavirus）、WUPyV（Washington University polyomavirus），病毒分离的单位如 MWPyV（Malawi polyomavirus）和 STLPyV（St Louis polyomavirus），疾病来源如 MCPyV（Merkel cell polyomavirus）和 TSPyV（trichodysplasia spinulosa-associated polyomavirus），或者病毒发现的时间排序如 HPyV6、HPyV7 和 HPyV9 来进行。因为 JCV 和 BKV 能够转化组织培养中的细胞，在实验动物中产生肿瘤，基于此，人们对他们与人类肿瘤之间的关系很感兴趣。

一、病原学特征

（一）基本生物学特征

人多瘤病毒颗粒无包膜，皆为二十面体立体对称结构，直径为 40～45 nm，壳粒数目为 72，基因组呈超螺旋、环状、双链 DNA 三种结构形式，DNA 分子量 3.4×10^6 Da。编码至少 3 种 T 抗原蛋白和 3 种病毒衣壳蛋白。其中的大 T 抗原除了与病毒的复制与基因转录有关外，还能与细胞内肿瘤抑制蛋白，如 p53 和 Rb 结合，导致细胞失去生长控制而成为能长期传代的转化细胞。BKV 编码一种称为 Agnoprotein 的蛋白，在一些与宿主细胞有关的活性中，包括细胞周期、DNA 修复、病毒衣壳装配和病毒颗粒从细胞的释放等发挥作用。在核苷酸序列上，JCV 与 BK 之间有 75% 同源性，JCV 和 BKV 具有血凝素活性，能与人 O 型红细胞发生凝集。

BKV 的衣壳蛋白之一 VP1 具有遗传上的多样性，由此可将 BKV 分成 I～Ⅳ个基因型。迄今世界上已经分离到的 BKV 以 I 型为主要型别。I 型由原型病毒株 Dunlop（DUN）和其他两种病毒株 MM 和 GS 组成，Ⅱ型由病毒株 SB 组成，Ⅲ型由病毒株 AS 组成，Ⅳ型由病毒株 MG 和 RF 组成。

（二）理化特性

多瘤病毒在室温下能够耐受长时间的干燥，相对来说也较为耐热，50 ℃ 1 h 不能使其灭活。多瘤病毒缺乏脂质包膜，因此对醚和其他脂溶剂以及去氧胆酸钠不敏感。该类病毒可通过丙内酯、蛋白水解作用、甲醛、50 ℃ 以上的持续加热以及暴露于紫外线灯方式灭活。病毒可在室温持续存活的能力会增加研究此类病毒的实验室因疏忽而引起感染的危险。

（三）培养特性

BKV 和 JCV 易于在人胎儿神经胶质（primary human fetal glia，PHFG）原代细胞中复制，BKV 还可以在人胚肾原代细胞、人二倍体细胞株（WI-38）和非洲绿猴肾细胞株（Vero，CV-1）等中缓慢生长。支持 JCV 生长的细胞更为有限，在经复制缺陷型 SV40 转化的人胚神经胶质细胞、人胚肾（HEK）和人内皮细胞中也有非常缓慢的繁殖现象。

二、致病性

急性 JCV 或 BKV 感染通常没有典型的症状。一般情况下，多瘤病毒感染免疫功能健全的自然宿主或亲缘关系相近的动物似乎仅是隐性感染，不表现明显临床症状。病毒常通过口腔或呼吸道进入敏感机体，在侵入部位大量复制后随病毒血症到达靶细胞，同时诱导机体产生坚强持久的免疫力。

（一）进行性多灶性白质脑病

进行性多灶性白质脑病（PML）刚开始是处于潜伏的状态。开始时的症状和迹象是灶性脑病变引起的，包括个体性格的改变、智力的变化、精力无法集中、运动技能障碍或感觉丧失等症状。有时大脑半球病变可能导致表达性或接受性言语障碍。50% 的患者视野异常（包括皮质盲）。有时 PML 开始于脑干和小脑的病变迹象，包括发声或吞咽困难、眼球外转动异常或共济失调。脊髓病变是罕见的，且实际上没有症状。

PML 病情的发展通常是渐次加重的。患者开始出现症状之后，则会出现神经系统灶性病变，进而发展为痴呆，最终成为植物人。大多数非艾滋病 PML 患者会在 1 年内死亡，但也有仅 2 个月就死亡的。艾滋病 PML 患者的存活时间平均为 4 个月。PML 稳定或缓和的情况是罕见的。在非艾滋病 PML 患者中，有报道称有自发性的 PML 症状缓解，而这种缓解是减少免疫抑制药物治疗后发生的。在艾滋病 PML 患者中，鸡尾酒疗法大大提高了患者的存活率，但个体病例未显示其能阻止 PML 病情的发展。

（二）BKV 尿路感染

BKV 感染带来的尿道病变可能导致膀胱炎、输尿管梗阻或间质性肾炎。BKV 导致的出血性和非出血性膀胱炎可在初次感染或再激活感染中出现，也可能是隐性的或明显的症状。器官移植患者中，BKV 相关的出血性膀胱炎通常在器官移植后很久才会发生，并且与移植后不久的出血性膀胱炎有所区别，后者更常见且通常是由于使用了环磷酰胺或其他免疫抑制药物造成的。输尿管梗阻可能导致肾盂积水。对于该类患者来说，在诊断上关注的是非病毒感染导致的血管损伤之后是否出现输尿管坏死症状。

BKV 感染后导致的主要并发症是间质性肾炎。患有严重免疫缺陷综合征的儿童极少有间质性肾炎，而在患有艾滋病的患者中时有发生。但是，在接受器官或干细胞移植的患者中更易发生间质性肾炎，肾脏移植患者中出现的比例为 4%～8%。在一些病例中，间质性肾炎可能伴随症状明显的膀胱炎或输尿管梗阻。然而更为常见的是，BKV 相关的肾炎临床上是不明显的，40%～60% 进行性肾衰竭患者表现肾炎症状。在肾脏移植患者中，该类情况容易与器官排斥效应相混淆。有限的数据显示，在接受他克莫司或霉酚酸酯治疗的患者中肾炎的发生概率升高。

（三）BKV 感染导致的其他疾病

少量的病例显示，BKV 可导致间质性肺炎，所有该类患者的免疫系统均被严重损坏。在 1 位肾脏移植患者中，BKV 大范围感染血管内皮细胞后，导致肌无力、全身水肿以及心肌梗死。BKV 还与视网膜炎以及脑膜脑炎相关，但在这些病例中没有确切的证据证明 BKV 就是致病体。

三、流行病学特征

（一）JCV 和 BKV

JCV 和 BKV 在人群中普遍存在。针对 JCV 和 BKV 抗体的获得始于婴儿期。JCV 抗体在 5 岁孩童中的流行率为 10%，成年后上升至 76%。BKV 感染的血清学研究表明，其在 5 岁孩童中阳性率为 37%，青少年则为 83%，超过 50 岁的个体该比率则下降至 53%。对不同地理位置人群分布的研究表明 BKV 和 JCV 在世界范围内均有流行。在无麻疹和流感感染迹象的人群中检测到了针对 JCV 和 BKV 的抗体。然而，JCV 和 BKV 血清抗体反应的高流行率在免疫抑制患者（包括 HIV 感染的患者）中并没有进一步增高，这与这些人群中全身性感染的发生率正好相反。实质上 PML 仅在免疫受损的患者中发生，在艾滋病患者中最为流行。类似地，尽管 BKV 是一个普遍存在的病原体，但是它仅在免疫抑制患者中引起显著的疾病，尤其是在肾移植或其他器官移植的患者中。

（二）病毒传播和原发性感染

JCV 或 BKV 感染不会造成明显的发病症状，所以，JCV 和 BKV 的感染途径尚未确定，原发性感染的部位也不清楚。有关多瘤病毒传播的最透彻信息来自于对非人类致病多瘤病毒的研究。通过比较呼吸道和口腔接种等不同的方式确证 MPtV（murine pneumutropic virus）通过粪—口途径传播，且病毒的初始复制发生在小肠内皮细胞。在人体粪便中能检测到 JCV 和 BKV 的 DNA，提示两种病毒或许像 MPtV 一样通过粪—口途径传播。JCV 和 BKV DNA 也能在人扁桃体中检测到。但是，从患有急性呼吸道疾病的 201 位住院儿童鼻咽拭子中未检测到 JCV，检测到不具有感染性的 BKV 的 DNA，尽管只在 2 位儿童体内检测到该 DNA。在 HIV 感染的成人唾液中未检测出 JCV 和 BKV DNA，在 10 为健康受试者的唾液中也未检测到。

（三）危险因素和高危人群

多数人会感染 JCV 和 BKV，但宿主免疫力的损伤不会造成病毒感染或持续复制的增加。相反，免疫抑制条件下，通过尿液分泌出的病毒量会增加，并且有 2 种病原体引发的临床疾病——JCV 感染导致的 PML、BKV 感染导致的肾病，几乎专一性地发生在免疫抑制的个体中。BKV 或 JCV 的再感染病例尚无记录。

四、临床实验室检测策略

（一）JCV 感染和进行性多灶性脑白质病

JCV 感染和进行性多灶性脑白质病（PML）最初通过病理学诊断来确定，后来针对 JCV 抗原的免疫组化或原位 DNA 杂交方法提高了诊断的准确性。目前，可供选择的 PML 诊断是 PCR 检测脑脊液中 JCV DNA。PCR 也可以作为脑部活检或尸检形态学检测的辅助方法。在早期研究中，脑脊液 PCR 方法可保证 80%～90% 的检测特异性。鸡尾酒疗法可以降低脑脊液中 JCV 的载量，但在这种情况下，脑脊液 PCR 方法仍然是检测的理想工具，经过鸡尾酒疗法的患者中，病毒的检出率可降为 57.5%。组织培养分离病毒的方法非常麻烦，基本不能用于诊断。

（二）BKV 感染

BKV 尿道感染可以通过分离尿液中诱饵细胞或 PCR 的方法检测。该类方法与 BKV 病毒尿症和病毒血症一起可作为 BKV 肾炎的检测指标。40%～60% 的器官移植患者中能检测到诱饵细胞，肾炎的预测值大概为 20%。血液中病毒载量超过 7 000 拷贝/毫升，其预测值即可达 60%。尿液分离的病毒颗粒超过血液中病毒量（拷贝/毫升）的 100 倍，其预测值可达 40%。BKV 尿路感染最准确的方法是肾脏活组织检测 CD20 阳性淋巴细胞浸润造成的炎性改变以及免疫组化方法检测 BKV 阳性的内陷细胞。肾脏组织中 BKV 的检测阳性时则 BKV 尿道感染预测值可达 70%，而在阴性活组织中 PCR 不能检测到 BKV。

（三）JCV 和 BKV 的血清学试验

针对 JCV 和 BKV 的抗体可由血凝抑制或酶联免疫抑制方法检测到。但是，JCV 或 BKV 的血清学检测通常作用不大，因为大多数个体均有抗体，免疫抑制可能导致抗体滴度的降低。

五、预防和治疗

（一）预防

阻止 JCV 或 BKV 感染的方法尚未发现，持久有效的抗病毒药物也未开发出来。

（二）PML 的治疗

胞嘧啶阿拉伯糖苷已被用于治疗 PML 多年。但是，在一个未设对照的研究中，19 例非艾滋病 PML 患者连续静脉注射胞嘧啶阿拉伯糖苷（2 mg/kg 体重）5 天后有 7 例可观察到神经系统的稳定和缓解。喜树碱和拓扑替康已被用于 PML 的治疗，但疗效尚未确证。胞嘧啶阿拉伯糖苷、西多福韦、喜树碱和拓扑替康的治疗伴随严重的毒性。目前，基于 JCV 能与血清素受体结合的现象，一项研究报告用血清素再吸收抑制剂——米氮平治疗后，患者病情稳定，PML 损伤部位改善。目前尚没有用此药物进行治疗的其他数据。

过去几十年的研究已经证明，鸡尾酒疗法可以提高艾滋病 PML 患者的存活率，且可以降低疾病的发病率。但是，艾滋病患者治疗时仍可能发生 PML 或 PML 病情加重的现象，且该疗法在非艾滋病患者中没有治疗效果。在 PML 患者中，鸡尾酒疗法的并发症是一种免疫系统重建综合征，它可以使免疫力恢复但伴随着 PML 损伤部位的严重炎症反应以及脑水肿甚至潜在的致命危险。在这种情况下，需要采用皮质类激素以及减少或暂停鸡尾酒疗法。

（三）BKV 感染的治疗

如 PML 一样，BKV 感染的治疗方法尚未成熟。近期的一项研究显示，病毒载量的监控以及免疫抑制的优先消失与 BKV 病毒血症的消退和 BKV 相关的肾炎的消失相关。目前尝试应用的治疗方法包括施用西多福韦、米氟米特（一种免疫抑制药物，其活性代谢物 A771726 有抗病毒活性）或者两种药物的联合应用。但没有对照试验支持应用这些药物之后的效果。西多福韦可造成肾中毒。

参考文献

[1] Greenlee J E. Progressive multifocal leukoencephalopathy-progress made and lessons relearned [J]. The New England journal of medicine, 1998, 338 (19): 1378 – 1380.

[2] Padgett B L, Walker D L, ZuRhein G M, et al. Cultivation of papova-like virus from human brain with progressive multifocal leucoencephalopathy [J]. Lancet, 1971, 1 (7712): 1257 – 1260.

[3] Gardner S D, Field A M, Coleman D V, et al. New human papovavirus (b. K.) isolated from urine after renal transplantation [J]. Lancet, 1971, 1 (7712): 1253 – 1257.

[4] Hirsch H H, Steiger J. Polyomavirus bk [J]. The Lancet Infectious Diseases, 2003, 3 (10): 611 – 623.

[5] Allander T, Andreasson K, Gupta S, et al. Identification of a third human polyomavirus [J]. Journal of Virology, 2007, 81 (8): 4130-4136.

[6] Gaynor A M, Nissen M D, Whiley D M, et al. Identification of a novel polyomavirus from patients with acute respiratory tract infections [J]. PLoS Pathogens, 2007, 3 (5): e64.

[7] Siebrasse E A, Reyes A, Lim E S, et al. Identification of mw polyomavirus, a novel polyomavirus in human stool [J]. Journal of virology, 2012, 86 (19): 10321-10326.

[8] Lim E S, Reyes A, Antonio M, et al. Discovery of stl polyomavirus, a polyomavirus of ancestral recombinant origin that encodes a unique t antigen by alternative splicing [J]. Virology, 2013, 436 (2): 295-303.

[9] Feng H, Shuda M, Chang Y, et al. Clonal integration of a polyomavirus in human merkel cell carcinoma [J]. Science, 2008, 319 (5866): 1096-1100.

[10] van der Meijden E, Janssens RW, Lauber C, et al. Discovery of a new human polyomavirus associated with trichodysplasia spinulosa in an immunocompromized patient [J]. PLoS pathogens, 2010, 6 (7): e1001024.

[11] Schowalter RM, Pastrana D V, Pumphrey K A, et al. Merkel cell polyomavirus and two previously unknown polyomaviruses are chronically shed from human skin [J]. Cell host & microbe, 2010, 7 (6): 509-515.

[12] Scuda N, Hofmann J, Calvignac-Spencer S, et al. A novel human polyomavirus closely related to the african green monkey-derived lymphotropic polyomavirus [J]. Journal of virology, 2011, 85 (9): 4586-4590.

[13] Knowles W A. Discovery and epidemiology of the human polyomaviruses bk virus (bkv) and jc virus (jcv) [J]. Advances in experimental medicine and biology, 2006, 577: 19-45.

[14] Flaegstad T, Traavik T. Bk virus in cell culture: Infectivity quantitation and sequential expression of antigens detected by immunoperoxidase staining [J]. Journal of virological methods, 1987, 16 (1-2): 139-146.

[15] O'Neill F J, Greenlee J E, Dorries K, et al. Propagation of archetype and nonarchetype jc virus variants in human fetal brain cultures: demonstration of interference activity by archetype jc virus [J]. Journal of neurovirology, 2003, 9 (5): 567-576.

[16] Richardson E P, Jr. Progressive multifocal leukoencephalopathy [J]. The New England journal of medicine, 1961, 265: 815-823.

[17] Bernal-Cano F, Joseph J T, Koralnik I J. Spinal cord lesions of progressive multifocal leukoencephalopathy in an acquired immunodeficiency syndrome patient [J]. Journal of neurovirology, 2007, 13 (5): 474-476.

[18] Wyen C, Lehmann C, Fatkenheuer G, et al. Aids-related progressive multifocal leukoencephalopathy in the era of haart: Report of two cases and review of the literature

[J]. AIDS patient care and STDs, 2005, 19 (8): 486-494.
[19] Ricciardiello L, Laghi L, Ramamirtham P, et al. Jc virus DNA sequences are frequently present in the human upper and lower gastrointestinal tract [J]. Gastroenterology, 2000, 119 (5): 1228-1235.
[20] Hariharan S. Bk virus nephritis after renal transplantation [J]. Kidney international, 2006, 69 (4): 655-662.
[21] Petrogiannis-Haliotis T, Sakoulas G, Kirby J, et al. Bk-related polyomavirus vasculopathy in a renal-transplant recipient [J]. The New England journal of medicine, 2001, 345 (17): 1250-1255.
[22] Reploeg M D, Storch G A, Clifford D B. Bk virus: A clinical review [J]. Clinical infectious diseases: an official publication of the Infectious Diseases Society of America, 2001, 33 (2): 191-202.
[23] Greenlee J E. Pathogenesis of k virus infection in newborn mice [J]. Infection and immunity, 1979, 26 (2): 705-713.
[24] Vanchiere J A, Nicome R K, Greer J M, et al. Frequent detection of polyomaviruses in stool samples from hospitalized children [J]. The Journal of infectious diseases, 2005, 192 (4): 658-664.
[25] Sundsfjord A, Spein A R, Lucht E, et al. Detection of bk virus DNA in nasopharyngeal aspirates from children with respiratory infections but not in saliva from immunodeficient and immunocompetent adult patients [J]. Journal of clinical microbiology, 1994, 32 (5): 1390-1394.
[26] Marzocchetti A, Di Giambenedetto S, Cingolani A, et al. Reduced rate of diagnostic positive detection of jc virus DNA in cerebrospinal fluid in cases of suspected progressive multifocal leukoencephalopathy in the era of potent antiretroviral therapy [J]. Journal of clinical microbiology, 2005, 43 (8): 4175-4177.
[27] Berger J R. Progressive multifocal leukoencephalopathy [J]. Current treatment options in neurology, 2000, 2 (4): 361-368.
[28] Verma S, Cikurel K, Koralnik I J, et al. Mirtazapine in progressive multifocal leukoencephalopathy associated with polycythemia vera [J]. The Journal of infectious diseases, 2007, 196 (5): 709-711.

（朱勋　刘爱斌　何振健　肖艳）

第二节　检测技术

本节所描述的实验方法可用于hPyV的核酸检测、免疫学和细胞检测，及病毒的分离培养。各种方法将在下面分别进行描述。需要注意的是，疑似感染了hPyV患者的尿液标本、血液标本和鼻咽抽吸物标本（nasopharyngeal aspirates，NPA）的处理应当在生物安全二级（BSL-2）实验室进行，直至确认标本中的病毒被灭活。

一、核酸检测操作程序

PCR 技术常被应用于临床医学快速检测病毒感染。定量 PCR 可以评估样本中靶基因的分子数,对于评估人多瘤病毒感染的严重程度价值较高,但目前国内外尚无检测人多瘤病毒的商品或试剂盒供应,国内尚无机构研究建立针对 BKV 的定量 PCR 监测技术。本节所选用的荧光定量 PCR 检测方法均源自文献报道,在灵敏度、特异度、可重复性上较优,可作为建立临床人多瘤病毒定量 PCR 检测方法的参考。

(一) 标本处理

(1) 尿液标本的收集与处理。收集患者晨尿 10 mL,3 000 r/min 离心 15 min 后,倒去上清液,漩涡混匀器混匀后,微量移液器吸取 200 μL 备用。

(2) 血液标本的收集与处理。采集患者外周血 3 mL,标本以 EDTA 抗凝,以 2 000 r/min 离心 5 min,微量移液器吸取上层血浆 200 μL 备用。

(3) 鼻咽抽吸物标本 (NPA) 的收集与处理,采用一次性无菌吸痰管经鼻腔插入 7~8 cm,达到咽部以下负压吸取深部 NPA 1~2 mL,加入少量生理盐水置无菌收集管中。在采集的 NPA 中加入约 1 mL 病毒保护液 (含 200 U/mL 青霉素,200 U/mL 链霉素,200 U/mL 两性霉素 B 及 0.125% 牛血清白蛋白),置漩涡振荡器上充分振荡混匀,冻融 2 次,10 000 g 离心 15 min,吸取上清液用于病毒核酸提取。

(二) 病毒核酸提取程序

具体操作步骤详见本书第三部分第二章"病毒核酸提取程序"相关内容。

(三) hPyV 核酸检测引物、配制体系及反应程序

以下的检测程序引自文献并经过调整,体系的配制组成和设定的程序作为参考,具体请根据 Bio-rad 公司的试剂 (盒) 说明自行调整。

1. 引物序列及扩增片段

hPyV 核酸检测引物序列及扩增片段列表见表 3-10-1。

表 3-10-1　hPyV 核酸检测引物序列及扩增片段列表

引物	序列 (5'→3')	所针对病毒	探针序列
1-F	AGTGGATGGGCAGCCTATGTA	BK 多瘤病毒	AGGTAGAAGAGGTTAGGGT
1-R	TCATATCTGGGTCCCCTGGA		GTTTGATGGCACAG
2-F	GAGTGTTGGGATCCTGTGTTTTC	JC 多瘤病毒	TCATCACTGGCAAACA
2-R	GAGAAGTGGGATGAAGACCTGTTT		TTTCTTCATGGC
3-F	CTCCCCACCAGTGTAAATCTT3	KI 多瘤病毒	CTCAGCTTCCACGCAC
3-R	GGAGCCTGGGACTGAAGTGTT		
4-F	AACCAGGAAGGTCACCAAGAAG	WU 多瘤病毒	CAACCCACAAGAGTGC
4-R	CTACCCCTCCTTTTCTGACTTGTTT		AAAGCCTTCC

续表 3-10-1

引物	序列（5′→3′）	所针对病毒	探针序列
5-F	GCAAAAAAACTGTCTGACGTGG	默克细胞多瘤病毒	TATCAGTGCTTTATTCTTTG
5-R	CCACCAGTCAAAACTTTCCCA		GTTTGGATTTCCTCCT
6-F	ACCAGGTGGGTGATGAAGACA	人多瘤病毒 6 型	AGGAAGATGCCTTGTCACA
6-R	CGCCTGAATGTTTTAAAGGAGAA		GAAAAGGAAATG
7-F	AAGACATTCAGTCTTTGCATTTTCTG	人多瘤病毒 7 型	CCACCTTTATCTGGATGA
7-R	AAGACATTCAGTCTTTGCATTTTCTG		TACTTTTTGCTGGC
8-F	AGTCTAAGGACAACTATGGTTACAG	TS 多瘤病毒	ACAGCAGTGACCAGGAC
8-R	ATTACAGGTTAGGTCCTCATTCAAC		AAGCCTACTTCTG
9-F	TGGCCCTCAAAGAAAAAGG	人多瘤病毒 9 型	AGACGGAGCATGCAAA
9-R	GCGGGAATAGGGCATGTTT		
10-F	CATTGATGGACAGCCAATGG	MW 多瘤病毒	TGGGACTGATAATCAAGTACA
10-R	TCCTGGAAGAGGTTCTGTTCCTT		GGATGTAACTGTGT

2. 实时荧光定量 PCR

（1）在冰上配制反应体系，包括：2×实时荧光定量 RT-PCR 预混液（Bio-rad）12.5 μL，检测的 DNA 样品 250 ng，10 μmol/L 上游引物 1 μL，10 μmol/L 下游引物 1 μL，10 μmol/L 探针 0.5 μL，最后用无 RNA 酶的超纯水补足至 25 μL。此步骤在核酸加样区操作。

（2）设置实时荧光定量 PCR 仪的扩增及检测条件，94 ℃预变性 5 min；扩增检测条件为：94 ℃变性 15 s，60 ℃退火、延伸及荧光信号采集 1 min，共 40 个循环。

（3）PCR 检测结束后，可以利用 2% 的琼脂糖凝胶分析扩增产物特异性。若对结果存在疑虑，则需要将条带回收测序后验证。

（四）在病毒核酸检测过程中应注意的问题

（1）质量控制。核酸提取和检测过程均须设立阴性对照和阳性对照。

阴性对照：核酸提取的阴性对照，应采用已知不含任何核酸的样本（如蒸馏水）。核酸检测（PCR 和 RT-PCR）的阴性对照应包括核酸提取阴性对照、无酶对照和无引物对照。

阳性对照：核酸提取和检测的阳性对照，应采用阳性病毒基因作为阳性对照。

（2）避免交叉污染。即反应体系配制区、模板核酸加样区以及扩增区应严格分开，避免污染。

二、免疫学检测

免疫组织化学染色可以测得 BKV T 抗原的表达情况。虽然 BKV T 抗原与 SV40 病毒 T 抗原存在交叉反应，但 SV40 极少感染人类，因此，应用针对 SV40 病毒 T 抗原的单克隆抗体进行免疫染色可诊断人 BK 病毒肾病（BK polyomavirus nephropathy，BKVN），是诊断多瘤病毒相关性肾病（polyomavirus-associated nephropathy，PVAN）的金标准。但此法不能鉴别 BKV 或 JCV 感染。

步骤如下：

（1）石蜡切片厚 3 μm，贴于硅化玻片，60 ℃烤片 1 h。

（2）切片在二甲苯中浸洗 3 次，每次 15 min。

（3）100%乙醇洗 1 次，3 min。

（4）95%乙醇洗 1 次，3 min。

（5）75%乙醇洗 1 次，3 min。

（6）蒸馏水洗 2 次，每次 3 min。

（7）抗原修复：将组织切片置于已沸腾的柠檬酸盐抗原修复液（pH 6.0）中，低档微波处理 20 min；取出自然冷却。

（8）PBS 缓冲液浸洗 3 次，每次 5 min。

（9）3%过氧化氢室温孵育 20 min 消除内源过氧化物酶。

（10）PBS 缓冲液浸洗 3 次，每次 5 min。

（11）每张切片加 60 μL Histostain-Plus Bulk Kit 中的封闭液（试剂 A），37 ℃孵育 30 min。

（12）每张切片加 60 μL 1∶1 000 稀释的 SV40T 抗原的鼠源单克隆抗体（mouse anti SV40T antigen，Merck，Germany，Cat. No. DP02）；阴性对照切片滴加一抗稀释液，4 ℃孵育过夜。

（13）取出切片，恢复至室温。PBS 缓冲液浸洗 3 次，每次 5 min。

（14）每张切片上加 60 μL 广谱二抗（试剂 B），37 ℃孵育 15 min。

（15）PBS 缓冲液浸洗 3 次，每次 5 min。

（16）每张切片上加 60 μL 辣根过氧化物酶标记的三抗（试剂 C），37 ℃孵育 15 min。

（17）PBS 缓冲液浸洗 3 次，每次 5 min。

（18）每张切片加 60 μL 新鲜配制的 DAB 溶液（DAB 溶液 1∶20 稀释于 DAB 缓冲液中），在显微镜放大 100 及 400 倍视野观察，以阳性产物呈棕色而背景不着色者为最佳；一般 1～5 min，流水冲洗。

（19）苏木素复染，流水终止，1%盐酸乙醇溶液分化，自来水冲洗 30 min。

（20）梯度酒精脱水干燥，二甲苯透明，中性树胶封片，晾干后保存。

（21）染色结果判定标准：胞核呈棕黄色判定为阳性。

三、hPyV 细胞学检查

hPyV 在泌尿系统激活后，在肾小管、集合管上皮细胞、输尿管上皮移行细胞内大量复制，最终造成上皮细胞破坏或溶解，从基底膜脱落随尿液排出体外。同时，在局部形成炎性反应，因此，在尿沉渣内如果检测到大量具有特征性的脱落上皮细胞或者同时发现有大量炎性细胞伴随出现，就要警惕有 BKV 大量复制的可能。

BKV 感染的脱落尿路上皮细胞在光学显微镜下最具特征性的表现是细胞核内出现包涵体。这种细胞被称为圈套细胞（decoy）。细胞内包涵体作为病毒感染诊断的标记沿用已久。包涵体的实质是病毒感染患者在易感的细胞核内或细胞浆内进行增殖复制而密集堆积所形成的小体。各种病毒在感染靶细胞后会出现一些细胞形态学的改变，不同病毒感染细胞在形态学上虽然有一定的差异，但不能根据形态学改变诊断感染的病毒种类。对于临床上怀疑有 hPyV 感染患者，早期做晨尿沉渣涂片、干燥、固定和染色检查，在光学显微镜下长时间镜检搜索，病毒包涵体细胞，其检出率往往很高。但从尿路上皮脱落下来的 decoy 细胞、严重肿胀和变形的细胞核以及不规则的细胞外形与肿瘤细胞相似，有时鉴别比较困难，可以通过免疫化学染色的方法鉴别。尿沉渣找 decoy 细胞是检测 BKV 感染的筛查方法，具有迅速、简便、经济、灵敏度较高等优点，临床易于开展，目前主要用于筛查 hPyV 感染可疑患者。

操作步骤如下。

1. 标本的收集与处理

取新鲜晨尿 50 mL（终末尿），4 ℃下恒温保存，所有标本在 24 h 内完成检测。3 000 rpm 离心 30 min，小心丢弃上清液，以 500 μL 生理盐水将尿沉渣再次制成悬浮液，用移液器将悬浮液滴在玻片上制成涂片，置于 40～45 ℃烘箱内烤干待用。

2. 染色检测

（1）巴氏染色法。

由于巴氏染色法尿沉渣涂片可以较清晰的观察细胞核内的包涵体形态，因此，观察 decoy 细胞方法主要是巴氏染色法而非通常的伊红苏木素（hematoxylin & eosin，HE）染色。

1）将上述收集烘干的尿沉渣涂片用 95% 乙醇固定 10 min。

2）清水洗去乙醇液。

3）苏木素液染色 2～5 min。

4）再次清水洗去苏木素液。

5）1% 盐酸乙醇染色液分化数秒。

6）水洗并浸泡 2～5 min，蓝化。

7）50% 乙醇脱水 30 s。

8）95% 乙醇脱水 2 min。

9）橙黄染色液浸泡 1～3 min 橘黄 G6 液染 30 s。

10）95% 乙醇迅速洗涤 2 次。

11）在 EA50 染色液中染 5 min，至胞浆着色鲜艳为止。

12）95% 乙醇迅速洗涤 2～3 次，洗去多余的颜色。

13）无水乙醇脱水，二甲苯透明，中性树脂封固。

（2）尿沉渣涂片的显微镜检查。

在使用光学显微镜 400× 和 1 000× 视野下观察巴氏染色尿沉渣涂片。Decoy 细胞的判定标准：根据 Nickeleit 等经验，decoy 细胞在光学显微镜下典型的形态学改变有以下情况。

1）细胞核明显增大，核内包涵体为无定形嗜碱性毛玻璃样，核膜增厚呈毛玻璃样或凝胶样改变，细胞核经常向细胞的一极移位（好像细胞核要从细胞内脱出）。

2）核内包涵体为无光晕的光滑颗粒染色质边聚。

3）核内包涵体为囊状物伴有细胞核显著增大、胞核内染色质异常，表现为粗大深染颗粒，可伴排列紊乱或者细胞核呈空泡样改变。

4）细胞核包涵体伴核周光晕（枭鸟眼细胞），与巨细胞病毒感染类似。本试验的判定方法：每个尿沉渣标本随机选取 10 个 400 倍镜野，在光学显微镜下观察，均未见 decoy 细胞者则判为（-）；仅有细胞核增大但不符合上述典型形体学改变则判为（±）；单个视野偶见 decoy 细胞或 10 个视野超过 5 个 decoy 细胞则判为（+）；3 个视野达 4～10 个 decoy 细胞或 10 个视野累计超过 15 个 decoy 细胞判为（++）；4 个视野见 10 个以上 decoy 细胞，伴或不伴有炎性细胞背景判为（+++）。

四、hPyV 的分离培养与鉴定

小鼠为 NIH 小鼠，新生小鼠皮下接种或腹腔内接种多瘤病毒悬液。有肿瘤生长的小鼠在 18～22 g 后用 5 - 氟胞嘧啶（5-Fc）治疗，300 mg/kg，每天 1 次，腹腔内注射，共 10 天。选择瘤体明显变小的肿瘤块，匀浆后收集肿瘤细胞及瘤体内浸润细胞。细胞裂解后收集含有 hPyV 的悬液进行细胞感染试验，选择突变株。hPyV 的分离培养目前无特异方法，关于此方面有待进一步研究。

参考文献

［1］DELBUE S, TREMOLADA S, ELIA F, et al. Lymphotropic polyomavirus is detected in peripheral blood from immunocompromised and healthy subjects［J］. Journal of clinical virology: the official publication of the Pan American Society for Clinical Virology, 2010, 47（2）: 156 - 160.

［2］JOH J, JENSON A B, MOORE G D, et al. Human papillomavirus (hpv) and merkel cell polyomavirus (mcpyv) in non small cell lung cancer［J］. Experimental and molecular pathology, 2010, 89（3）: 222 - 226.

［3］LIM E S, REYES A, ANTONIO M, et al. Discovery of stl polyomavirus, a polyomavirus of ancestral recombinant origin that encodes a unique t antigen by alternative splicing［J］. Virology, 2013, 436（2）: 295 - 303.

［4］RAO S, GARCEA R L, ROBINSON C C, et al. Wu and ki polyomavirus infections in pediatric hematology/oncology patients with acute respiratory tract illness［J］. Journal of clinical virology: the official publication of the Pan American Society for Clinical Virology, 2011, 52（1）: 28 - 32.

［5］VAN DER MEIJDEN E, JANSSENS R W, LAUBER C, et al. Discovery of a new human polyomavirus associated with trichodysplasia spinulosa in an immunocompromized patient [J]. PLoS pathogens, 2010, 6 (7): e1001024.

[6] ROCKETT R J, SLOOTS T P, BOWES S, et al. Detection of novel polyomaviruses, tspyv, hpyv6, hpyv7, hpyv9 and mwpyv in feces, urine, blood, respiratory swabs and cerebrospinal fluid [J]. PLoS One, 2013, 8 (5): e62764.

[7] NICKELEIT V, HIRSCH H H, ZEILER M, et al. Bk-virus nephropathy in renal transplants-tubular necrosis, mhc-class ii expression and rejection in a puzzling game [J]. Nephrology, dialysis, transplantation: official publication of the European Dialysis and Transplant Association-European Renal Association, 2000, 15 (3): 324-332.

（朱勋　刘爱斌　何振健　肖艳）

附表 主要实验试剂、材料及仪器

实验试剂及材料名称（按首字母排序）	参 考 厂 商
0.2 mL PCR 管	Corning, Cambridge, MA
0.25% 胰蛋白酶	Gibco, Grand Island, NY
1.5 mL、15 mL、50 mL 离心管	Corning, Cambridge, MA
1.5 mL、15 mL、50 mL 无 RNA \ DNA 酶离心管	Axygen, CA,
10% 胆盐溶液	广州市迪景微生物科技有限公司，广州
10×Ex Taq 缓冲液	上海连宝生物工程（TaKaRa）有限公司，上海
2×iQ Supermix	Bio-rad Laboratories, USA
2×PCR 反应混合物	Sratagene, USA
24 孔培养板	Corning, Cambridge, MA
25T/75T 细胞培养瓶	Corning, Cambridge, MA
3.5% 次氯酸钠	上海迈瑞尔化学技术有限公司，上海
30% 过氧化氢	广州化学试剂厂，广州
5% 次氯酸钠	上海迈瑞尔化学技术有限公司，上海
5% 羊血琼脂培养基	广州市迪景微生物科技有限公司，广州
50×TAE 电泳缓冲液	北京索莱宝科技有限公司，北京
6×上样缓冲液	上海连宝生物工程（TaKaRa）有限公司，上海
7500 实时定量 PCR 仪	ABI Foster city, CA
Acrylamide	Amresco, Solon, OH
Agar	BBI, Gaithersburg, MD
Agarose	Oxiod, Basingtone, Hampshire, England
Ampicillin	BBI, Gaithersburg, MD
Anti-Adenovirus antibody（FITC）	Abcam, Cambridge, MA
Anti-Parainfluenza Virus type 2 antibody	Abcam, Cambridge, MA
Anti-Parainfluenza Virus type 2 antibody	Abcam, Cambridge, MA
Anti-Parainfluenza Virus type 3 antibody	Abcam, Cambridge, MA
Antisera specific for serotypes a–f	Denka Seiken, Tokyo, Japan
API 20E Test Kit	bioMérieux, Lyons, France
API NH, 10 STRIPS + 10 MEDIA	bioMérieux, Lyons, France
A 群链球菌核酸荧光 PCR 检测试剂盒	上海辉睿生物科技有限公司，上海
Bacto 大豆胨	BD, USA
BCYE（buffered charcoal-yeast extract agar）琼脂培养基	广东环凯微生物科技有限公司，广州

续表

实验试剂及材料名称（按首字母排序）	参考厂商
BCYE 平板	广东环凯微生物科技有限公司，广州
Binax NOW A 群链球菌抗原检测试剂盒	Binax NOW，USA
Binax NOW 肺炎链球菌抗原检测试剂盒	Binax NOW，USA
Binax NOW 军团菌尿抗原检测试盒	Binax NOW，USA
Bis-acrylamide	Amresco，Solon，OH，USA
Chemicon 呼吸道病毒直接免疫荧光试剂盒	Chemicon，Temecula，CA，USA
Chemicon 直接免疫荧光试剂盒（LIGHT DIAGNOSTICS™ RESPIRATORY PANEL VIRAL SCREENING AND IDENTIFICATION DFA KIT）	Merck Millipore，Germany
COPAN 鼻/咽拭子棉棒	COPAN Italia S. p. A，Italy
D3 DFA Metapneumovirus Identification Kit	Quidel，san diego
DAB 溶液	北京中杉金桥生物科技有限公司，北京
DEPC（Diethy pyrocarbonate）	Sigma-Aldrich，St. Louis，MO
DEPC-ddH_2O	Invitrogen，Carlsbad，CA
DMEM 培养基	Gibco，Grand Island，NY
DMSO	Sigma-Aldrich，St. Louis，MO
DNA Maker DL 100 等	上海连宝生物工程（TaKaRa）有限公司，上海
dNTP	Invitrogen，USA
dNTP Mixture（10mM each）	天根生化科技（北京）有限公司，北京
EDTA	生工生物工程（上海）股份有限公司，上海
Ethidium Bromide（EB）	BBI，Gaithersburg，MD
ExTaq 酶（5 U/L）	上海连宝生物工程（TaKaRa）有限公司，上海
FBS	Gibco，Grand Island，NY
GN 卡	bioMerieux. Inc，USA
Hank's 液	Gibco，Grand Island，NY
HEPES	Gibco，Grand Island，NY
Histostain-Plus Bulk Kit	Invitrogen，Carlsbad，CA
Human CoV Ag ELISA Kit	HCB，Canada
Human hMPV ELISA Kit	HCB，Canada
Human rhinovirus Ag（RhV Ag）ELISA Kit	HCB，Canada
iQ Supermix	Bio-Rad 医学产品（上海）有限公司

续表

实验试剂及材料名称（按首字母排序）	参 考 厂 商
KCl	Sigma, St. Louis, MO
KH2PO4	Sigma-Aldrich, St. Louis, MO
L-glutamine	Gibco, Grand Island, NY
LightCycler 480 Probes Master	Roche, USA
Luminex 18 种呼吸道病毒检测试剂盒	Luminex, USA
MH 平板	梅里埃（上海）生物制品有限公司，上海
Na_2HPO_4	Sigma, St. Louis, MO
NaCl	Sigma-Aldrich, St. Louis, MO
$NaH_2PO_4 \cdot 12H_2O$	Sigma-Aldrich, St. Louis, MO
$NaHCO_3$	Sigma, St. Louis, MO
NEAA	Gibco, Grand Island, NY
Opti-MEM	Gibco, Grand Island, NY
Optochin 纸片（直径 6 mm，每片 5 μg）	OXOID, England
Oxidase Reagent（50×0.75 mL）	bioMérieux, Lyons, France
PBS 缓冲液	Invitrogen, Carlsbad, CA
PCR 反应板/管	Bio-Rad, Hercules, CA
Penicilline/streptomycin	Gibco, Grand Island, NY
Plantinum Taq One-step RT-PCR 试剂盒	Invitrogen, Carlsbad, CA
Platinum® Taq DNA 聚合酶	Invitrogen Trading（shanghai）Co., Ltd
pMD® 18-T Vector	宝生物工程（大连）有限公司，辽宁
Primer PAGE 11-59bp OD 1-2	Invitrogen Trading（shanghai）Co., Ltd
Prolong Gold Anti-Fade reagent	Invitrogen, Carlsbad, CA
Protease K（40 μg/mL）	Sigma, St. Louis, MO
QIAamp DNA Mini Kit	Qiagen, Chatsworth, CA
QIAamp Viral RNA Mini Kit	Qiagen, Chatsworth, CA
QIAamp® MinElute® Virus Spin DNA/RNA 提取试剂盒	Qiagen, Chatsworth, CA
QIAprep spin miniprep kit	Qiagen, Chatsworth, CA
QIAquick Gel Extraction Kit	Qiagen, Chatsworth, CA
QIAquick RCR Purification Kit	Qiagen, Chatsworth, CA
Random Primers	Promega, Madison, WI
RevertAid First Strand cDNA Synthesis Kit	Thermo Fisher Scientific, USA

续表

实验试剂及材料名称（按首字母排序）	参考厂商
RM1640 培养基	Gibco，Grand Island，NY
RNeasy Mini Kit	Qiagen，Chatsworth，CA
SDS	BBI，Gaithersburg，MD
SPUTASAL 痰消化液	OXOID，Thermo Fisher Scientific，USA
SuperScript® Ⅲ Reverse Transcriptase	Invitrogen，Carlsbad，CA
SuperScriptTM Ⅲ First-Strand Synthesis System for RT-PCR	Invitrogen，Carlsbad，CA
Tag 酶、dNTPs、10×PCR 缓冲液	BBI，Gaithersburg，MD Japan
Taq 2×Master Mix	Tiagen，Beijing
Taq 酶	Invitrogen，USA
TE 缓冲液	北京索莱宝科技有限公司，北京
Tris（Base）	BBI，Gaithersburg，MD
Trizol	Invitrogen，Carlsbad，CA
Trypsin	Gibco，Grand Island，NY
Trypsin inhibitor	Gibco，Grand Island，NY
Tryptone	Oxiod，Basingtone，Hampshire，England
"U" 形板	Corning Costar Cambridge，MA
Whatman 3mm filter paper	Whatman，Clifton，NJ
Yeast Extract	Oxiod，Basingtone，Hampshire，England
β-巯基乙醇	生工生物工程公司，上海
巴氏染色液（苏木素液、1%盐酸酒精）	三明市和众生物技术有限公司，福建
标签纸	广州佳印标签纸品有限公司，广州
标准 10 mL 尿液采样管	浙江拱东医用塑料厂，浙江
丙酮	生工生物工程公司，上海
丙酮	Sigma-Aldrich，St. Louis，MO
玻片	江苏世泰实验器材有限公司，江苏
玻片架	Thermo Fisher Scientific，USA
草酸铵	生工生物工程公司，上海
橙黄染色液、EA50 染色液	三明市和众生物技术有限公司，福建
带滤芯 Tip 头	axygen，CA，
蛋白胨	OXOID，UK

续表

实验试剂及材料名称（按首字母排序）	参 考 厂 商
蛋白酶 K	Qiagen，Chatsworth，CA，
蛋白酶 K	Sigma，USA
碘	生工生物工程公司，上海
碘化钾	生工生物工程公司，上海
淀粉	生工生物工程公司，上海
定时器	广州海纳百川电子实业有限公司，广州
冻存管	Corning，Cambridge，MA
对苯二胺溶液	广州化学试剂厂，广州
多黏菌素 B	生工生物工程（上海）股份有限公司，上海
二甲苯	广州化学试剂厂，广州
番红	生工生物工程公司，上海
防护服	北京瑞尔欣德科技有限公司，北京
放线菌酮 C7698	Sigma，St. Louis，MO
肺炎链球菌尿抗原检测试剂盒	Binax NOW，USA
肺炎支原体 ELISA 检测试剂盒	陕西瑞凯生物科技有限公司，陕西
肺炎支原体快速检测培养基	珠海迪尔生物有限公司，广东
酚红	生工生物工程（上海）股份有限公司，上海
盖玻片	广州誉维生物科技仪器有限公司，广州
甘油	生工生物工程（上海）股份有限公司，上海
革兰氏染色试剂盒	贝索生物技术有限公司，广州
革兰氏染色液	Becton，Dickinson and Company，USA
革兰氏阳性细菌鉴定卡	bioMerieux. Inc，USA
革兰氏阴性杆菌鉴定卡（VITEK 2 GN 卡）	bioMerieux. Inc，USA
各种规格 Tip 头	Corning，Cambridge，MA
谷氨酰胺	生工生物工程公司，上海
光明无粉乳胶手套	海门市扬子医疗器械有限公司，江苏
过氧化氢	广州化学试剂厂，广州
核酸染料（EB）	上海前尘生物科技有限公司，上海
呼吸道病原体实时荧光多重 PCR 检测试剂盒	纽罗西敏生物技术有限公司，杭州
呼吸道合胞病毒 IgG 检测试剂盒	Virion，Germany
呼吸道合胞病毒快速检测卡	Binax NOW，USA
缓冲甘油	生工生物工程公司，上海

续表

实验试剂及材料名称（按首字母排序）	参 考 厂 商
活细胞计数板	Reichert, bught line, Hausser Scientific Horsham. PA.
姬姆色素染料 G8220-1	北京索莱宝科技有限公司，北京
记号笔	深圳市龙岗区广纳文具厂，广东
甲苯胺蓝-DNA 酶琼脂	海博生物技术有限公司，青岛
甲醇	广州化学试剂厂，广东
检卵灯	北京春明京通商贸有限公司，北京
胶乳凝集试剂盒	Bio-rad, USA
酵母浸出物	OXOID, UK
接种环	济南来宝医疗器械有限公司，山东
结晶紫	生工生物工程公司，上海
酒精灯	徐州诚裕玻璃制品有限公司，江苏
蜡笔	深圳市龙岗区广纳文具厂，广东
链霉素	生工生物工程公司，上海
磷酸盐缓冲盐水（PBS）	杭州弗德生物科技有限公司，杭州
氯仿	生工生物工程公司，上海
滤纸	杭州沃华滤纸有限公司，杭州
马血清	Gibco, Grand Island, NY
麦康凯琼脂	广州市迪景微生物科技有限公司，广州
麦康凯琼脂培养基	梅里埃（上海）生物制品有限公司，中国
毛细吸管	泰州市诚倍教学设备有限公司，江苏
奈瑟菌、嗜血杆菌鉴定卡（VITEK 2 NH Test Kit）	bioMerieux. Inc, USA
脑心浸液琼脂	广州市迪景微生物科技有限公司，广州
柠檬酸盐	北京中杉金桥生物科技有限公司，北京
牛胆盐	海博生物技术有限公司，青岛
牛肉膏蛋白胨琼脂	海博生物技术有限公司，青岛
牛心浸出液	OXOID, UK
浓盐酸	广州化学试剂二厂，广州
葡萄糖	广州化学试剂厂，广州
葡萄糖	生工生物工程公司，上海

续表

实验试剂及材料名称（按首字母排序）	参考厂商
巧克力琼脂（斜面）	广州市迪景微生物科技有限公司，广州
巧克力琼脂培养基	广州市迪景微生物科技有限公司，广州
青霉素	生工生物工程（上海）股份有限公司，上海
琼脂粉	广州鼎国生物技术有限公司，广州
琼脂糖	生工生物工程公司，上海
肉浸液肉汤	长沙弘扬化玻仪器有限公司，湖南
乳胶凝集试剂盒	Marcel Mérieux, France
乳糖	生工生物工程公司，上海
嗜肺军团菌核酸荧光 PCR 检测试剂盒	海辉睿生物科技有限公司，上海
嗜肺军团菌尿抗原检测试剂盒	Binax NOW, USA
苏木素	上海宏兹有限公司，上海
胎牛血清	Gibco, Grand Island, NY
台盼蓝	生工生物工程公司，上海
痰杯	浙江拱东医用塑料厂，浙江
痰盒	浙江拱东医用塑料厂，浙江
搪瓷桶	义乌市都鼎五金制品厂，浙江
特异性引物和探针	Invitrogen（上海）贸易有限公司合成，上海
兔血脑心浸液琼脂	广州市迪景微生物科技有限公司，广州
无 RNA 酶的 Tip 头	Axygen, CA,
防护服	北京瑞尔欣德科技有限公司，北京
无粉手套	上海诗董贸易有限公司，上海
无菌棉拭子	深圳华晨阳公司，广东
无水乙醇	生工生物工程公司，上海
细胞冻存盒	Corning, Corning, NY
细胞培养 6 孔板/24 孔板	Corning, Cambridge, MA
细胞培养皿（6 孔板，24 孔板）	Corning, Corning, NY
细胞培养瓶	Corning, Cambridge, MA
限制性内切酶 PST1/内切酶缓冲液	New England Biolabs, USA
小镊子	揭阳市鼎晟实业有限公司，广东
小锥子	永康市龙山镇佳帮乐五金工具厂，浙江
溴甲酚紫	生工生物工程公司，上海
血培养瓶	梅里埃（上海）生物制品有限公司，中国

续表

实验试剂及材料名称（按首字母排序）	参考厂商
血琼脂培养基	广州市迪景微生物科技有限公司，广州
盐酸	广州化学试剂厂，广州
氧化酶试剂	海博生物技术有限公司，青岛
革兰氏染色液	海博生物技术有限公司，青岛
氧化酶试纸片	海博生物技术有限公司，青岛
一次性滤器	Pall Corporation，MI，USA
一次性无菌手术衣	东莞市欧纬无纺布制品有限公司，广东
一次性无菌手套	海门市场扬子医疗器械有限公司，江苏
一次性注射器	上海双鸽实业有限公司，上海
医用碘酒	泗洪县明达医疗器械有限公司，江苏
胰蛋白大豆琼脂培养基	广州市迪景微生物科技有限公司，广州
胰蛋白大豆肉汤（TSB）	广州市迪景微生物科技有限公司，广州
移液管	广东环凯微生物科技有限公司，广州
乙醇	广州化学试剂厂，广东
乙醇	生工生物工程公司，上海
异丙醇	生工生物工程公司，上海
引物	Invitrogen（上海）贸易有限公司合成，上海
营养肉汤	青岛海博生物，青岛
有盖搪瓷盒	上海楚柏实验室设备有限公司，上海
圆形盖玻片	盐城汇达医疗器械有限公司，江苏
载玻片	江苏世泰实验器材有限公司，江苏
支原体肉汤基	OXOID，UK
中性红	海博生物技术有限公司，青岛
中性树脂	北京中杉金桥生物科技有限公司，北京
注射器	上海双鸽实业有限公司，上海
-20 ℃、-40 ℃冰箱	海尔集团，青岛
37 ℃恒温装置	Memmert，Schwabach，Germany
4 ℃冰箱	海尔集团，青岛
-70 ℃冰箱	New Brunswick Scientific，Edison，NJ
7500 实时定量 PCR 仪	ABI Foster city，CA
ABI 7500 real-time 定量 PCR 仪	ABI，Foster City，CA
Bio-rad CFX96 q-PCR system	Bio-Rad，Hercules，CA

续表

实验试剂及材料名称（按首字母排序）	参考厂商
Centrifuge 5415D 高速离心机	Eppendorf, Hamburg, Germany
Centrifuge 5804 R	Eppendorf, Hamburg, Germany
CO_2 细胞培养箱（HERA CELL 150）	Thermo, Waltham, MA
Eppendorf 5415D 高速离心机	Eppendorf, Germany
FACS Calibur cytometer	Becton Dickinson, San Jose, CA
Gel Doc EQ 凝胶成像系统	Bio-Rad, Hercules, CA
Gen 5	Bio-Tek, Winooski, VT
HL-2000 HybriLinker Hybridization Oven	UVP LLC, Upland, CA
NanoDrop1 000 核酸蛋白分析仪	Scientific Industries, Bohemia, NY
PCR 操作柜	Bioair, Italy
PCR 仪	Eppendorf, Hamburg, Germany
Primer Premier 5.0	PREMIER Biosoft, Palo Alto CA
real-time PCR 仪	Bio-rad, USA
SPSS 10.0	SPSS Inc., Chicago, IL
VITEK 全自动细菌鉴定仪	法国生物梅里埃公司，法国
Vortex-Genie Mixers	Scientific Industries, Bohemia, NY
超纯水仪	Millipore, Billerica, MA
超速离心机	HITACHI, Tokyo, Japan
倒置显微镜（Axiovert 40C）	Carl Zeiss, Oberkochen, Germany
倒置荧光显微镜及输出成像系统	Zeiss, Oberkochen, Germany
电磁力搅拌机	IKA, Staufen, Germany
电泳槽，电泳仪	北京百晶生物技术有限公司，北京
电泳仪	Bio-Rad, USA
电子天平	Mettler, Greifensee, Switzerland
多功能酶标仪（BioTek Synergy2）	Bio-Tek, Winooski, VT
福意联恒温细菌培养箱	北京福意电器股份有限公司，北京
高压蒸汽灭菌锅（HV-85）	Hirayama, Saitama, Japan
光学显微镜	Zeiss, Oberkochen, Germany
恒温金属水浴器 JS-400A	上海培清科技有限公司，上海
恒温箱	Memmert, Schwabach, Germany
恒温振荡摇床	Thermo, Waltham, MA
激光扫描共聚焦显微镜成像系统	Zeiss, Oberkochen, Germany

续表

实验试剂及材料名称（按首字母排序）	参 考 厂 商
离心机	Eppendorf，Centrifuge 5418，Germany
落地式高速冷冻离心机	Beckman，Fullerton，CA
脉冲场凝胶电泳仪（CHEF- DR Ⅲ System）	Bio-Rad，USA
普通光学显微镜	OLYMPUS，Japan
普通培养箱	Thermo Fisher Scientific，USA
琼脂糖水平电泳仪 RDY-SP1Z	上海金鹏分析仪器有限公司，上海
全自动生化鉴定仪（VITEK-2）	法国生物梅里埃公司，法国
生物安全柜	NUAIR，Plymouth，MN
实时荧光定量 PCR 仪	Germany Eppendorf 公司
水浴箱（DK-600）	精宏实验设备有限公司，上海
台式 pH 计（MP220）	Mettler，Greifensee，Switzerland
脱色摇床（TS-1）	麒麟医用仪器厂，江苏
微波炉	Galanz，Guangdong，China
微量取样器	Eppendorf，Hamburg，Germany
细菌培养箱	Thermo，Waltham，MA
显微镜	OLYMPUS，Japan
旋涡振荡器	海门市其林贝尔仪器制造有限公司，江苏
血培养仪	法国生物梅里埃公司，法国
液氮罐（8038）	Thermo，Waltham，MA
移液器	Eppendorf，Hamburg，Germany
游标卡尺	上海量具，中国
振荡器	Thermo，Waltham，MA
正立荧光显微镜及输出成像系统	Zeiss，Oberkochen，Germany